臨床思考を踏まえる
理学療法プラクティス

筋緊張に挑む

常任編集
斉藤秀之 医療法人社団筑波記念会
加藤　浩 九州看護福祉大学大学院

筋緊張を深く理解し, 治療技術をアップする！

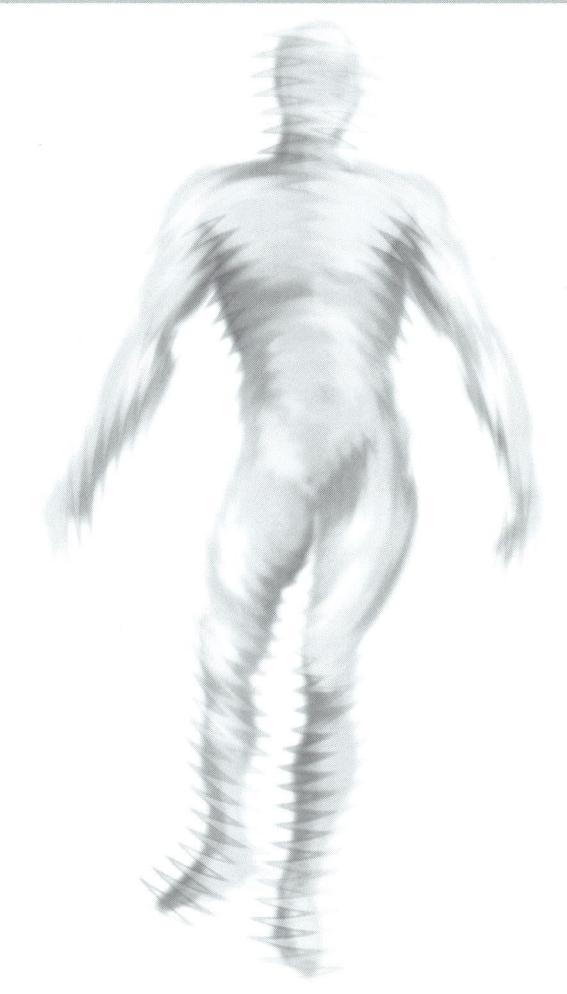

文光堂

常任編集

斉藤	秀之	医療法人社団筑波記念会リハビリテーション事業統括
加藤	浩	九州看護福祉大学大学院看護福祉学研究科教授・健康支援科学専攻長

執　筆（執筆順）

斉藤	秀之	医療法人社団筑波記念会リハビリテーション事業統括
鈴木	俊明	関西医療大学大学院保健医療学研究科教授・研究副科長
古川	公宣	星城大学リハビリテーション学部教授
下野	俊哉	ポシブル医科学株式会社顧問
白瀧	敦子	福岡リハビリテーション病院リハビリテーション部係長
加藤	浩	九州看護福祉大学大学院看護福祉学研究科教授・健康支援科学専攻長
増田	知子	千里リハビリテーション病院理学療法士チーフ
村上	忠洋	中部リハビリテーション専門学校教務主任
星	昌博	神奈川リハビリテーション病院理学療法科主査 桐蔭横浜大学医用工学部客員研究員
丸岡	知昭	神奈川リハビリテーション病院理学療法科主査 桐蔭横浜大学医用工学部客員研究員
濱崎	寛臣	熊本機能病院総合リハビリテーションセンター主任
中島	龍星	長崎リハビリテーション病院臨床部部長補佐
渡邊	裕文	六地蔵総合病院リハビリテーション科部長
吉村	憲人	別府リハビリテーションセンター経営管理部経営企画課課長
加藤	勝利	在宅総合ケアセンター成城チームマネジャー
野中	一成	ゆうあいの街クリニック訪問リハビリテーションゆうあい所長
小芝	健	霞ヶ関南病院リハビリテーション科
荒木	友希	霞ヶ関南病院リハビリテーション科
江口	雅之	中部労災病院中央リハビリテーション部主任理学療法士
濱岸	利夫	中部学院大学看護リハビリテーション学部理学療法学科准教授
石川	公久	筑波大学附属病院リハビリテーション部副部長
皿田	和宏	広島大学病院診療支援部リハビリテーション部門主任
西川	裕一	広島大学病院診療支援部リハビリテーション部門
山本	ともみ	札幌山の上病院リハビリテーション部係長
佐々木	嘉光	十全記念病院リハビリテーションセンター技師長
安井	健	東京大学医学部附属病院リハビリテーション部主任
小金澤	敦	鹿教湯三才山リハビリテーションセンター三才山病院理学療法科
山﨑	忍	鹿教湯三才山リハビリテーションセンター三才山病院理学療法科
瀧澤	弥恵	鹿教湯三才山リハビリテーションセンター鹿教湯病院理学療法科
小林	俊夫	鹿教湯三才山リハビリテーションセンター名誉センター長
羽田	清貴	川嶌整形外科病院リハビリテーション科副主任
只石	朋仁	札幌西円山病院リハビリテーション部理学療法科科長補佐
鈴木	康文	つくば国際大学医療保健学部理学療法学科教授
嵩下	敏文	清泉クリニック整形外科理学診療部部長
脇元	幸一	清泉クリニック整形外科理事
西上	智彦	甲南女子大学看護リハビリテーション学部理学療法学科准教授
小川	隆平	森山メモリアル病院リハビリテーション部課長
川﨑	仁史	志村大宮病院リハビリテーション科科長代理
竹内	伸行	高崎健康福祉大学保健医療学部理学療法学科准教授
和田	陽介	辻村外科病院リハビリテーション科科長
内	昌之	東邦大学医療センター大森病院リハビリテーション科技師長
田中	直樹	筑波記念病院リハビリテーション部科長
德田	裕	富山医療福祉専門学校理学療法学科主任

序
「筋緊張を深く理解し，治療技術をアップする！」

　筋緊張（muscle tone）とは，筋が持続的に収縮している状態のことで，主に他動的に動かしたときの抵抗感のことをいう．この抵抗感は①筋組織自体の粘弾性によるものや，②その筋組織を支配している末梢神経系によるもの，さらには③中枢神経系による姿勢制御などによるものが総合された結果として生み出されている．そのため，臨床では安静時，運動時，姿勢時に分けて筋緊張を評価するのが一般的であり，その対象は運動器疾患，中枢性疾患，呼吸器疾患などすべての疾患が対象となる．つまり，治療をしていくうえで「筋緊張」に関わらない理学療法士は皆無といえるであろう．

　しかし，それだけ重要な「筋緊張」であるが，臨床の中では，さまざまな言葉で使われることが少なくない．例えば，筋緊張が亢進した場合，筋の過緊張，痙縮，固縮といった表現がされるであろう．これはすべて異常レベルの筋緊張である．しかし，正常ベースの範囲内において筋緊張が高い場合（高筋緊張）もある．この場合は異常筋緊張とはいえない．逆に筋緊張が低下した場合，筋の弛緩といった表現がされるであろう．これは異常レベルの筋緊張である．しかし，正常ベースの範囲内において筋緊張が低い場合（低筋緊張）もある．この場合は異常筋緊張とはいえない．このように考えると，正常な筋緊張とは何なのか？　異常な筋緊張とは何なのか？　そもそも筋緊張とは一体何なのか？　そして，われわれ理学療法士はこの「筋緊張」をどのように捉え，どのように「評価」し，そしてどのように「治療」へ結びつけていけばよいのか？　と悩んでいる若手理学療法士も少なくないであろう．

　そんな疑問に答えるべく今回のMOOKでは「筋緊張」に挑む！ことにした．まずは，PART1では，生理学視点からみた骨格筋の神経機構（運動神経・感覚受容器）や筋緊張発生のメカニズム，さらには運動制御機構からみた筋緊張について基本をおさえることにした．そして，PART Ⅱでは，臨床場面において理学療法士が行う筋緊張の一般的評価・検査手技，さらに，日常生活動作で遭遇する基本動作，歩行動作，セルフケア，頭部・体幹・および顎・口腔の筋緊張の評価方法について，定性的評価（観察など）に加え，定量化・数値化への試みを実践することでわかりやすくまとめてみた．そして，最後にPART Ⅲでは，疾患別に脳卒中，脊髄損傷，痙直型脳性麻痺，二分脊椎，低酸素脳症，パーキンソン病，筋緊張性ジストロフィー，呼吸器疾患，運動器疾患，慢性疼痛症候群に対して臨床実践の視点から筋緊張の特性と治療について深く切り込んで臨床展開までまとめた．さらに，ミニレクチャーでは，筋緊張に関連するキーワードを多数集め，これらキーワードとの関連性について紹介した．

　臨床現場において筋緊張と日々，対峙している多くの理学療法士諸氏にとって，このMOOKとの出会いを機に，今以上に「筋緊張」の理解を深め，そして，明日の治療技術のアップにつなげていただければ幸甚である．

平成27年5月

常任編集者　斉藤秀之・加藤　浩

目次

Part I ■ 理学療法から見る筋緊張

1 理学療法における筋緊張の再考 .... 斉藤秀之
- 筋緊張に対する考え方
- 理学療法における筋緊張の捉え方

2 運動・生理学からみた筋緊張 .... 鈴木俊明
- はじめに
- 神経性要素による筋緊張異常
- 機械的要素による筋緊張異常

Part II ■ 筋緊張の測定・評価

1 一般的評価や検査手技について .... 古川公宣, 下野俊哉
- 筋緊張の状態を表す用語は？
- 筋緊張はどのように制御されているか？
- 障害部位の違いによる筋緊張異常の特徴は何か？
- 具体的にどう評価するか？

ミニレクチャー 深部腱反射は筋緊張の評価ではない .... 白瀧敦子

2 動作レベルでの筋緊張評価の診かた .... 加藤 浩
- 姿勢・動作レベルでの筋緊張の捉え方
- 姿勢・動作の筋緊張評価で必要な基礎知識
- 姿勢評価〜臥位〜
- 姿勢評価〜座位・立位〜
- 動作評価〜起き上がり動作，立ち上がり動作〜

ミニレクチャー 姿勢と筋緊張 .... 増田知子

3 歩行分析における筋緊張の診かた .... 村上忠洋
- 筋緊張異常は3つの要素で捉える
- 筋緊張異常による歩行障害
- 歩行観察による筋緊張異常の捉え方
- 脳卒中片麻痺患者の歩行
- DMDによる異常歩行
- 動作時筋緊張の定量的な測定方法
- 安静時筋緊張と動作時筋緊張の関連性について
- 歩行時内反尖足に安静時と動作時筋緊張のどちらが影響しているか？

4 セルフケアにおける筋緊張の診かた .... 星 昌博, 丸岡知昭
- 第一印象を大事にする
- 筋緊張を診る前にやらなければならないことがある
- 分析〜関節か筋か，の原因を見分けるには？〜
- 二次的な姿勢の崩れ

64	重力との関係を考慮すると，見かたが変わる！
69	評価表
70	具体的事例

5 頸部・体幹および顎・口腔の筋緊張の診かた　　　濱崎寛臣

72	頸部・体幹の筋緊張は常に重力に対抗している
72	筋緊張を姿勢アライメントと関節モーメントから考える
73	筋緊張に影響を与えるものは？
75	頸部・体幹アライメントが顎・口腔の筋緊張に影響している
76	筆者が行っている臨床での筋緊張評価の紹介
82	ミニレクチャー　頸部・口腔周囲の筋緊張評価　　　中島龍星

6 筋緊張に影響する要因　　　渡邊裕文

86	筋緊張をコントロールしているのはどこ？
87	固有感覚制御とは？
88	注意・覚醒・意識が及ぼす影響
88	フィードフォワード，フィードバックについて
89	支持面の状況
90	表現型とは？
91	既往症とは？
91	感情・情緒

Part III　疾患別の筋緊張の特性と治療

1 脳卒中における筋緊張の特性と治療　　　吉村憲人

94	筋緊張の問題が与える影響は？
95	どのようにして筋緊張に挑むか？
95	筋緊張に対する理学療法
96	実際の運動療法
102	筋緊張に対するチームアプローチ
104	ミニレクチャー　筋緊張が功を奏する場合もある　　　加藤勝利
107	ミニレクチャー　除脳硬直とは？　　　野中一成
110	ミニレクチャー　低緊張とは？　　　小芝　健，荒木友希

2 脊髄損傷における筋緊張の特性と治療　　　江口雅之

113	完全損傷と不全損傷
113	予後を推測するには？
114	損傷高位の目安は骨傷から推測する
114	完全麻痺と不全麻痺の鑑別
114	麻痺と筋緊張の所見
114	脊髄損傷の痙縮の病態
115	筋緊張の評価

115	脊髄損傷の痙縮について
116	治療は何を目指すのか
116	歩行再建の可能性を探る
121	痙縮筋に対するアプローチ

3 痙直型脳性麻痺における筋緊張の特性と治療　　濵岸利夫

123	痙縮？　そして痙直型CPとは？
123	痙直型CPの筋緊張は変化する！
124	痙直型CPの痙縮に対する治療法は変わってきている
127	CPに対する評価法はどんどん増えてきている
127	痙直型CPに対する治療アプローチはハイブリッド？
130	CPに対する痙縮治療は完全に治せる時代がくる？

4 二分脊椎における筋緊張の特性と治療　　石川公久

133	全体像評価に筋緊張治療へのヒントがある！
134	評価を上手に行うには？
135	治療の前に
135	評価の手順

5 低酸素脳症における筋緊張の特性と治療（脳損傷・意識障害含む）　　皿田和宏, 西川裕一

138	低酸素脳症とは？
138	低酸素または虚血が神経・血管に及ぼす影響は？
140	患者を受け持った際に
142	治療の前に
143	意識障害の評価
144	理学療法の進め方〜早期からの離床の必要性〜

6 パーキンソン病における筋緊張の特性と治療　　山本ともみ

147	筋強剛と動作能力は直結しない
148	PDの異常筋緊張は筋強剛のみではない
150	寡動・無動・動作緩慢は筋強剛を伴わなくても起こりうる
151	すくみ足と筋強剛は無関係
151	日常生活において

153	**ミニレクチャー**　固縮と筋短縮　　佐々木嘉光

7 筋強直性ジストロフィーにおける筋緊張の特性と治療　　安井 健

155	疾患の概要
157	多彩な臨床症状
159	理学療法の実際

8 呼吸器疾患における筋緊張の特性と評価・治療　　小金澤 敦, 山﨑 忍, 瀧澤弥恵, 小林俊夫

163	呼吸筋・胸郭の解剖

164	COPDにおける呼吸筋の病態
165	症例
166	呼吸筋の評価項目
167	筋緊張に対するアプローチ
170	COPDにおけるセルフケアのポイント

9 運動器疾患における筋緊張の特性と治療 　　　　　　　　　羽田清貴

173	運動器疾患における筋緊張の異常とは？
174	筋緊張が亢進する理由は!?
175	運動器疾患において筋緊張が亢進する原因は？
175	筋緊張は連鎖する
175	上肢疾患における筋緊張の特性および治療
176	上肢疾患の筋緊張の異常に挑む!!～肩腱板断裂術後の筋緊張の特性とアプローチについて～
181	下肢疾患における筋緊張の特性および治療
182	下肢疾患における筋緊張の特性は？ 下肢疾患の筋緊張の異常に挑む!!～変形性膝関節症の筋緊張の特性とアプローチについて～
190	**ミニレクチャー** 筋スパズムとは？ 　　　　　　　　　　　　　　只石朋仁
193	**ミニレクチャー** 筋硬結とは？ 　　　　　　　　　　　　　　　　鈴木康文

10 慢性疼痛症候群における筋緊張の特性と治療　　　嵩下敏文，脇元幸一

196	慢性疼痛症候群は安静時筋緊張が亢進している！
196	安静時筋緊張亢進
198	筋収縮にはブラックボックスが存在する
199	新たなる筋機能評価への取り組み
200	健常群と慢性疼痛症候群の筋電図，筋音図，筋力
201	運動療法の実践とMMGの変化～慢性腰痛症～
205	**ミニレクチャー** 痛みと筋緊張 　　　　　　　　　　　　　　　　西上智彦
209	**ミニレクチャー** 筋緊張性頭痛とは？ 　　　　　　　　　　　　　小川隆平
212	**ミニレクチャー** 疲労と筋緊張 　　　　　　　　　　　　　　　　川﨑仁史
215	**ミニレクチャー** 寒冷・温熱療法 　　　　　　　　　　　　　　　竹内伸行
219	**ミニレクチャー** 電気刺激療法 　　　　　　　　　　　　　　　　和田陽介
222	**ミニレクチャー** 光線療法 　　　　　　　　　　　　　　　　　　内　昌之
225	**ミニレクチャー** 超音波療法 　　　　　　　　　　　　　　　　　田中直樹
228	**ミニレクチャー** 牽引療法 　　　　　　　　　　　　　　　　　　徳田　裕

231	**索引**

「臨床思考を踏まえる理学療法プラクティス」発刊にあたり

　「実践MOOK　理学療法プラクティス」は2008年5月に「これだけは知っておきたい脳卒中の障害・病態とその理学療法アプローチ」「これだけは知っておきたい腰痛の病態とその理学療法アプローチ」の2冊を皮切りにMOOKの形で定期的に発刊される新人理学療法士の「指南書」として企画されたものである．その後，2011年5月の「運動連鎖〜リンクする身体」に至るまで12に及ぶ企画を3年間にわたり取り上げた．

　そのテーマは，大きく「疾病・障害構造の理解」と「機能障害の捉え方・治療へのアプローチ」の2つである．さらにそのコンセプトは，前者では，疾患を運動機能障害等の一面で捉えるのではなく，それと関連する多くの障害と共に多面的・包括的に捉え，これを評価や治療の背景とすることで，理学療法士は多くの治療選択肢を得ることができるという，常に持っていて欲しい臨床に向かう姿勢を示したものである．後者では，診断・治療する上で，対象者を常に患部から全体へ，また逆に全体から患部へと捉える意味・重要性はいつの世でも変わらないということを示したものである．

　今は亡き嶋田智明常任編集者のこうした熱き想いが新人理学療法士や学生に理解して頂く第1期MOOKシリーズとして構築されたのである．今回第2期MOOKを開始するにあたり，第1期から第2期に引き継ぐ面と，第2期で独自に構築していく面の2つを編集・企画方針の根底とした．

　引き継ぐ面は，理学療法の基本的知識と技術を身につけてもらうよう，一度に多くのことを詰め込まず，重要で優先度の高い順序で段階を踏みながら成長できる内容を企画することであり，「熱き想い」も引き継ぐつもりである．一方，独自に構築していく面は，「reasoningのhow toを可視化する，出来ればevidenceを示す」である．言葉，イラストだけでは計り知れない体内の動きを「見る→診る」ことでそこに記されている理学療法技術，手技の根拠が理解できるよう，理学療法技術，手技の根拠を解剖，生理，運動から説明していく方向も打ち出したいと考えている．さらに同じ障害であるが，程度の違い，病態（病因）の違いや，特に高齢者は基礎疾患をしっかり押さえて理学療法を提供する姿勢を伝えたい．また，「診療録等を見→診に行く」「ベッドサイドの患者を見→診に行き」「発症からどの位経っているか（病期）を確認する」などとともに，リスク管理，マナー（接し方）にも触れていきたい．

　理学療法士のキャリアを構築する上で重要となる10年の始まりとなる新人時代に，形式知と経験知で構成された「指南書」が個々人の手元にあることは，臨床において，すなわち対象者の幸福を支援する理学療法において，間違いなく役に立つと信じてやまない．そのため3冊目である「極める変形性股関節症の理学療法」から，常任編集者として新たに加藤浩氏に加わっていただいた．「指南書」として，また理学療法を「極める」という側面を基軸に，今回新たに開始される第2期MOOKシリーズが寄与することになれば，第1期MOOKから引き継いだ編者としてこれ以上の喜びはない．

平成25年10月

常任編集者　斉藤秀之・加藤　浩

理学療法から見る筋緊張

PART I

1 理学療法における筋緊張の再考

斉藤秀之

筋緊張に対する考え方

　筋は絶えず不随意に一定の緊張状態を保っている．この現象が筋緊張と定義される．別の視点から考えれば，ヒトが行う活動に応じた筋緊張の平衡状態であり，この平衡状態の破綻，すなわち筋緊張の異常は，ヒトの活動制限を誘引する．ヒトの活動を考えると，安静・静止時と動作時に分けられる．そして，活動を構成している関節運動にかかわる筋ごとに，安静時と動作時で筋緊張の平衡状態が一定ではなく，可変すると考えてよい．可変することで活動が円滑に遂行でき，その可変の程度が重要となる．したがって，正常，異常の範疇のみで筋緊張を考えるべきではなく，その状態，あるいは程度がヒトの活動に影響すると考えるべきである．

　筋緊張の状態は大きく正常，異常に分けられる．正常は高筋緊張と低筋緊張，異常は亢進と低下と整理するとヒトの活動における筋緊張の状態を表現できると考えている．原則として，正常領域に適正化することが重要であり，筋緊張の低下で表される異常筋緊張の場合は，目標とする筋緊張を上昇，高めることが求められ，筋緊張の亢進で表される異常筋緊張の場合は，目標とする筋緊張を緩和，軽減することが求められる（図1）．臨床上，異常筋緊張，筋緊張の亢進を注目しがちであるが，ヒトの活動における筋緊張を筋緊張の低下，低筋緊張，高筋緊張，筋緊張の亢進，というカテゴリーで整理することで，より客観的な緊張長の捉え方になる．正常，異常から筋緊張を捉えるのではなく，筋緊張自体の状態を真に評価することがヒトの活動には重要である．なぜなら安静時と動作時や動作の遂行度によって，求められる筋緊張の平衡状態は異なるからである．

理学療法における筋緊張の捉え方

　筋緊張の状態が安静時には正常であることが生理学的にも障害構造学的にも望ましい．しかしながら，動作時，すなわち活動においては，安静時と同じ筋緊張では動作を遂行できない．例えば，仰臥位で，下肢伸展挙上動作時に，大腿四頭筋の筋緊張が安静時と同じ筋緊張では動作は遂行できない．その大腿四頭筋の筋緊張が異常筋緊張とは言い難く，正常筋緊張の高筋緊張と判断できる．

　多くの報告であるように量的評価で考えることも重要である．リアルタイムに，簡便で，低費用で，多くの筋を，同時に筋緊張を表すには，動作観察による位相別，筋別に筋緊張

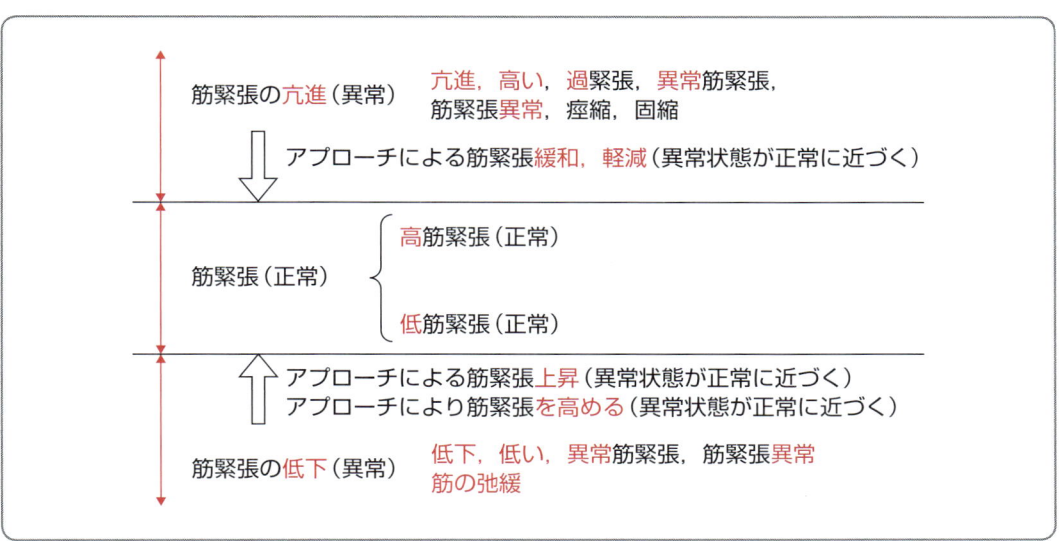

図1　筋緊張の概念図
「加藤　浩　作成」

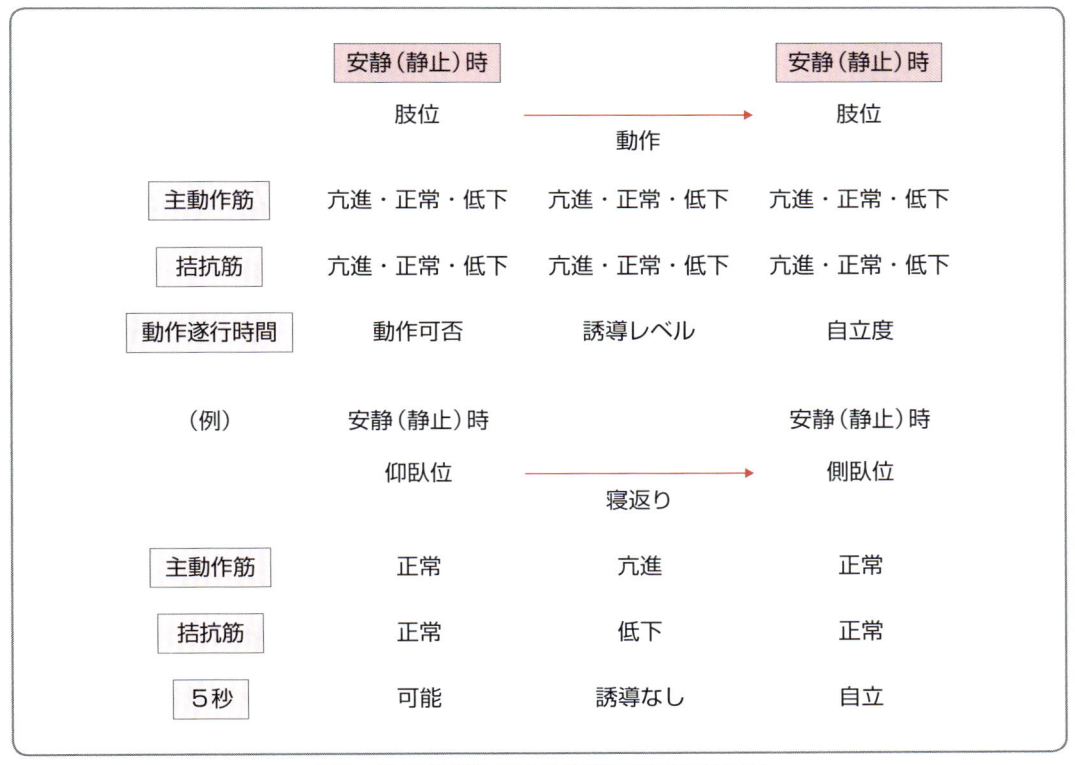

図2　動作分析における筋緊張評価の考え方
図上は概念．図下は仰臥位から側臥位までの寝返りの例．

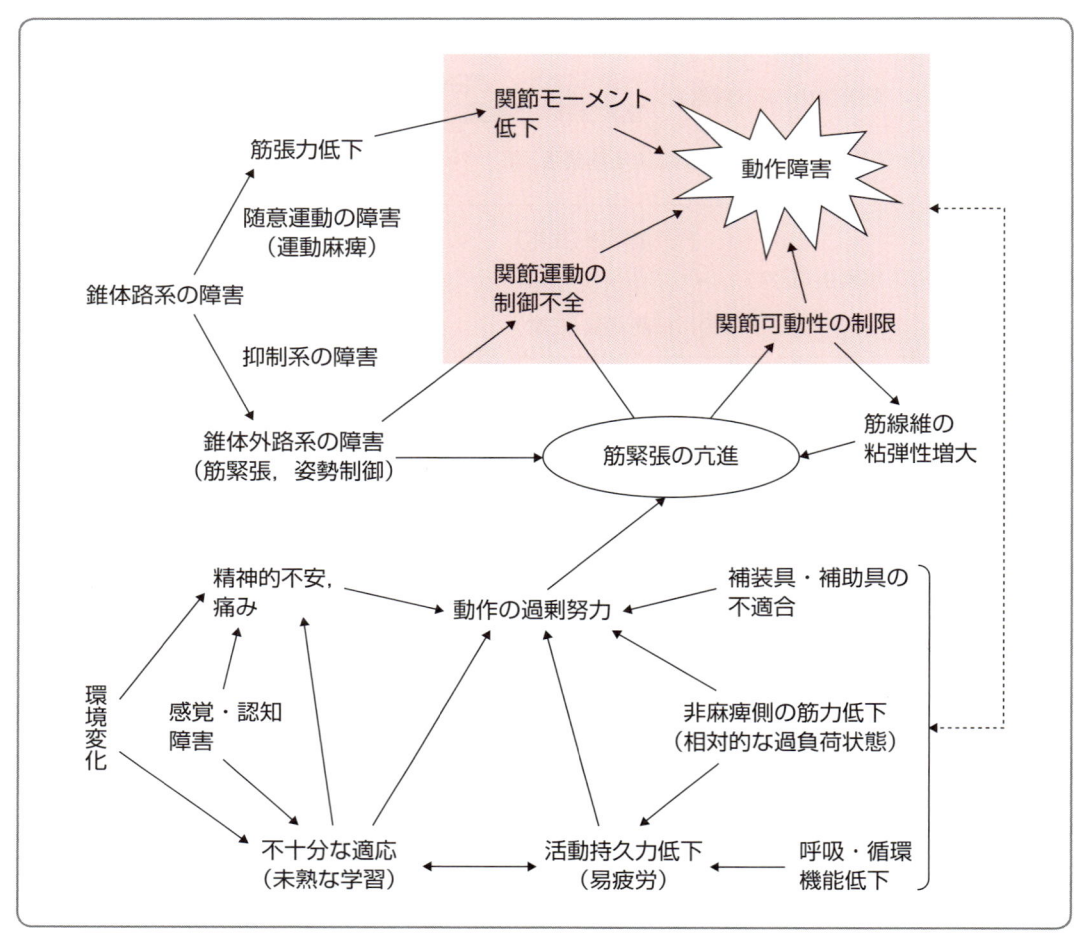

図3 筋緊張亢進と動作障害に関する機能因子の連関サイクル
「後藤紳助：第5章 第1節 中枢神経．プロフェッショナルを目指す!! PT卒後ハンドブック（斉藤秀之，島村耕介，森本榮 編），p101，2013，三輪書店」より引用

をカテゴリカルに評価することを推奨したい（図2）．後藤は，筋緊張の亢進は動作負荷を増大し，意図する関節運動を阻害するが，この筋緊張を直接的に評価することは難しいが，その筋緊張の亢進は動作に影響するため，動作遂行時間などを指標に間接的に測定すると述べている．筋緊張による動作障害には，さまざまな機能因子が関連するため，多角的に検討する必要があるとし，筋緊張亢進と動作障害に関する機能因子の連関サイクルを示した（図3）[1]．一方，痙縮という，筋緊張亢進が存在することで下肢の支持性が維持され，立位・歩行が可能となる[2]，あるいは手指で紙を把持できる場合もあり，神経生理学的には機能低下であるが，活動・参加の視点からは代償的に置き換えができ，問題点ばかりとは言いにくいことは臨床上遭遇することは少なくない．

このように姿勢・肢位や動作に応じた筋緊張の適性状態があり，理学療法士は疾病や機能不全の有無にかかわらず，その適正状態を評価し，さまざまな理学療法により治療し，

ヒトの社会適応を支援することできる医療専門職であり，そのこと自体が理学療法の価値観であり，専門性の1つである．

今日，動作や障害構造を専門とする理学療法の臨床において，筋緊張の影響を直視する視点が不十分な印象がある．筋緊張に対する薬物療法や外科的治療が行われたとしても，理学療法は一体的に取り組むべきであり，それが求められる．理学療法を実践するにあたり，筋緊張の影響を考慮することを必須の臨床技能と捉えるべきである．

理学療法士は筋緊張に対する臨床技能を極めることに挑んでほしい．

● 文献

1) 後藤紳助：第5章 第1節 中枢神経，プロフェッショナルを目指す!! PT卒後ハンドブック（斉藤秀之，島村耕介，森本 榮 編），pp98-107, 2013, 三輪書店
2) 明日 徹：痙縮に対する理学療法の考え方と進め方．理学療法，31(6)：571-582, 2014

MEMO

②運動・生理学からみた筋緊張

鈴木俊明

> 筋緊張を運動学や生理学で考えることは重要である．なぜならば，筋緊張異常には神経性要素と機械的要素が関与するからである．病態やその臨床症状によって，両者が混在する場合や単独によるものなどさまざまである．理学療法評価では要素の判別は困難であるが，これらの要素の運動学・生理学の適切な解釈は重要なものとなる．

はじめに

　筋緊張は，安静状態において筋を徒手的に伸張したときに生じる抵抗により評価される．理学療法において，筋緊張が異常となる疾患はさまざまである．筋緊張異常を認める代表的な神経疾患に脳血管障害片麻痺がある．この疾患の筋緊張異常は，「上位中枢の障害から生じた弛緩，痙縮（spasticity）が病態である」と判断できれば理想的であるが，実際はそうではない場合が多い．具体的には，筋緊張異常を認める患者が急性期であれば弛緩や痙縮のような神経性要素が筋緊張異常の要因であると考えてよいが，慢性期の患者では筋緊張を認める要因は一次的障害である神経性要素の弛緩，痙縮だけでなく，筋短縮，皮膚短縮，筋萎縮のような機械的要素である二次的障害も存在することが十分に考えられる．

　また，運動器疾患でも健常な筋線維は少なく，筋萎縮を起こしている場合が多い．そのため，筋力低下や筋緊張異常を認める．運動器疾患における一般的な筋機能の評価は徒手筋力検査法（manual muscle testing：MMT）である．MMTは関節とその運動方向で規定された検査であり，個々の筋の筋力を検査する方法ではない．例えば，膝関節伸展のMMTであれば，大腿四頭筋の筋力検査を行っているわけであり，内側広筋単独，外側広筋単独といった個々の筋力を検査することは不可能なのである．そこに，筋機能検査としてのMMTの限界がある．具体的な例を挙げる．歩行の立脚中期で膝関節屈曲がみられる場合には，内側広筋の筋力低下が考えられる．しかし，その場合でも膝関節伸展のMMTが正常域であることがある．そうすると，内側広筋単独の筋緊張低下による筋力低下を考える必要がある．この場合の筋緊張異常は，運動器疾患であるために当然，機械的要素によるものを考える必要がある．

　このように，理学療法を実施するためには，筋緊張の概念を明確に持つことと，それに伴う筋緊張異常に対するアプローチが重要となる．そこで本項では，弛緩，痙縮，筋強剛

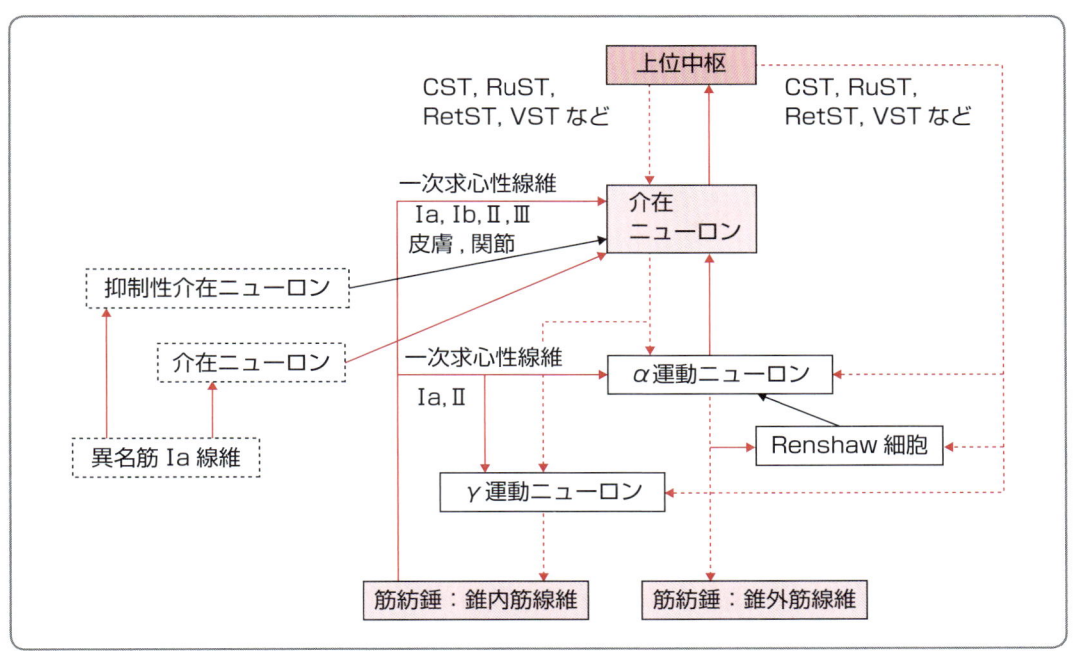

図1　脊髄反射に影響を与える神経機構
実線矢印は求心性線維，破線矢印は遠心性線維である．
→：興奮線維，→：抑制線維．同名筋以外の影響は□□□で囲んでいる．
「鈴木俊明，他 監修：評価．神経疾患の評価と理学療法 第4刷改訂版，p180, 2015, アイペック」より引用

(rigidity)のような神経性要素による筋緊張異常と筋萎縮，筋短縮のような機械的要素による筋緊張異常について運動学的・生理学的側面から解説する．

神経性要素による筋緊張異常

　神経性要素における筋緊張亢進の状態は，筋伸張における抵抗感を認める時期の違いから痙縮と筋強剛に大別される．

　痙縮は相動性で主として筋伸張における初期の抵抗感として出現し，伸張速度が速いほど反応も大きい．そのため，臨床における神経学的所見では，深部腱反射（脊髄反射）の亢進が特徴的である．脊髄反射に関連する神経機構を図1に示す．

　痙縮の要因に関する病態生理を大きく分けると，①中枢神経系からの促進性下行運動路の影響，②中枢神経系からの抑制性下行運動路の影響，③求心性末梢神経の影響，④遠心性末梢神経の影響，および⑤筋，腱の機能変化の影響という5点に分類することができる．
● 中枢神経系からの促進性下行運動路の影響[1]
　中枢神経系からの下行運動路には直接路と間接路が存在する．直接路は皮質脊髄路（corticospinal tract：CST）である．間接路は，大脳から脊髄への直接投射ではなく，脳

幹から脊髄へと下行する長下行性運動性伝導路（long descending motor tracts）を介して間接的に脊髄へ至る経路である．間接路には，外側群（lateral system）と内側群（medial system）とがある[2]．外側群とは脊髄側索を下行する線維を指し，皮質脊髄路の他に赤核脊髄路（rubrospinal tract：RuST）がある．外側群は，主として対側の四肢遠位筋群の運動ニューロンに投射し，屈筋群には興奮性，伸筋群には抑制性に作用する．内側群は脊髄前索を下行する線維であり，前庭脊髄路（vestibulospinal tract：VST），網様体脊髄路（reticulospinal tract：RetST），視蓋脊髄路（tectospinal tract：TST），間質性脊髄路（interstitiospinal tract：IST）がある．内側群は主として体幹筋や四肢近位筋を支配する．前庭脊髄路は体幹筋，四肢近位筋だけでなく頸部の伸筋群運動ニューロンに対して興奮性に，屈筋群に対して抑制性に作用し，姿勢調整や体平衡に関して重要な働きをしている．前庭脊髄路，網様体脊髄路はともに同側伸筋群運動ニューロンには興奮性の，屈筋群には抑制性の影響を与えるが，前者は大脳運動野からの影響をほとんど受けないのに対し，後者は同側大脳から強い影響を受ける．視蓋脊髄路，間質性脊髄路は，視覚，前庭からの入力により，眼球運動と頭部運動の協調に重要な役割を果たしている．

　これらの下行性運動路の中で，錐体路，すなわち皮質脊髄路は前角細胞に促進性の影響を与える．皮質脊髄路細胞のEPSPの大きさは，1回で前角細胞の静止電位を閾値まで上げるほど大きくなく，皮質脊髄路の細胞が高頻度に発火し時間的な重なり（temporal summation）が起こった結果，活動電位を生じることが知られている．この皮質脊髄路の過剰な活動が痙縮と関連するといえる．前庭脊髄路の活動は，筋強剛の程度に関与しているといわれているが，痙縮による筋緊張の調節にはほとんど関与しないとされている．なぜならば，動物実験において前庭脊髄路単独の障害では痙縮をほとんど認めないからである．一方，動物の脳幹背側部にある脳幹網様体への電気刺激は，膝蓋腱反射を促通し，腱反射や筋緊張を増加させ，クローヌスを出現させる．脳幹網様体は抑制作用だけでなく，このような促通作用も有している．つまり最終的には痙縮を発現させるのである．この結果から，脳幹網様体の興奮性インパルスの影響が痙縮に関係することがわかる．

● 中枢神経系からの抑制性下行運動路の影響

　健常者では，脳幹の抑制線維や背側網様体脊髄路が伸張反射，屈筋反射における求心性線維の興奮性を抑制するといわれている．脳血管障害では，この抑制機能が障害されるために（いわゆる脱抑制を生じる），伸張反射や屈筋反射において求心性線維の興奮性を増大させるという報告がある[3]．

● 求心性末梢神経の影響

　痙縮に関連する求心性末梢神経としては，同名筋のⅠb線維やⅡ線維，皮神経からの抑制性インパルスのように脊髄に対して抑制的に作用する線維がある．また，異名筋からのⅠa線維やⅠb線維から介在ニューロンを経たシナプス前抑制機能が脊髄の興奮性に影響するといわれている．脳血管障害における痙縮出現時は，ここに述べた抑制機能がいずれも低下するといわれている[4]．

シナプス前抑制は，H波を用いて広く検討されている．H波は，筋紡錘由来のⅠa群線維を刺激することにより，その興奮が脊髄に達し，同名筋を支配するα運動神経を興奮させることで生じる筋活動である．H波についての詳細は後述するが，その出現経路と波形振幅より脊髄前角細胞の興奮性の1つの指標として考えられている．痙縮を有する患者と神経筋疾患の既往のない健常者とにおいてシナプス前抑制機能をH波にて検討した結果，痙縮を有する患者ではシナプス前抑制機能が低下していた[5]．すなわち，痙縮の要因にシナプス前抑制が深く関与していることが示唆される．ここでは，反射研究として最も興味深いH波を用いたシナプス前抑制の研究方法について述べてみたい．

　まず，異名筋のⅠa群線維を興奮させるために，腱への叩打刺激，振動刺激もしくは異名筋の支配神経に対する電気刺激を行う（条件刺激）．次に，検査筋から脊髄における単シナプス性反射波であるH波を記録するために，支配神経へ電気刺激を行いⅠa群線維を興奮させる（試験刺激）．条件刺激による異名筋のⅠa群線維の興奮は，異名筋自体のα運動神経には興奮性に作用するが，検査筋のα運動神経には介在ニューロンを介して興奮性にシナプス結合する場合と，抑制性介在ニューロンを介して抑制性にシナプス結合する場合とがある．前者は両筋が共同関係にある場合であり，後者は異名筋と検査筋が拮抗関係にある場合である．つまり，異名筋と検査筋が共同関係にある場合は，異名筋からのⅠa群線維は介在ニューロンを介しての興奮と検査筋のⅠa群線維の興奮が収束し，検査筋のα運動神経を促通する．収束とは，多数のシナプス前細胞の軸索が1つの神経細胞に集まり，シナプス結合する神経支配様式のことである．また，促通とは2つの刺激の組み合わせにより，各刺激単独の効果を加算したものよりも大きな効果が生じる現象のことであり，検査筋のH波振幅は増加する．

　一方，異名筋と検査筋とが拮抗関係にある場合には，異名筋からのⅠa群線維は抑制性介在ニューロンを介して検査筋のα運動神経に抑制性にシナプス結合する．この場合は，異名筋からのⅠa群線維，抑制性介在ニューロンと検査筋からのⅠa群線維が収束し，検査筋のα運動神経を抑制する．検査筋のH波振幅は低下し，その程度で異名筋からのシナプス前抑制の程度が評価できる．

　具体的な研究として，次の3つがあげられる．第1には，大腿二頭筋腱への叩打刺激を条件刺激としてヒラメ筋H波抑制の程度を検討する方法である[5]．両筋の関係は拮抗関係である．そのため，神経筋疾患の既往のない健常者では大腿二頭筋腱の叩打直後からヒラメ筋H波の抑制が始まり，一定期間，抑制が持続する．このシナプス前抑制は，大腿二頭筋腱への叩打刺激により興奮したⅠa群線維が，抑制性介在ニューロンを介してヒラメ筋のα運動神経に抑制性にシナプス結合することで起こると考えられている．第2は，前脛骨筋腱への振動刺激を条件刺激として，ヒラメ筋H波抑制の程度を検討する方法である[6,7]．両筋の関係は拮抗関係である．本法の結果，ヒラメ筋H波は前脛骨筋腱上への振動刺激により抑制される．これは，相反性抑制といわれており，前脛骨筋腱への振動刺激によりⅠa群線維が興奮し，抑制性介在ニューロンを介してヒラメ筋のα運動神経に抑制性にシ

ナプス結合することで起こるとされている．第3として，大腿神経への電気刺激を条件刺激として，脛骨神経への電気刺激（試験刺激）により誘発したヒラメ筋H波促通の程度を検討する方法である[5,7]．両筋の関係は共同関係である．そのため，大腿四頭筋の支配神経である大腿神経への電気刺激はⅠa群線維を興奮させて，同名筋および共同筋であるヒラメ筋のα運動神経も同時に促通する．本法では通常，ヒラメ筋H波振幅は増加し，その増加の割合は条件刺激によって興奮する大腿神経のⅠa群線維の量を反映している．しかし，ヒラメ筋のH波振幅増加が少ない場合があり，これは，大腿神経のⅠa群線維と大腿神経以外からの抑制性介在ニューロンが収束し，ヒラメ筋のα運動神経を脱促通することによる．脱促通とは，持続的に働いている促通が刺激（ここでは大腿神経以外の抑制性介在ニューロン）により除かれる現象のことである．この場合も，ヒラメ筋の運動神経へのシナプス前抑制機能が関与していることを意味する．

● 遠心性末梢神経の影響

遠心性末梢神経の興奮性インパルスは，主として脊髄においてγ運動ニューロンの機能を促通させる．γ運動ニューロンには，動的γ運動ニューロンと静的γ運動ニューロンの2種類があり，筋紡錘の錘内筋線維を支配し筋紡錘の感度を調整する．そのため，γ運動ニューロンの活動は伸張反射の活動に大きな影響を与える．筋の持続的伸張は，筋紡錘を伸張しⅠa群線維の発火頻度を増加させる．その結果，α運動神経が興奮し錘外筋の収縮が生じる．この錘外筋の収縮は錘内筋の緊張を低下させ，Ⅰa群線維の発火頻度を低下させる．ところが随意運動時，錘外筋の収縮時にはγ運動神経も発火し錘内筋の緊張を維持してⅠa群線維の発火頻度を持続させる．このようなα運動ニューロンとγ運動ニューロンとの関係をα-γ連関（α-γ linkage）という．γ運動ニューロンは，上位中枢からの下行路の影響を受ける．具体的には，延髄網様体内側，尾状核，小脳，赤核腹側から静的γ運動ニューロンへの，また，大脳皮質運動野，赤核背側，下オリーブ核から動的γ運動ニューロンへの，いずれも興奮性入力がある．γ運動ニューロンへの求心路からの入力としては，Ⅰa群，Ⅱ群，Ⅲ群線維は興奮性に，Ⅰb群線維が抑制性に働くといわれている．上位中枢からの相対的な興奮性インパルスが，α運動ニューロンを促通させるという報告もある．上位中枢から興奮性の制御を受けているレンショウ細胞は，α運動神経の側枝が結合する介在ニューロンである．このレンショウ細胞は側枝を送った元のα運動神経を抑制する（反回抑制）．

● 筋，腱の機能変化の影響

腱のコンプライアンス，筋線維の生理学的，形態学的，組織化学的な変化が伸張運動に抵抗することにより，痙縮の程度を増大させるといわれている[4,8-10]．しかし，痙縮を作り出す要因として，腱，筋の機能変化がどの程度関与しているかは，明確にすることはできないと考えられる．

伸張反射の生理学的意義は，特に筋の長さと筋緊張（いわゆる保持張力）を調整することにある．例えば，立位姿勢で大腿四頭筋の保持張力が失われると，膝関節は常に屈曲方

向の外力が働く．伸張反射を利用することで，膝関節の伸展保持が可能となる．立位姿勢で膝関節屈曲が生じ，それにより大腿四頭筋が伸張される．この伸張刺激により大腿四頭筋に反射性収縮が生じ，膝関節伸展に伴い立位保持可能となる．つまり，痙縮は，伸張反射の障害をもたらし，動作・行動のうえで問題を生じる．

理学療法評価において痙縮の評価の代表的なものに，アシュワース尺度変法がある．これは，痙縮筋を伸張させて，その抵抗感で判断するものである．しかしながら，実はこの評価は単に痙縮だけを評価しているわけではないことが重要である．具体的にはグレード1の段階である．グレード1は，「筋緊張は軽度増加し，筋を伸張したときに，引っかかるような感じの後にその引っかかりが消失するか，または，可動域の終わりにわずかの抵抗感を感じる」である．これは，前者は痙縮の特徴であるジャックナイフ現象を，後者は不動で生じる機械的要素である筋短縮を示している．この点も筋緊張異常の病態を理解しながら，筋緊張検査を行ってほしい点である．

筋強剛は持続性であり，伸張の大きさに関連した抵抗感がみられる．要するに，筋伸張を行っている間は常に抵抗感を認めることが特徴である．また，その抵抗感は鉛様の抵抗がある鉛管様強剛（lead pipe rigidity）であるとか，歯車を回すようなガタガタという抵抗感を生じるところから歯車様強剛（cogwheel rigidity）と表現される．筋強剛の出現には，α運動ニューロンの活動亢進や筋伸張に伴う長さ依存性の静的γ運動ニューロンの興奮性増加による緊張性伸張反射の亢進が関与する．

筋強剛を認める代表的な疾患にパーキンソン病がある．パーキンソン病は，中脳の黒質から線条体へのドパミンの代謝異常がみられることから，大脳基底核の機能異常がみられる．

大脳基底核は，随意運動に際して運動の動機づけや意志といった内部刺激として働くことで運動の計画に作用する．また，運動が合理的に行われるような姿勢保持（いわゆるモーターセット）に働き，まず運動の開始を促し，運動学習後はその運動を自動的に実行することに作用している[11]．このように大脳基底核は，随意運動を行うすべての過程に関与する重要な部位である．大脳基底核は，大脳皮質から情報を受け入れ，視床を介して他の領域へ情報を投射している．この神経回路は大脳皮質-基底核ループと呼ばれる（図2）．大脳基底核の入力部である線条体には，大量の入力線維が大脳皮質より送られてくる．その入力源は運動野や連合野など広範囲にわたり，それらと視床からの入力が線条体細胞に接続する．そのシナプスは細胞1個当たり1万個というおびただしい数になる．線条体の個々の細胞には多数の異なる入力線維が収束するが，線条体の細胞は簡単には興奮しないという特性を持っている．このため線条体細胞が興奮して出力信号を発生するのは，多くの入力が同時に入るか，きわめて強い入力があったときに限られる．線条体細胞がこのよう特性を持っていることから，線条体は情報のフィルターとして働くのにふさわしい構造といえる．また，線条体の入力に対する反応特性は，ドパミンによって調節されているので，特性が可変なフィルターとして作用する[2]．

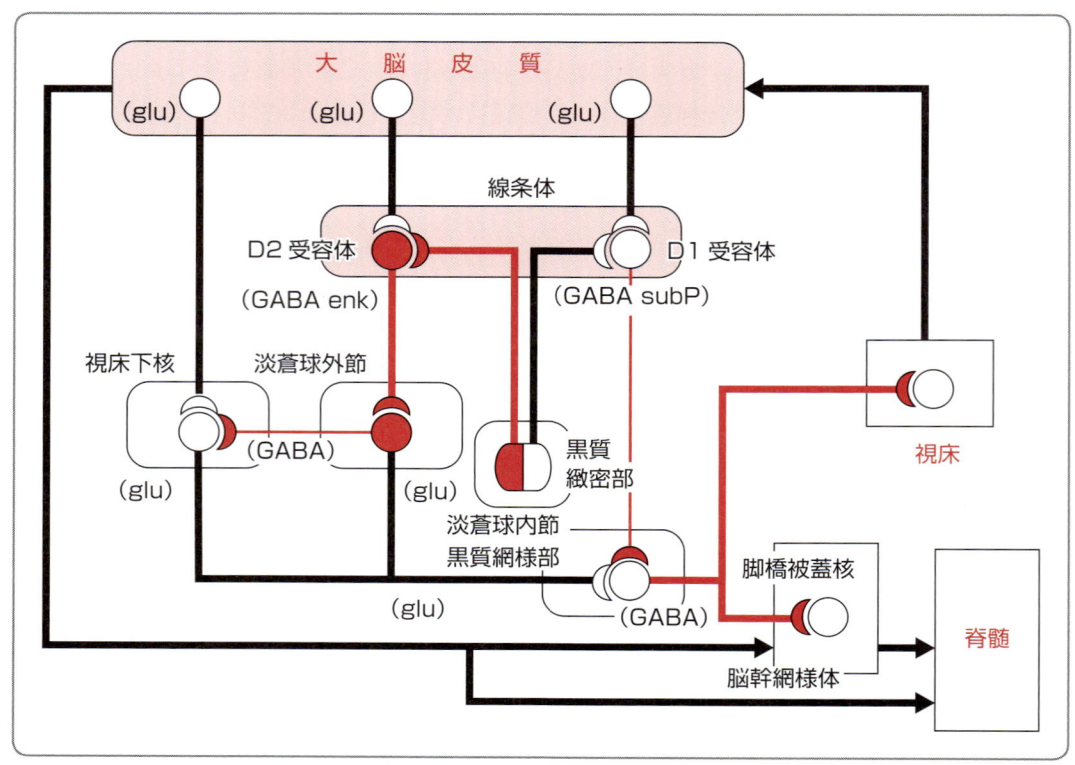

図2　パーキンソン病における神経回路モデル

glu：グルタミン酸，GABA：γ-アミノ酪酸，enk：エンケファリン，subP：サブスタンP物質，D：ドパミン，黒線：抑制，赤線：促通．

「鈴木俊明，谷　万喜子，鍋田理恵，他：正常動作の神経機構，関西理学，2：5，2002」より改変して引用

　大脳基底核の出力部である淡蒼球内節と黒質網様部からの出力はすべて抑制性である．したがって大脳基底核は出力の目標にブレーキをかけており，そのブレーキの効き具合で目標の活動を調節することになる．大脳基底核の出力細胞の活動状態をモニターしてみると，出力細胞は常に盛んに活動し相手を抑制している．このような定常的抑制が大脳基底核の出力部の作用であるが，出力部の前に相反する2つの回路が存在する．それらは抑制出力を取り除きブレーキを外す脱抑制系と，抑制性出力をさらに強める抑制強化系である．これらを実際の大脳基底核の構造に当てはめると，脱抑制系は直接路，抑制強化系は間接路という神経回路によって結ばれている．直接路においては，線条体の出力細胞が直接大脳基底核の出力部の細胞に接続し，それを抑制する構造になっている．大脳基底核の出力細胞は抑制性なので，その抑制出力を取り除くという意味で脱抑制となる．間接路においては線条体の出力細胞が淡蒼球へ送られ，そこから視床下核を介して大脳基底核出力部へ至る．この経路においては，線条体の出力細胞と淡蒼球の出力細胞が抑制性，視床下核細胞が促通性なので，結局大脳基底核の出力細胞に対しては促通性に働き，その抑制作用を強化することになる[12, 13]．

大脳基底核からの出力経路には，脳幹に向けて直接的に出力しその活動を調節する経路（基底核-脳幹系）があり，運動の無意識的な遂行に関与している．歩行を例にすれば，歩行開始や停止，歩行中の障害物の回避などは運動系ループによって随意的に調節されるが，歩行時の各関節の円滑な運動（特に上肢の振り）や筋緊張，姿勢などは，基底核-脳幹系によって無意識的に制御されている[13]．中脳の網様体には，中脳歩行誘発野と呼ばれる領域があり，歩行リズムや速度などの調節を行っている．除脳ネコを用いた研究からも中脳歩行誘発野のニューロン群が黒質網様部から持続的な抑制を受けており，この抑制から中脳歩行誘発野のニューロン群を脱抑制することが歩行運動の開発には重要であることが報告されている[14]．このように大脳基底核は，運動系ループを介して歩行運動を随意的に調節すると同時に，基底核-脳幹系を介して無意識的な制御も行っている．パーキンソン病では，歩行の開始や停止といった随意的な運動が困難になると同時に，上肢の振りが減少するといった無意識的な運動も減少するのはこのためである．

　筋緊張の抑制系は脚橋被蓋核のコリン作動性ニューロンに始まり，橋・延髄網様体脊髄路を下行する．さらに脊髄の抑制性介在ニューロンを経由して α 運動ニューロン，γ 運動ニューロンを抑制する．脚橋被蓋核は淡蒼球内節や黒質網様体部からの線維投射を受けており，基底核は抑制系だけでなく二次的に促通系の活動を変化させることで筋緊張を調節すると考えられている[15]．

機械的要素による筋緊張異常[16]

　機械的要素による筋緊張異常には，骨格筋の不活動に伴う機能的変化により認められる筋萎縮，筋短縮，線維化が原因であることが多い．

　筋萎縮とは，骨格筋の容積が何らかの原因によって縮小した状態である．廃用症候群による筋萎縮では，筋線維の小径化と筋線維数の減少が生じ，速筋線維より遅筋線維にみられやすい．遅筋線維は体重支持や姿勢維持などのために普段から動員されているので，廃用症候群によって定常的な筋活動や張力発生が制限されると影響を受けやすい．反対に除神経による筋萎縮では，遅筋線維より速筋線維でみられやすい．速筋線維は大きな力を発揮する場合や，速い収縮を行う際に動員される．また，神経調整には速筋線維が強く依存されていることが考えられている．骨格筋の横断面積は横断面に含まれる筋線維数を反映しているため，骨格筋が発揮する活動張力の指標になる．そのため，筋線維の小径化や筋線維数の減少を伴う筋萎縮は，活動張力の低下による筋緊張低下を認める．表面筋電図を用いて，筋萎縮と健常な筋を比較すると以下のような特徴がある[17]．同じ筋力を発揮する場合には，筋萎縮の筋電図振幅は大きくなる．筋力は，筋横断面積と運動単位の機能により決定される．同じ筋力レベルを維持する場合，より多くの運動単位数を参加させる必要があるため，筋電図振幅は大きくなる．

　筋短縮とは，筋が短縮位となる位置で関節が固定されたときにみられる現象である．筋

短縮が生じるメカニズムは，骨格筋は不活動中に加わる張力に応じて筋節の数を減らして筋長を短縮させることで，骨格筋に加わる張力を一定に保とうとするからである．そのため，筋短縮における筋緊張の程度は亢進していることが多い．

線維化とは，不動によって筋にコラーゲンの増生に伴って起こるといわれている．筋萎縮を呈した骨格筋は，個々の筋線維が縮小して各筋線維間の間隙が拡大する．そのため，それを埋めるように筋束を包み込む筋周膜，個々の筋線維を包み込む筋内膜が肥厚し，筋横断面積に占める筋膜の割合が増加することが報告されている．このような骨格筋における相対的な結合組織の増加を線維化といい，この線維化が進むと骨格筋の伸張性が低下する．

POINT

1. 痙縮を理解するには，脊髄反射を亢進させるメカニズムを理解する．
2. 筋強剛を理解するには，大脳基底核の働きを理解する．
3. 筋萎縮，筋短縮，線維化のメカニズムを理解する．

Advice

筋緊張異常を認める疾患への理学療法では，機械的要素に伴う筋緊張異常を取り除いた後に神経性要素に対する理学療法を行うことが重要である．また，脳血管障害患者では，機械的要素の原因により痙縮の程度を増強させることがあることを理解することは大切である．

▶若手理学療法士へひとこと◀

筋緊張という概念は，あらゆる疾患で必要である．特に神経疾患では，筋緊張亢進の要因は疾患からの神経性要素だけなく，機械的要素も含まれていることを理解することが重要である．

● 文献

1) Delwaid PJ：Human monosynaptic reflexes and presynaptic inhibition. New Development Electromyography and Clinical Neurophysiology（Desmedt JE ed.）, vol 3, pp508-522, 1973, Karger, Base
2) Kuypers HGJM：Anatomy of descending pathways to the spinal cord, their anatomy and function. Progress in Brain Res. Organization of the spinal Cord（Eccles JC, Schade JP ed.）, volⅡ, pp178-200, 1964, Elsevier, Amsterdam
3) Cannon BW, et al：Nature of paresis following lateral cortico-spinal section in monkeys. J

Neurophysiol. 6(5)：425-430, 1943
4) O'Dwyer NJ, et al：Reflex hyperexcitability and muscle contracture in relation to spastic hypertonia. Curr Opin neurol. 9(6)：451-455, 1996
5) Ivanhone CB, Reistetter TA：Spasticity：The misunderstood part of the upper motor neuron syndrome. Am J Phys Med Rehabil. 83(10 Suppl)：S3-9, 2004
6) Tardieu G, Shentoub S, Delarue R：Research on a technic for measurement of spasticity. Rev Neurol (Paris). 91(2)：143-144, 1954
7) Pandyan AD, Gregoric M, Barnes MP, et al：Spasticity：clinical perceptions, neurological realities and meaningful measurement. Disabil Rehabil. 27(1)：2-6, 2005
8) Thilmann AF, Fellows SJ, Garms E：The mechanism of spastic muscle hypertonus；variation in reflex gain over the time course of spasticity. Brain. 114(Pt. 1A)：233-244, 1991
9) Dietz V：Human neuronal control of automatic functional movements：interaction between central programs and afferent input. Physiol Rev. 72(1)：33-69, 1992
10) O'Dwyer NJ, Ada L, Neilson PD：Spasticity and muscle contraction following stroke. Brain. 119(Pt 5)：1737-1750, 1996
11) 鈴木俊明, 谷 万喜子, 鍋田理恵, 他：正常動作の神経機構, 関西理学, 2：1-9, 2002
12) 丹治 順：大脳基底核の働き, 脳と運動, pp107-117, 共立出版, 1999
13) 中野 隆：錐体外路系伝導路の機能解剖(2), 理学療法, 22(5)：804-810, 2005
14) 森 茂美：歩行運動の神経生理学. 臨床脳波, 39(2)：73-79, 1997
15) 高草木 薫：大脳基底核の機能；パーキンソン病との関連において, 日生誌, 65(5)：113-129, 2003
16) 坂野裕洋：不活動による骨格筋の変化(筋萎縮), 理学療法, 30(12)：1336-1344, 2013
17) 下野俊哉：表面筋電図による運動器障害の筋機能評価, 臨床脳波, 52(8)：446-452, 2010

MEMO

筋緊張の測定・評価

PART II

II. 筋緊張の測定・評価

1 一般的評価や検査手技について

古川公宣，下野俊哉

> 筋緊張（muscle toneあるいはtonus）とは，広義には，安静時における筋の活動状態を示すとともに，運動時の筋活動によって筋張力が発生し，関節運動が起こっているときも筋緊張が変化していると捉えられる．筋緊張の測定とは安静時筋緊張を基準として，筋の緊張が「高い」か「低い」を判断することであり，障害部位の違いによって，筋緊張は特有の性状を示すので，このメカニズムを理解して評価を行うことと，客観性の高い定量化方法を用いることがポイントである．

筋緊張の状態を表す用語は？

部位によっても異なるが，安静状態において筋が緊張を有するのは，一般的に5Hz以下の低頻度で，かつ非同期的なインパルスによって多数の運動単位が興奮することに由来している．この刺激によって筋は安静時でも緊張を保ち，自身の形状を保持することができる．緊張の状態を表す場合は，正常（normal toneあるいはnormal tonus），亢進（hypertonicityあるいはhypertonus），低下（hypotonicityあるいはhypotonus）を用いることが多い（図1）．

メモ　障害像を考えるにも重要！

筋緊張は，国際生活機能分類（International Classification of Functioning：ICF）において，心身機能の神経筋骨格と運動に関連する機能の中の筋緊張の機能（muscle tone functions：b735）で，安静時の筋の緊張，および他動的に筋を動かそうとした場合に生じる抵抗に関する機能とされている．

筋緊張はどのように制御されているか？

骨格筋へのインパルスが増加することで筋緊張が亢進し，減少することで低下する．すなわち，筋緊張の変化が生じる筋を支配するα運動ニューロンの発火状態に依存し，神経生理学的には，支配筋に持続的に一定の緊張状態が生じることになる．図2に示すように，筋が伸張されると，その伸張刺激は求心性のIaおよびII群線維を介して脊髄へ伝達され，α運動神経細胞と興奮性に結合して筋収縮が起こる．

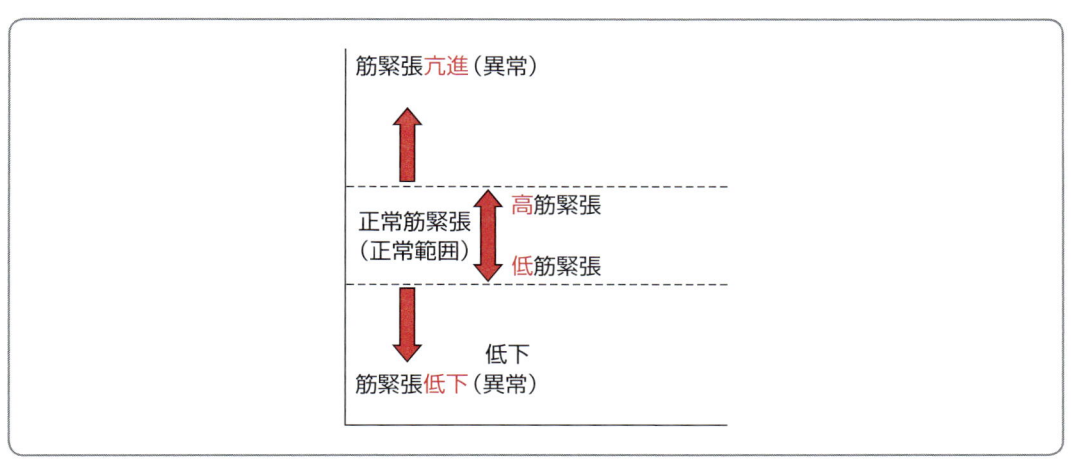

図1　筋緊張の捉え方

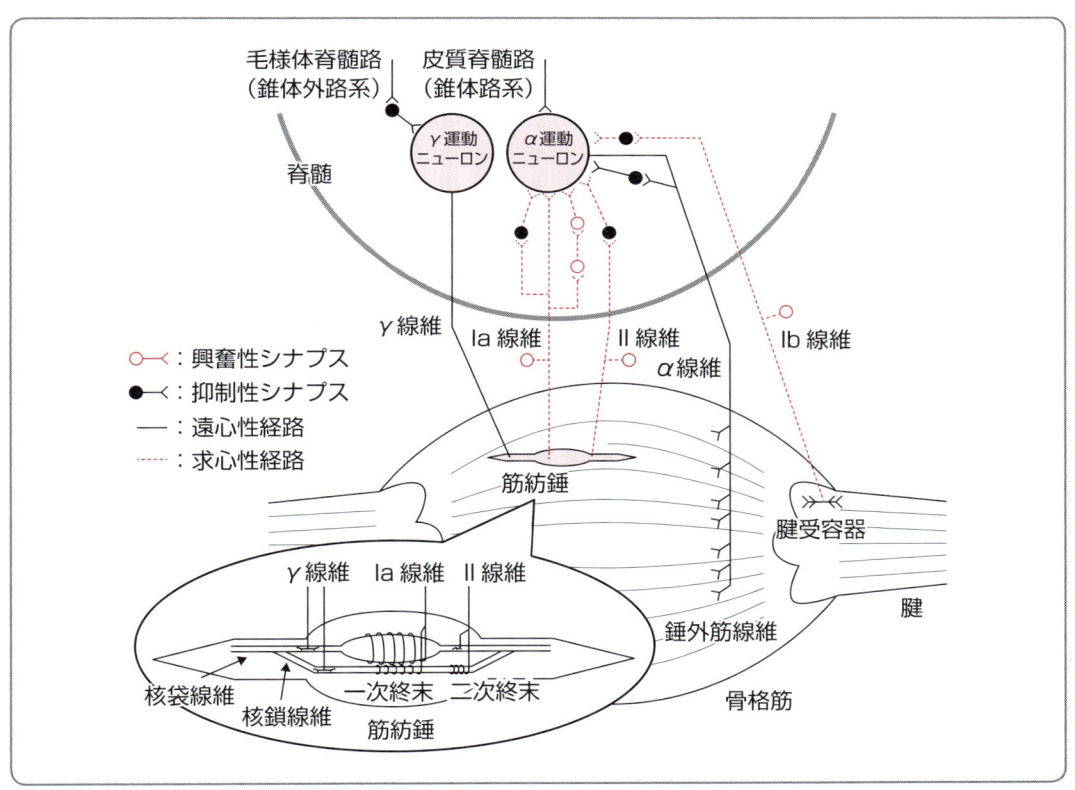

図2　筋緊張制御に関わる経路

　Ⅰa群線維は主に伸張速度（一部除く），Ⅱ群線維は筋長に比例してインパルスを発射する．この支配にはγ運動ニューロンが関与し，筋紡錘内の錘内筋線維の両端にシナプス結合し，遠心性に支配する．γ運動ニューロンには静的応答および動的応答の役割を有する

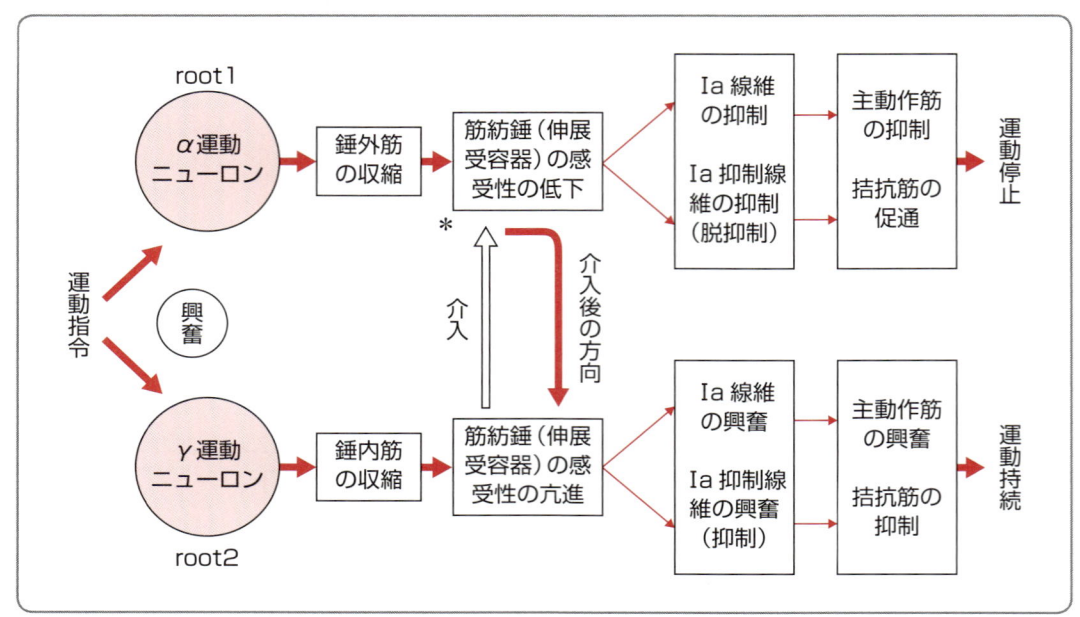

図3 α-γ連関
両運動ニューロンはほぼ同時に興奮し，γ系はα系の＊の部分に介入，運動の持続が起こるように筋緊張を制御．
「後藤　淳：筋緊張のコントロール．関西理学，3：23，2003」より引用

2種類があり，前者が筋長，後者が伸張速度の変化に応答し，筋紡錘の感受性を制御することで，α運動ニューロンとともに運動調節の役割を果たす（α-γ連関，図3）[1]．

障害部位の違いによる筋緊張異常の特徴は何か？

障害部位の相違によって，筋緊張は異なる特徴を示す．

● 筋緊張亢進

1）固縮（筋強剛，rigidity）

主に錐体外路障害にて起こり，緊張性伸張反射の亢進を指す．固縮は姿勢制御にみられる一定の筋長を保持するような応答を高める機能を有する．静的γ運動ニューロンの興奮によって起こる．その特徴は，他動運動時に運動速度に依存することなく，運動範囲全般にわたって一様の抵抗を感じることであり，これを**鉛管様現象（lead-pipe phenomenon）**という．また，パーキンソン病では，関節運動時に断続的な抵抗感が感じられ，**歯車様現象（cogwheel phenomenon）**と呼んでいる．さらに，広範な脳障害（認知症など）や意識障害の患者では，パラトニーといわれる筋緊張の亢進を示すことがあり，他動運動時に脱力が困難という特徴がある．

2）痙縮

主に錐体路障害で起こり，相動性伸張反射の亢進を指す．他動運動時に運動速度に比例

した抵抗感が感じられ，**折りたたみナイフ現象（clasp-knife phenomenon）**と呼ばれる．この抵抗感は，拮抗する関節運動方向のどちらか一方向性に出現する場合が多い（一般的に上肢は屈筋，下肢は伸筋）．痙縮の出現時には深部腱反射が亢進し，クローヌス（間代，clonus）を伴うことがある．

　筋緊張亢進は，これらのいずれかに紋切り型に分類されることは少なく，両方の要素が混在している場合もあり，強剛痙縮（rigiospasticity）と呼んでいる[2]．

メモ　クローヌスとは

伸張負荷が加わっている状態で，いったん相動性伸張反射が起こると筋紡錘のインパルス発射が休止→反射性筋収縮が停止→負荷により筋が再び伸張→筋紡錘のインパルス発射再開→相動性伸張反射の発生という過程の繰り返しである．伸張負荷を除去する，あるいはさらに強い伸張負荷を加えると，Ｉｂ抑制により筋収縮は休止する[3]．

● 筋緊張低下

下位運動ニューロン障害や小脳障害によって起こる．図1に示すとおり，静的な緊張よりも低下した状態で，他動運動時の抵抗感が減弱ないしは消失していることが特徴である．

具体的にどう評価するか？

● 被動性検査による評価

1）伸張性検査

　日本整形外科学会と日本リハビリテーション医学会の基準に従い可動性を判定するとともに，可動範囲内の抵抗感や終域抵抗感（end feel）の確認を行う．可動域の低下や過可動が筋緊張に由来しているか，左右差があるかなどの判定も行う．

POINT

他動運動時の抵抗感の評価は，加える力と運動速度を変化させて行う．さらに終域抵抗感を調べる際には，最終域で軽く押し込んだときの抵抗を感じとることが必要である．ハンドヘルドダイナモメータなどで定量化すれば，変化をより詳細に記録することが可能である．

2）指標点間距離

　肩関節周囲筋の筋長であれば第7頸椎棘突起-母指先端間距離，肘関節であれば第3指先端-肩峰間距離，膝関節であれば，殿部-踵間距離，体幹前屈などでは指先-床間距離などが応用可能である．

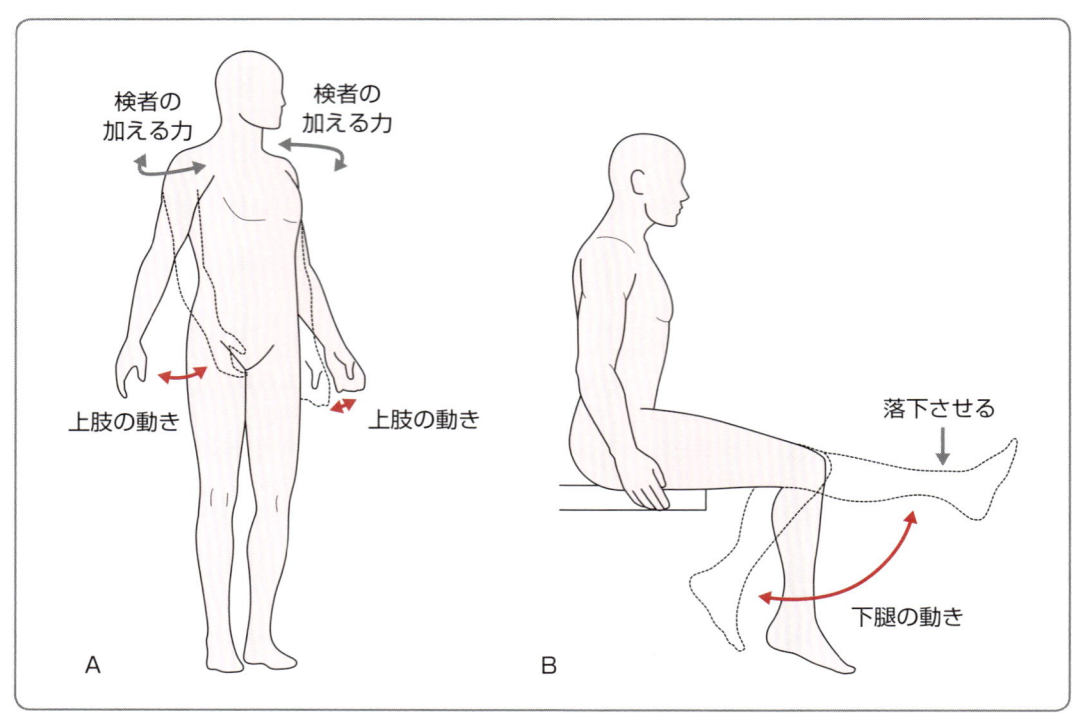

図4　上肢（A）と下肢（B）の懸振性検査の例

● 懸振性検査（pendulum test, pendulousness test）

1）上肢の懸振性検査

　被検者の両上肢を体側に下垂した状態で検者が両肩や体側を保持し，体軸を中心に左右に回旋させてその振れ幅を確認する（図4A）．また，被検者の前腕を握り，手関節や手指が屈伸するよう振り動かすことでも検査を行うことができる．

2）下肢の懸振性検査

　被検者の下腿が下垂した状態で，膝関節を検者が他動的に伸展させ（下腿を持ち上げる），落下させる．このときの下腿の振れ幅や動きの速度，持続時間などを確認する（図4B）[4,5]．本法はいくつかの研究で，電気角度計，張力計，動画解析装置，表面筋電図などを用いて定量化が試みられている[6,7]．また，被検者の下腿を保持し，足関節が底背屈するように振り動かして振れ幅を確認する．

POINT

懸振性検査では検者が振り動かす速度や力，動かしている時間などによって，目的とする肢節の振れ幅や振れる方向が変化する．筋緊張の亢進が重度であれば振れはほとんど起こらず，振られた方向へ一塊となって動くが，緊張が低くなれば動かした方向と反対側に肢節が残る．さらに同じパターンで一定時間振り動かした際に，振れ幅が変化するかも観察しておくとよい．

表1 アシュワース尺度とアシュワース尺度変法

	アシュワース尺度	アシュワース尺度変法
0	筋緊張の増加なし	筋緊張の増加なし
1	動作時に引っかかるような感じのわずかな筋緊張の増加を認める	動作時に引っかかるような感じの後に,その感じが消失する.または,最終伸展域でわずかな抵抗感を認める
1+		筋緊張は軽度亢進し,可動域の1/2以下の範囲で引っかかる感じの後にわずかな抵抗感を認める
2	筋緊張は亢進するが,他動運動は簡単に可能である	可動域全域で筋緊張は亢進するが,他動運動は簡単に可能である
3	筋緊張はさらに亢進し,他動運動は困難である	筋緊張はさらに亢進し,他動運動は困難である
4	四肢は固く,他動運動は不可能	四肢は固く,他動運動は不可能

表2 Stroke Impairment Assessment Setに含まれている筋緊張評価

段階	上肢または下肢の筋緊張
0	筋緊張が著明に亢進している
1A	筋緊張が中等度(はっきりと)亢進している
1B	他動的筋緊張の低下
2	筋緊張が軽度(わずかに)亢進している
3	正常.健側と同じ

● 筋緊張評価のスコア

1) アシュワース尺度(Ashworth scale)あるいはアシュワース尺度変法(modified Ashworth scale)

　この尺度は被動性検査を定量化するものであり,中枢神経疾患の筋緊張異常の評価に用いられている.被検筋を他動的に伸張したときの抵抗感から,5あるいは6段階に段階づけする(表1).

2) Stroke Impairment Assessment Set(SIAS)

　本尺度は脳卒中片麻痺患者に適用される機能評価法であるが,この中に筋緊張の評価項目が含まれており,上肢と下肢において深部腱反射とともにスコア化されている(表2).

POINT

被動性検査は検者の主観的な抵抗感を尺度にするため,特に軽度,中等度,重度の段階をつけた低下や亢進などの段階づけは客観性が乏しくなる.変化を適切に記録に残すために,簡便な尺度を用いて段階づけを行うことが重要である.

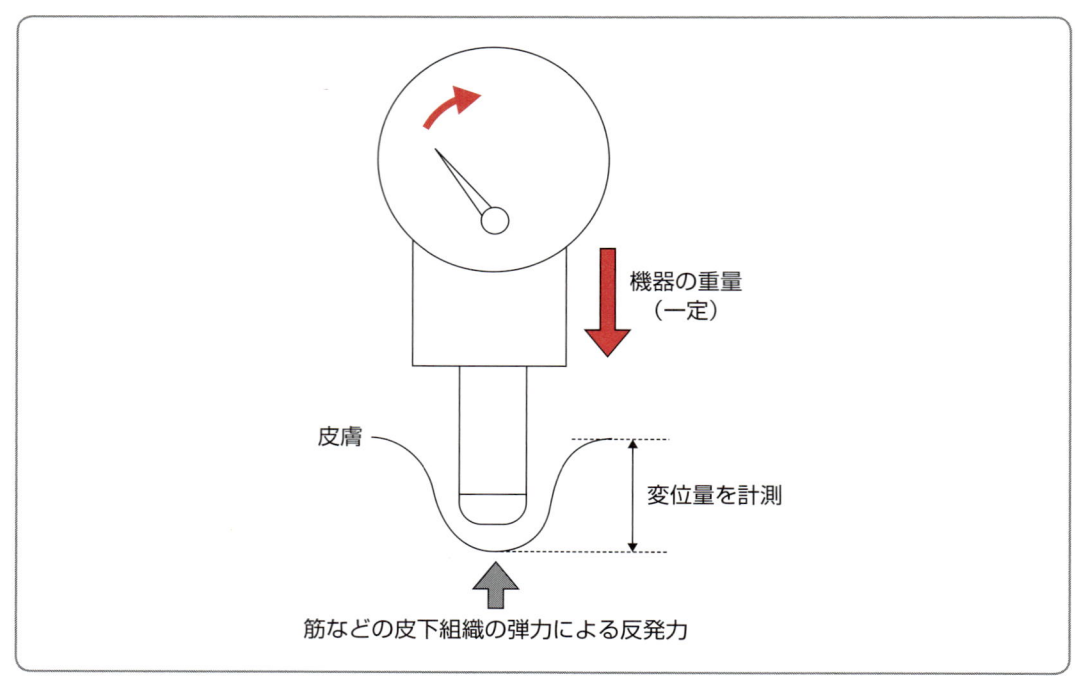

図5 筋硬度計の概略図

「飴矢美里,羽藤直人,能田淳平,他：筋硬度計を用いた顔面拘縮の客観的評価,Facial N Res Jpn,31：83,2011」より改変して引用

● 機器を用いた筋緊張の評価
1）筋硬度計を用いた測定

　図5に示すように筋硬度計は，皮膚を一定の力で押し込んだときに（筋硬度計の重量など）発生する凹みの量を測定する．皮下に存在する筋の緊張が高ければ筋は固くなり凹みが小さくなり，低ければ大きくなるため，この違いによって筋の緊張を定量化するという原理である．本装置については，その適用や他動的伸張との関連性などの研究が行われている[8,9]．

2）表面筋電図による防御収縮（guarding）の測定

　関節拘縮患者の可動域訓練時に発生する不随意な筋収縮〔防御収縮（guarding）〕も筋緊張の亢進として捉えることができる．図6は，肘関節骨折後の肘関節拘縮を有する患者に可動域訓練を行っている際の上腕二頭筋および三頭筋の筋活動電位と肘関節運動角度変化を示したものである．他動運動中の運動方向に対する拮抗筋の収縮が，可動範囲全般にわたって発生していることがわかる[10]．これは表面筋電図で確認することができ，視覚的フィードバックに利用してリラクセーションを促すことも可能である．

3）誘発筋電図（H波）を用いた筋緊張の測定

　末梢神経に電気刺激を加え，その刺激により誘発される活動電位を捉えたものを誘発筋電図という．その中でも，筋緊張を測定する場合にはH波（H反射，H-reflex）が用いられることが多い．

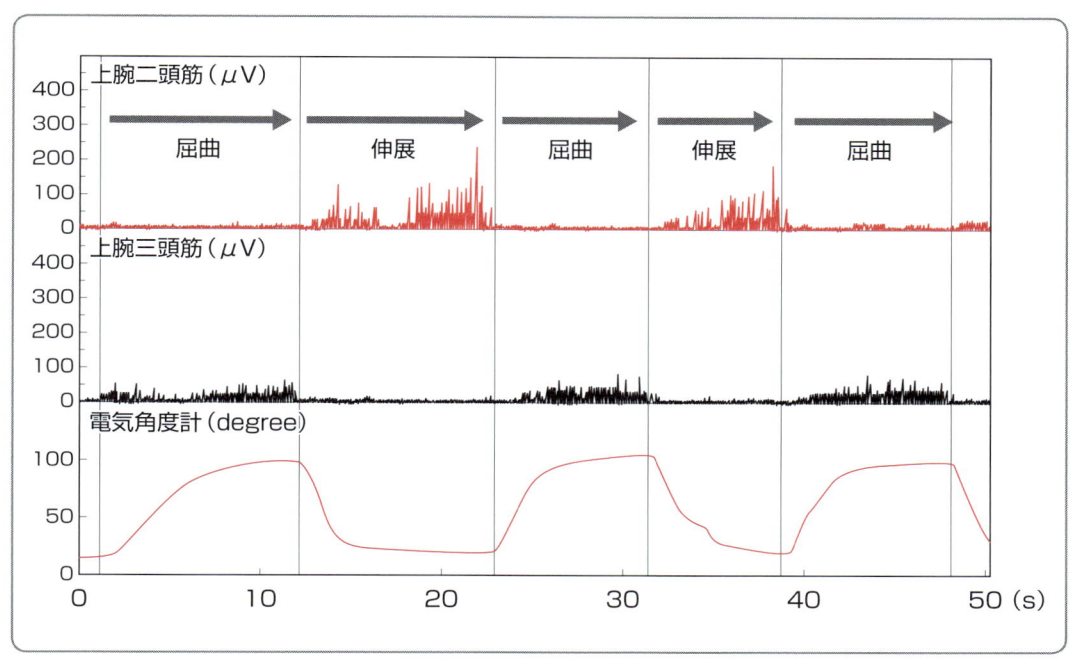

図6 肘関節骨折後の拘縮患者に対する可動域訓練中に発生している防御収縮
「下野俊哉，古川公宣：筋緊張の測定法．理学療法，30(4)：468, 2013」より改変して引用

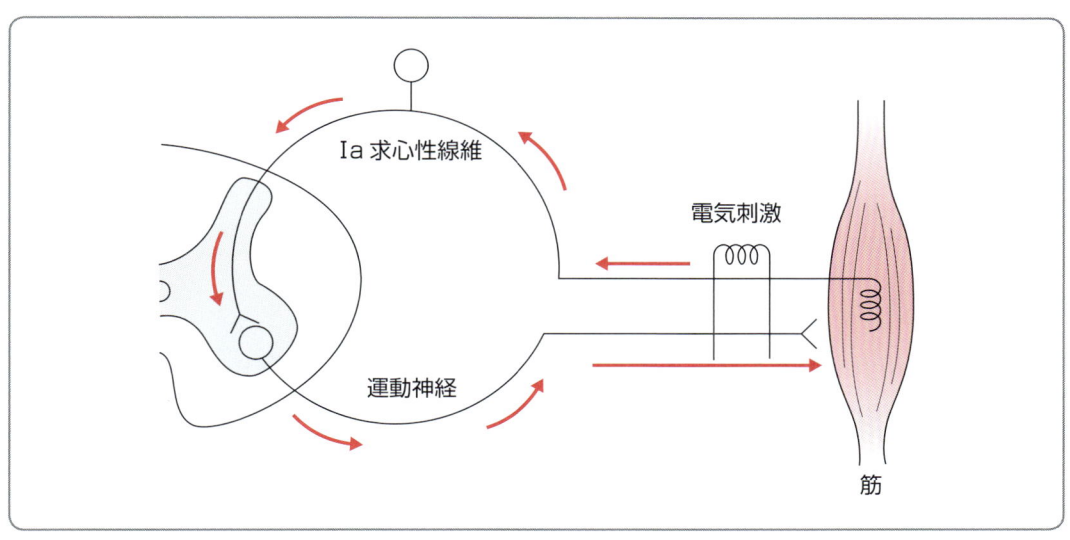

図7 H波の原理

　H波とは，筋紡錘由来のIa線維を電気刺激し，その興奮が脊髄に到達し，同じ筋を支配する脊髄運動細胞を興奮させることによって発生する複合筋活動電位である（図7）．弱い電気刺激強度ではIa求心性線維のみが興奮し，インパルスを上行させる．そして脊髄運動細胞を刺激し，運動線維を下降してH波が出現する．

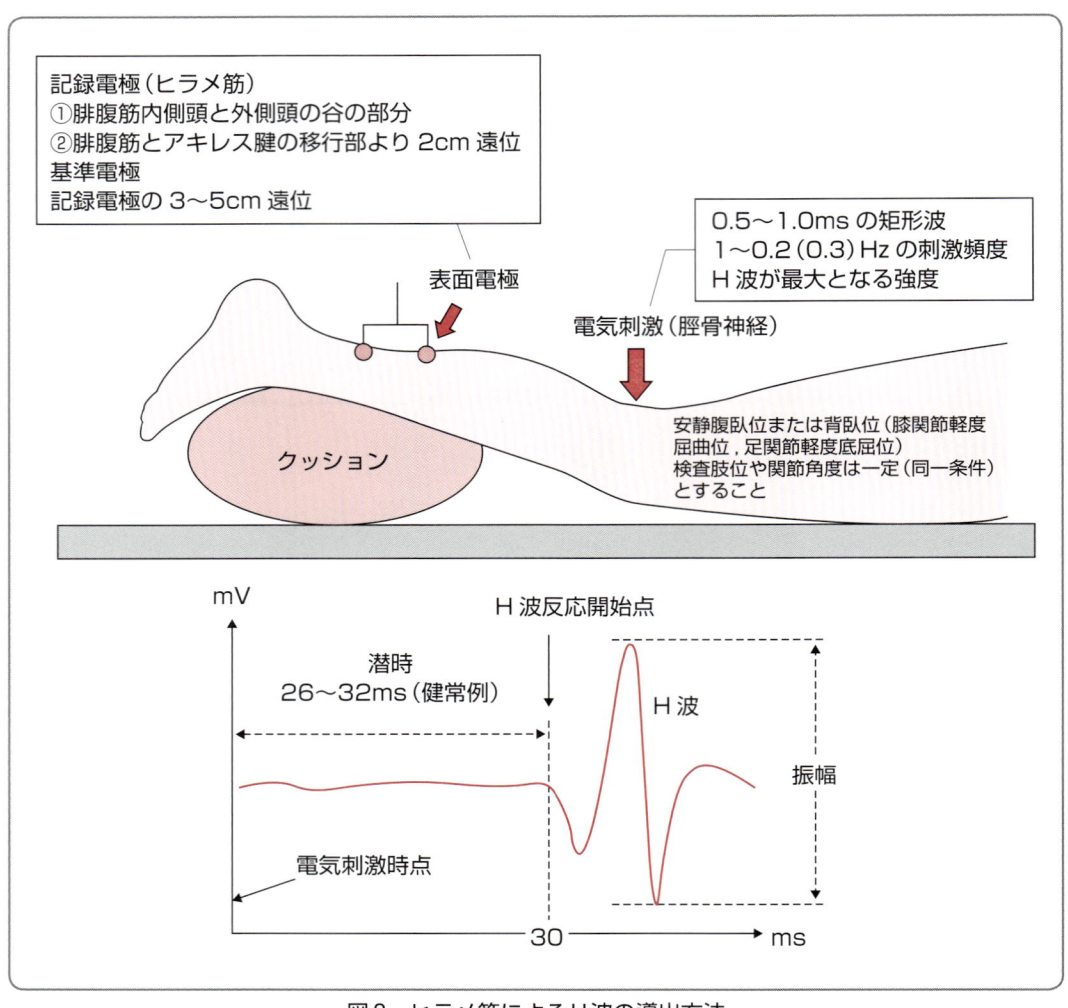

図8 ヒラメ筋によるH波の導出方法

　臨床では脛骨神経刺激のヒラメ筋や正中神経刺激の橈側手根屈筋からH波を導出することが多く，その振幅（波形の高さ）をもって評価する（図8）．

POINT

H波の測定は弱い電気刺激強度で行う

弱い電気刺激では閾値の低いIa線維のみが興奮し，インパルスを上行させる．そして脊髄運動細胞を興奮させ，運動神経を下降してH波のみが導出される．電気刺激強度を増加させていくと運動神経も刺激されることとなり，その上行性インパルスと下降してくるインパルスが衝突して消去されるためH波は導出できなくなる（図9）．

　脊髄前角細胞は中枢神経系や末梢性の脊髄反射により，興奮性を高める促通や興奮性を

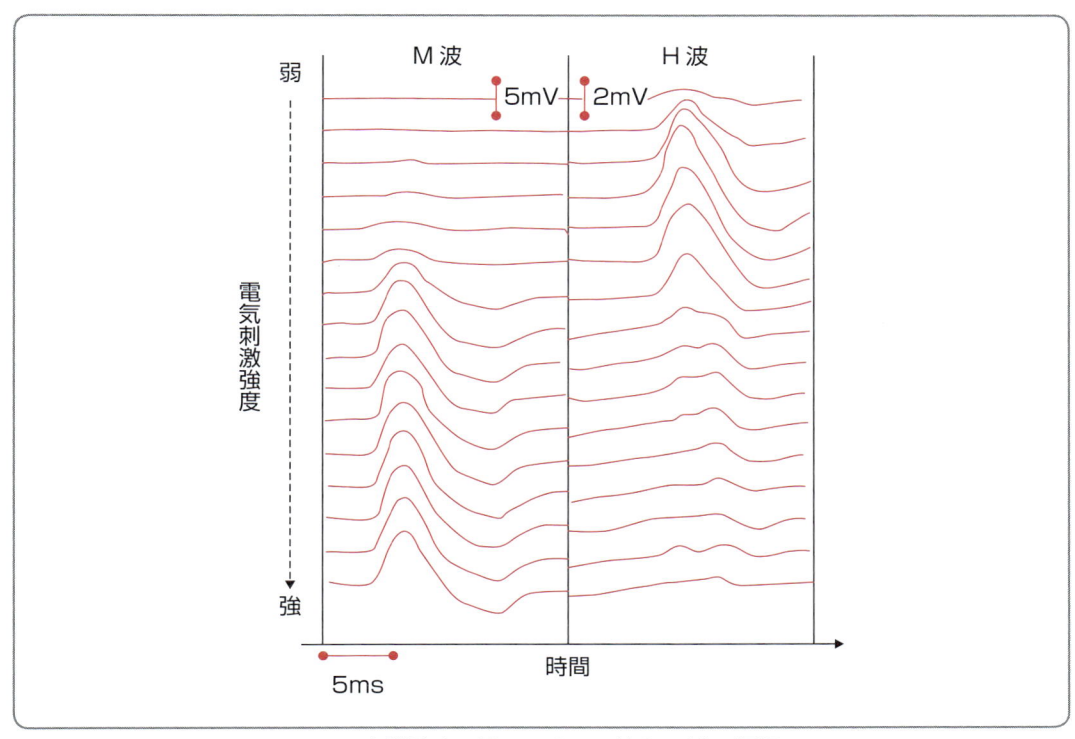

図9　刺激強度の違いによるH波とM波の振幅

M波とは電気刺激部位から遠位に運動神経上をインパルスが下降し，筋から誘発される複合活動電位をいう．電気刺激強度が高くなるにつれ，M波の振幅が増大し，H波の振幅が増大し，H波の振幅が小さくなる．

抑える抑制の影響を受けており，細胞の興奮性は変化している（脊髄興奮準位）．同じ電気刺激量であっても，この脊髄興奮準位が低く抑制を受けていれば，H波の振幅は小さくなる．逆に筋緊張の亢進状態，すなわち脊髄興奮準位が大きく促通の影響を受ければH波の振幅は大きくなるとされる．このH波の特性により，筋緊張を観察することができる[11]．

メモ　F波でも筋緊張を測定できる

F波は運動神経に最大電気刺激を与えた際に出現する複合筋活動電位である．F波は，電気刺激による運動神経の興奮が上行し，脊髄運動細胞に達し，そこで生じた自己興奮が同じ運動神経を下降性に伝搬し，筋から記録されたものである．筋緊張が亢進すると振幅増大やF波の出現率増加が認められる．

▶若手理学療法士へひとこと◀

筋緊張は安静や他動運動時に評価するのみでなく，起き上がる，歩くなどの動作中にも観察しよう．そして筋緊張の異常が姿勢や動作にどのような影響を与えているか考えてみよう．

●—文献

1) 後藤　淳：筋緊張のコントロール，関西理学，3：21-31，2003
2) 田崎義昭，斉藤佳雄：ベッドサイドの神経の診かた 第15版，pp35-38．南山堂，1997
3) 本郷利憲，廣重　力，豊田順一，他：標準生理学 第4版，pp299-300，1996，医学書院
4) Wartenberg R：Pendulousness of the Legs as a Diagnostic Test. Neurology. 1(1)：18-24，1951
5) Lin DC, Rymer WZ：A Quantitative Analysis of Pendular Motion of the Lower Leg in Spastic Human Subjects. IEEE Trans Biomed Eng. 38(9)：906-918, 1991
6) 岸本信夫，今井　保，宮川博次，他：筋緊張の評価法の検討—物理学的及び生理学的検討—，理学療法学，13(5)：349-355，1986
7) 今井　保，岸本信夫，宮川博次，他：筋緊張の評価法の検討—臨床応用について，理学療法学，13(6)：383-387，1986
8) 飴矢美里，羽藤直人，能田淳平，他：筋硬度計を用いた顔面拘縮の客観的評価，Facial N Res Jpn，31：83-85，2011
9) 中村雅俊，池添冬芽，武野陽平，他：筋硬度計で測定した筋のスティフネスと受動的トルク及び筋の伸張量の関連性，理学療法学，40(3)：193-199，2013
10) 下野俊哉，古川公宣：筋緊張の測定法，理学療法，30(4)：465-470，2013
11) 吉崎邦夫，遠藤敏裕，宇都宮雅博，他：下腿三頭筋の他動的ストレッチによる脊髄興奮準位への影響について—反対側のヒラメ筋H波の変動—，日生理人類会誌，11(3)：27-30，2006

ミニレクチャー

深部腱反射は筋緊張の評価ではない

白瀧敦子

　さて質問である．「膝蓋腱反射が亢進している患者さんがいます．筋緊張は亢進しているでしょうか？」

　一般的には深部腱反射が亢進していればおよその割合で筋緊張も亢進しているといわれるが，筆者が答えるとすれば，「う～ん，多分…」と歯切れの悪い返事になってしまう．なぜならば，深部腱反射は筋緊張の評価ではないからである．

　十数年前の学生時分に「腱反射が亢進していれば筋緊張も亢進しているものだ」と学んだ記憶がある．現象からいえばあながち間違いではないともいえるが，よくよく考えてみるとそのメカニズムやその評価の意義から，そうともいえないということがわかる．とりあえずこのあたりのことで頭の中をスッキリさせるには，それぞれの評価の意味を理解することが大切になる．早速1つずつその意味を繙いてみよう．

1. 深部腱反射とは？

　深部腱反射とは，人体にみられる生理的な反射の代表的なものである．ゴムハンマー（打腱器）などで手軽に誘発することができるうえ，運動系（錐体路系）障害や末梢神経障害の診断の目安となるため神経学的検査として非常に頻繁に用いられている[1]．

　図1を参考に，メカニズムの復習をしてみよう．
①腱をポンと叩くと筋が伸張される（この刺激に筋紡錘は興奮）．
②伸ばされた筋紡錘は「それ以上伸びるな！」とⅠa線維を通じて脊髄の前角にあるα運動ニューロンを興奮させる．
③α運動ニューロンはα線維を通じて伸ばされた筋に「収縮せよ！」と指令を出し筋収縮が起きる．

2. 筋緊張とは？

　正常な筋肉は安静時にも一定の緊張状態を保っており，これを筋緊張という．

　今度は図2を見てみよう．脊髄の前角にγ運動ニューロンがある．このニューロンから出た線維（γ線維）は，筋紡錘へつながっており，筋紡錘を収縮させる役割をもっている．直接筋紡錘を収縮させるので筋全体が伸張していないにもかかわらず筋紡錘は，「伸ばされた！それ以上伸びるな！」という働きをしてしまう．この機能により見た目にはわかりにくい程度のわずかな反射が持続的に起きているのである．神経筋に異常がない場合，カチカチでもなくダランダランでもない，適度な筋緊張を保っている背景にはこのような機能がある．

　さて，そもそものγ運動ニューロンは何者なのか，もう一度図2を見てみよう．γ運動

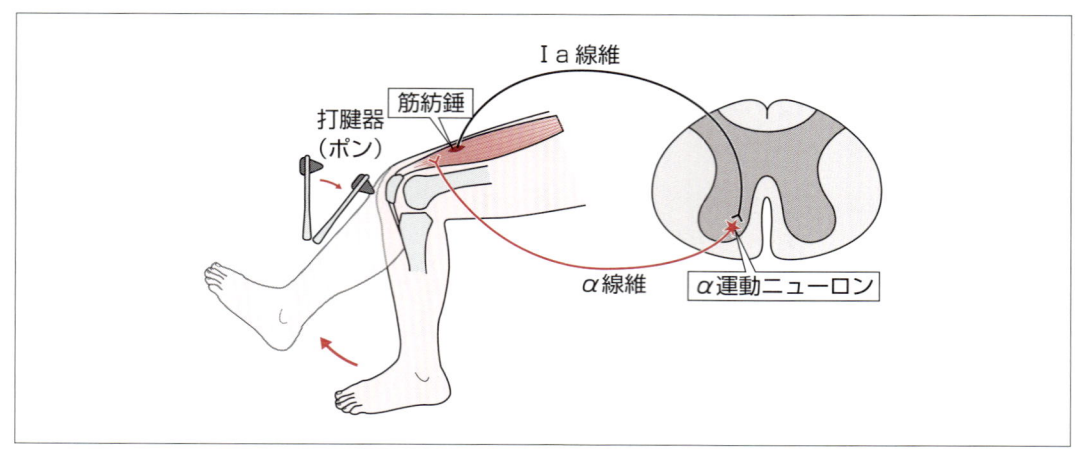

図1 深部腱反射

「村川裕二（総監修）：総論，新・病態生理できった内科学7 神経疾患 第3版，p36 p53 p54，2011，医学教育出版」より許諾を得て改変し転載

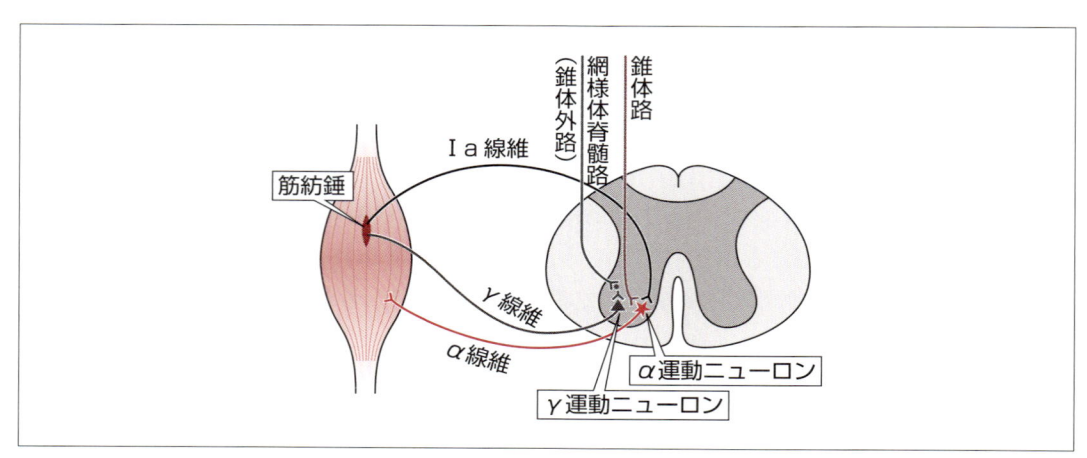

図2 筋緊張

「村川裕二（総監修）：総論，新・病態生理できった内科学7 神経疾患 第3版，p36 p53 p54，2011，医学教育出版」より許諾を得て改変し転載

ニューロンは上位運動ニューロンからのコントロールを受けている．この上位運動ニューロンは網様体脊髄路を通ってやってくる．網様体脊髄路は錐体外路の1つである．要するにγ運動ニューロンは網様体脊髄路から降りてきた上位運動ニューロンに制御されているわけで，これが筋緊張を調整しているのだといえる．

3. 深部腱反射から得られることって？

　脳卒中の場合，深部腱反射は亢進していることが多くないだろうか．

　脳卒中の場合，いわゆる錐体路障害を生じている．錐体路系の経路には，それを制御する皮質核路という道も同じように走行しているため，同時に皮質核路も障害を受けてしまう．皮質核路は錐体外路を制御する役割を担っているので，皮質核路が障害を受けるとγ運動ニューロンをコントロールしている網様体脊髄路（≒錐体外路）が暴走し，過剰な興

MINI LECTURE

奮でγ運動ニューロンを刺激し続ける．その結果，筋紡錘の過剰興奮につながり，筋の伸張刺激に過敏に反応することになり腱反射が亢進するというわけである．つまり，深部腱反射が亢進しているということは，錐体路障害を疑うことになり，低下または消失しているということは深部腱反射のメカニズムのいずれかの障害，すなわち下位運動ニューロンの障害，または筋自体の障害が疑われるということになるのである．

4. 筋緊張の評価から得られることって？

　一般的に筋緊張の評価は，関節を動かした際の筋が伸張されるときの抵抗の強さやその質，または実際に筋を触ったときの感触から判断する．何をみているのかといえば「筋の緊張状態をみているのだ！」でよいのだが，その状況から何を考えるかが重要なのである．すなわち，筋緊張をみた結果「低下」「亢進」「固縮」「痙縮」などの表現をするが，これらがどのようなことを示しているかを考えることが重要なのである．適切な筋緊張状態を維持するためにカギとなるのが，γ運動ニューロン，それをコントロールしている上位運動ニューロンが通る錐体外路，姿勢保持に関与する小脳（特に虫部）で，これらのどれかに異常をきたせば，通常の緊張状態が維持できなくなる．

　筋緊張が低下している場合には，小脳の障害や末梢神経障害，初期の脳血管疾患や脊髄ショック期を疑い，筋緊張が亢進している場合には，錐体路と同時に皮質核路の障害も生じるという解釈より上位運動ニューロン障害（錐体路障害）が疑われることになる．また，メカニズムが解明されていないながらも特徴的な緊張状態を示す「固縮」は大脳基底核の障害にみられるといわれている．

5. 最後に

　深部腱反射をみるにも筋緊張をみるにも，それらは正常な場合には，上位からの制御を受けて成り立っている現象であることを理解しよう．それぞれの評価から得た結果で異常が生じている場合には，上位からの制御機構の異常なのか，それ以外の異常なのかを考えるのである．得られた現象だけでいえば同じような解釈をしても間違いとはいえないが，筋緊張をみる手段が深部腱反射ではない，すなわち「深部腱反射は筋緊張の評価ではない」ということも理解できるであろう．

●──文献

1) 「深部腱反射」『フリー百科事典 ウィキペディア日本語版』．2013年4月7日（日）16：21 UTC、URL：http://ja.wikipedia.org

MINI LECTURE

② 動作レベルでの筋緊張評価の診かた

加藤　浩

　筋緊張（muscle tone）とは，筋が持続的に収縮している状態のことで，主に他動的に動かしたときの抵抗感のことをいう．この抵抗感は，①筋組織自体の粘弾性によるものや，②その筋組織を支配している末梢神経系によるもの，さらには③中枢神経系による姿勢制御などによるものが総合された結果として生み出されている．臨床では安静時，運動時，姿勢時に分けて筋緊張を評価するのが一般的である．ここでは特に臨床的視点から姿勢時，動作時の筋緊張に着目し，その特徴および評価方法について紹介しよう．

姿勢・動作レベルでの筋緊張の捉え方

　姿勢・動作レベルにおける筋緊張の理解を深めるためには，まず日常生活動作は大きく3つの階層構造（筋収縮レベル→関節運動レベル→身体動作レベル）のうえに成り立っていることをおさえる必要がある（図1）[1]．

　例えば，立ち上がり動作で説明しよう．下肢関節に注目すると，足関節，膝関節，そして，股関節でそれぞれ主に前脛骨筋，大腿四頭筋，大殿筋の筋収縮が起こる．その結果，足関節は背屈し，次に膝関節・股関節の伸展運動が生じることで，立ち上がり動作は成立する．つまり，日常生活における動作とは，そのほとんどが多関節運動（multi linkage system）により，複数の単関節レベルの運動が中枢神経系の制御によって空間的，時間的に合理的に連動し構築されたものであるといえる．

　これに関連して，中村ら[2]は人間の運動行動は，階層的に運動（movement），動作（motion），行為（action）の3つから成立すると述べている．特に運動は各体節の空間的位置の時間的変化であり，運動学（kinematics）により記載され，その原因となる力は運動力学（kinetics）によって記載される．そして，動作や行為は運動によって達成される結果あるいは目標であるとしている．このように姿勢・動作レベルにおける筋緊張を考える場合は，まず運動学的視点で分析し，その後運動力学的視点で推測することが重要である．運動学的視点とは身体重心（center of gravity：COG）や各体節間の位置関係（四肢・体幹の位置関係）の観察に基づく分析である．運動力学的視点とはその姿勢・動作制御に必要な各関節レベルでの制動力を筋緊張（筋張力）の視点で捉えることである．つまり，筋緊張の高まりは筋張力を発生させ，そして，筋張力の高まりは単関節レベルでの関節運動，す

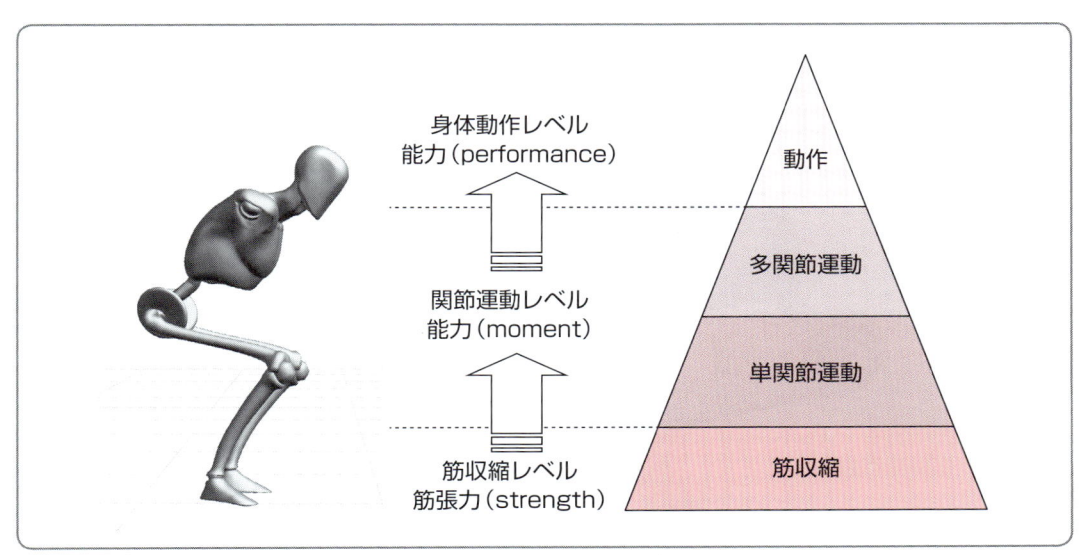

図1 身体動作の階層性

日常生活活動は，まず筋収縮により筋張力が発生（筋収縮レベル）することから始まる．そして，この筋張力の発生により関節運動が生じる（関節運動レベル）．さらに，この関節運動が多関節下で同時に制御されることにより，立ち上がりなどの身体動作となる（動作レベル）．

「加藤　浩：多関節運動連鎖からみた骨関節疾患の筋機能，多関節運動連鎖からみた変形性関節症の保存療法（井原秀俊，加藤　浩，他 編），p35，2008，全日本病院出版会」より一部改変して引用

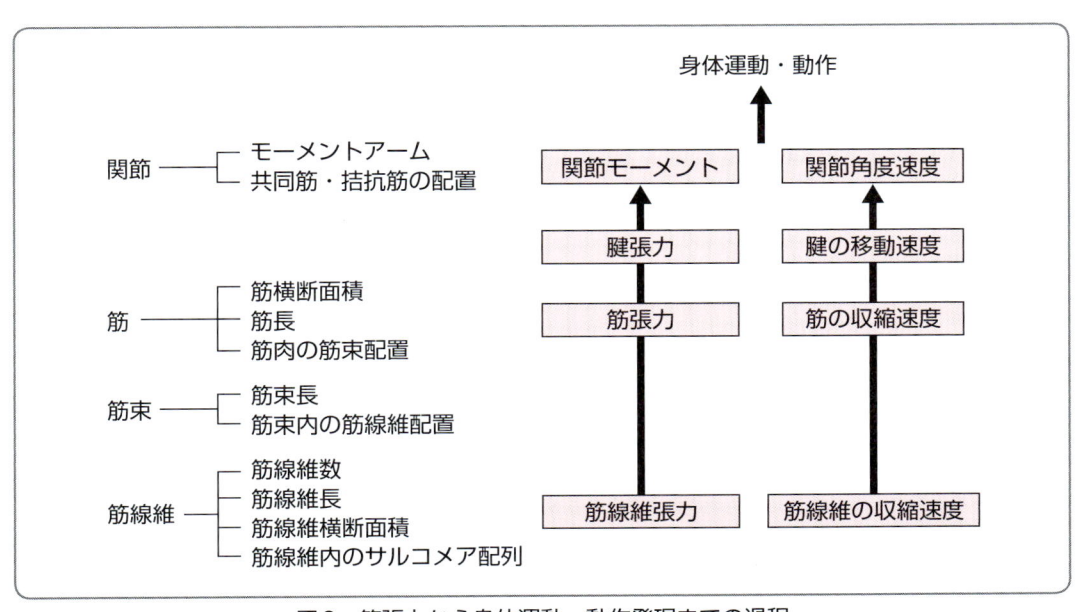

図2 筋張力から身体運動・動作発現までの過程

「川上泰雄：骨格筋の形状と機能．骨格筋（山田　茂，福永哲夫 編著），p2，1997，NAP」より一部改変して引用

なわち関節モーメントを発生させ，これらが多関節レベルで制御されているという考え方である（図2）[3]．

　以上のことから，姿勢・動作レベルで求められる筋緊張評価とは，先に述べた筋が持続

モーメント＝力（F）× 距離（l）

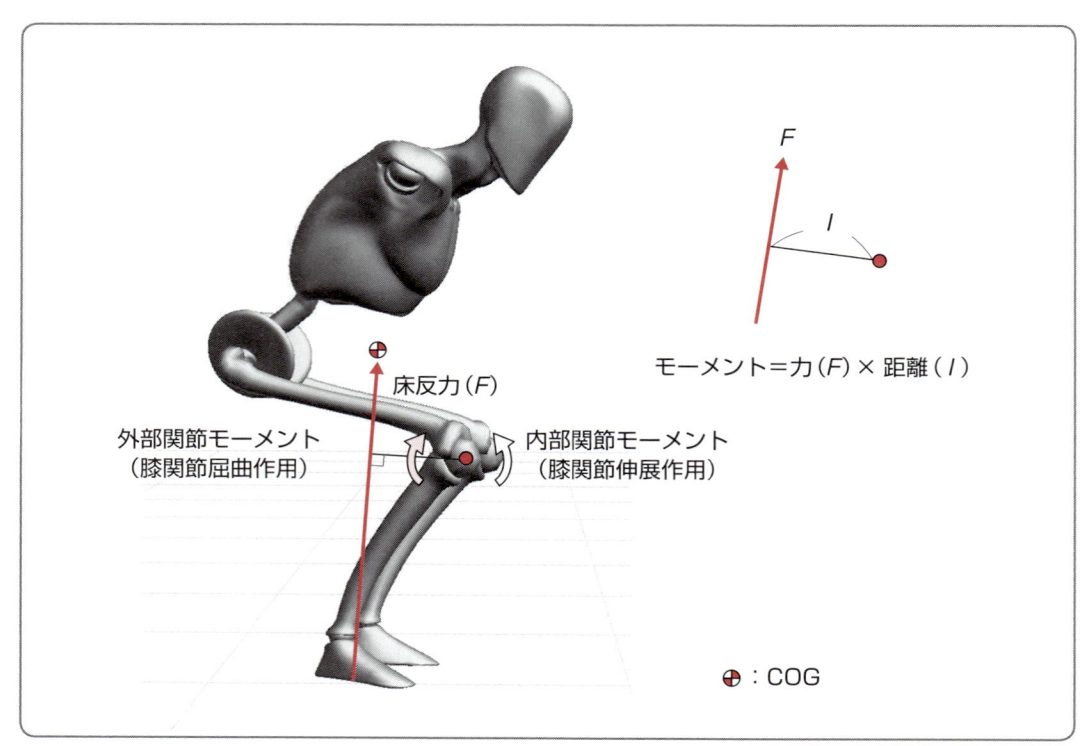

外部関節モーメント
（膝関節屈曲作用）

床反力（F）

内部関節モーメント
（膝関節伸展作用）

⊕：COG

図3　関節モーメントの考え方

的に収縮している状態で，他動的に動かしたときの抵抗感の評価（単関節レベルでの評価）というよりも，むしろ姿勢・動作を制御しているときの多関節下での「筋活動，筋張力」の推定（多関節レベルでの評価）である．

メモ 関節モーメントとは？（図3）

モーメントとは関節の運動軸まわりで生じる回転力のことであり，床反力によるモーメント（外部モーメント）と筋張力によるモーメント（内部モーメント）がある．床反力によるモーメントは，関節中心から床反力ベクトルまで垂線を下ろしたときのレバーアーム長（距離l）と床反力の大きさ（力F）の積で規定される．そして，この床反力によるモーメントと釣り合うために，等大逆向きのモーメントが作用している．これを一般的に関節モーメントと呼ぶ．すなわち，関節モーメントとは内部モーメントのことである．

メモ 筋緊張と筋の硬さ（筋硬度）[4]

筋緊張が高まると筋は硬くなるのはいうまでもない．しかし，この筋が硬くなる場合には，その主な原因としては2通りある．すなわち，筋組織の長軸方向の伸張方向の抵抗が高まる場合と，収縮要素部分の垂直圧方向の抵抗が高まる場合である．英語では，それぞれ"muscle stiffness""muscle hardness"と表記される．例えば，肩こりなどで代表される"僧帽筋の張り"などは，後者の垂直方向の抵抗が高まった例であり，市販されている筋硬度計（図4）により簡単に定量化することができる．

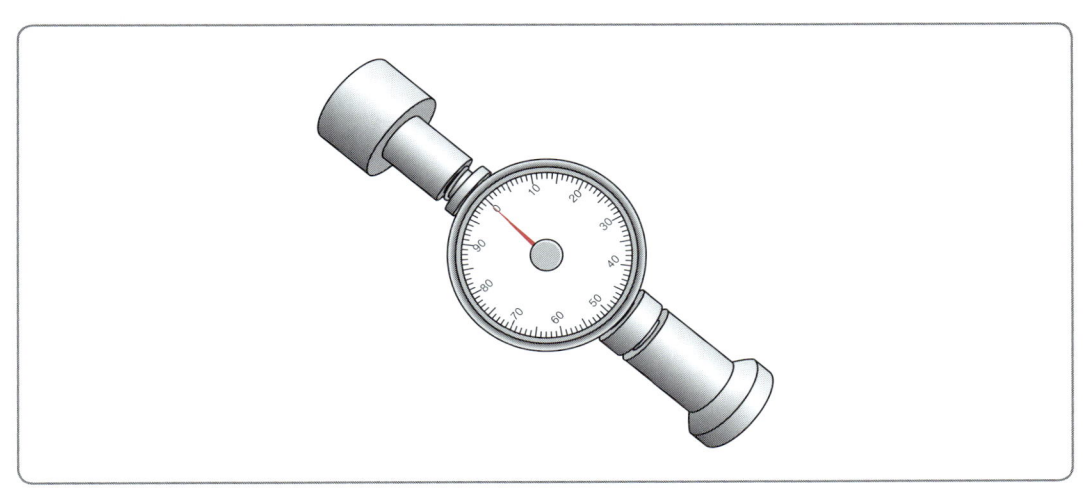

図4　筋硬度計

> **メモ　筋の粘弾性**
>
> 粘性とは「物質の粘りの度合い」を示したもので、主に流体が持つ性質（変形する性質）とされている．一方、弾性とは「外力により変形した物質が、外力を除去すれば元の形状に戻ろうとする性質」で、固体すべてに存在する．例えば、バネなどは弾性体である．これに対して骨格筋は粘性要素と弾性要素を合わせ持った粘弾性体である．つまり、瞬間的に大きな外力が作用した場合、筋線維は伸張され変形するが、弾性要素により戻ろうとする．しかし、小さな外力でも作用し続けた場合には、粘性要素によりだんだんと伸張され変形する．この性質を利用したのが持続的ストレッチングである．

姿勢・動作の筋緊張評価で必要な基礎知識

　姿勢とは、構え（attitude）と体位（position）により規定される．構えとは、各体節（頭部、体幹、そして四肢）間の相対的位置関係である．一方、体位とは身体が重力方向とどのような関係にあるか示したものである．体位に注目した場合、姿勢は大きく臥位、座位、立位の3つに分類される．次に動作は課題を遂行する身体運動であり、その単位を基本動作（例：寝返り、起き上がり、立ち上がり、歩行など）という．**つまり動作とは、姿勢を一定の時間的変化の中で捉えたものと考えることができる．**

● 力学的視点から捉える基礎知識（図5、6）

　姿勢の筋緊張評価で重要となるのは、支持基底面（base of support）と身体重心線（line of center of gravity）を考慮した姿勢分析である．支持基底面とはさまざまな姿勢（臥位、座位、立位）における、床面と身体が接している部分で囲まれる外周面積のことである．当然、臥位＞座位＞立位の順番で支持基底面は広くなる．COGとは身体各部位の質量中心位置を合成したものであり、身体質量分布の中心である．人間のCOGは立位姿勢において骨盤内で第2仙骨のやや前方に位置し、足底から計測すると成人男性で身長の約56％、

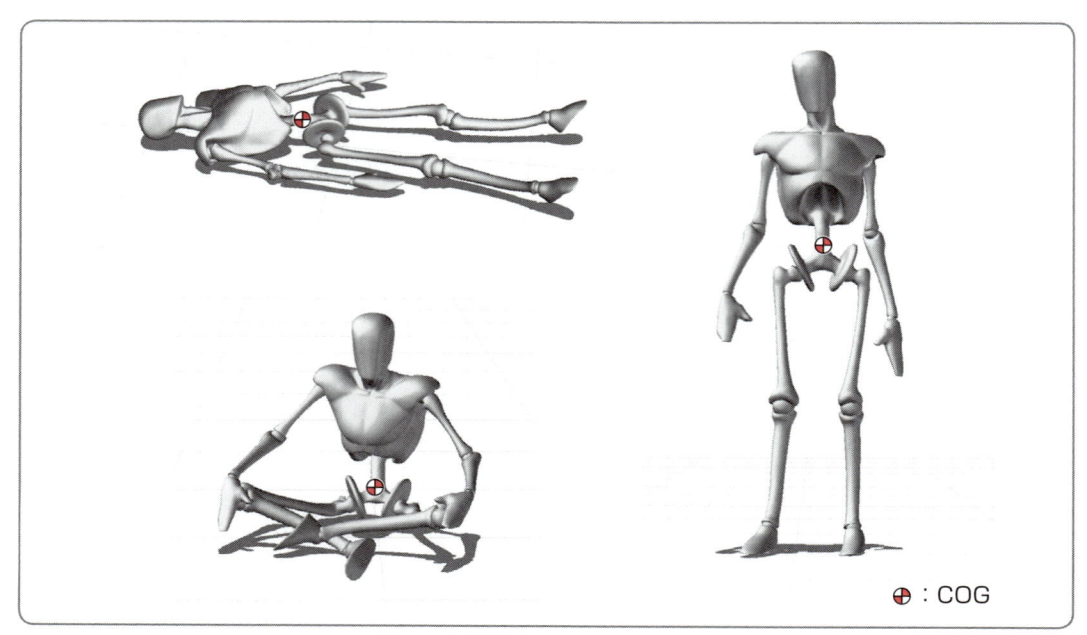

図5 支持基底面とCOGの関係

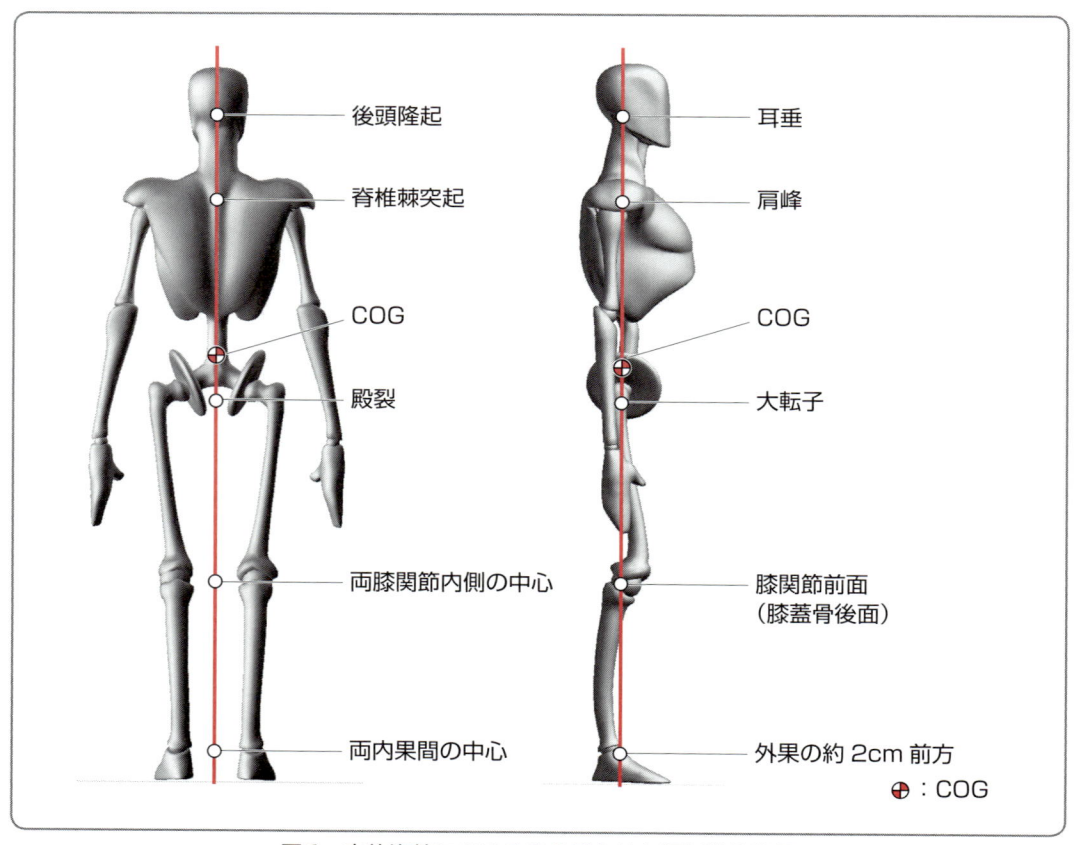

図6 立位姿勢における身体重心線と解剖学的指標

成人女性で約55%の高さにある．そしてCOGから床面に対して垂直に下ろした線を身体重心線という．矢状面から見た場合には，身体重心線は耳垂，肩峰，大転子，膝関節前面（膝蓋骨後面），外果の約2cm前方を通る．また，前額面から見た場合は，後頭隆起，脊椎棘突起，殿裂，両膝関節内側の中心，両内果間の中心を通る．

　立位姿勢の筋緊張の評価では，これら解剖学的指標が一直線上に配列（alignment）されているかどうかに着目して行う．この線上に各部位の解剖学的指標が配列されていれば，理想的筋緊張であるといえる．逆に配列されていなければ，筋緊張は正常ベースに比べ高く，あるいは低くなっている可能性が考えられる．また，姿勢は，①COGの位置が低いほど，また②支持基底面が広いほど安定性は良くなる．3つの姿勢でいえば臥位が最もCOGの位置は低く，支持基底面が広いため安定している．そのため姿勢制御の視点でみた場合，座位，立位に比べ最も筋緊張は低くなる．さらに，③支持基底面内の身体重心線の位置が支持基底面内の中心に近いほど安定性は良くなる．そのため動作においては姿勢の構えの変化に伴い身体重心線の位置が変化するため，常に支持基底面の中心にCOGを保つための制御が行われている．

> **Advice** 身体各部の質量比について
>
> 身体各部を頭部，頸部，体幹，上腕，前腕，手，大腿，下腿，足に分けて質量比を求めると，体幹の質量比は全体の約50%（男性47.9%，女性48.7%）を占めている．つまり，身体重心線に及ぼす体幹の影響はきわめて大きく，姿勢分析おいて注目すべき重要な部位の1つであるといえる．

● 姿勢制御の視点から捉える基礎知識

　姿勢制御の視点から筋緊張を考える場合，クラインフォーゲルバッハ（Klein-Vogelbach）の概念[5]はきわめて有効で，姿勢・動作分析において全身的視点で筋活動を捉えるその考え方は，多くの示唆を与えてくれる．クラインフォーゲルバッハの概念では，身体運動は主に末梢（頭部，四肢）から始まり中枢（体幹）に広がるとし，この運動の広がりを合目的に制御するための動きや平衡反応を大きく3つに分類してる．1つ目は「カウンターアクティビティー（counter activity：CA）」，2つ目は「カウンターウエイト（counter weight：CW）」，そして，3つ目は「カウンタームーブメント（counter movement：CM）」である（図7）．

　それぞれ簡単に説明しよう．CAはある目的動作に伴って生じる運動の広がりを，その運動に拮抗する筋の筋緊張を高めることで制御しようとするものである．CWはある目的動作に伴って生じる運動に対し，身体の一部を逆方向に移動させることで制御しようとするものである．CMはある目的動作に伴って生じる運動の広がりと逆の運動の広がりを起こす別の運動を同時に行うことで制御するものである．例えば，図7のような右片脚立位

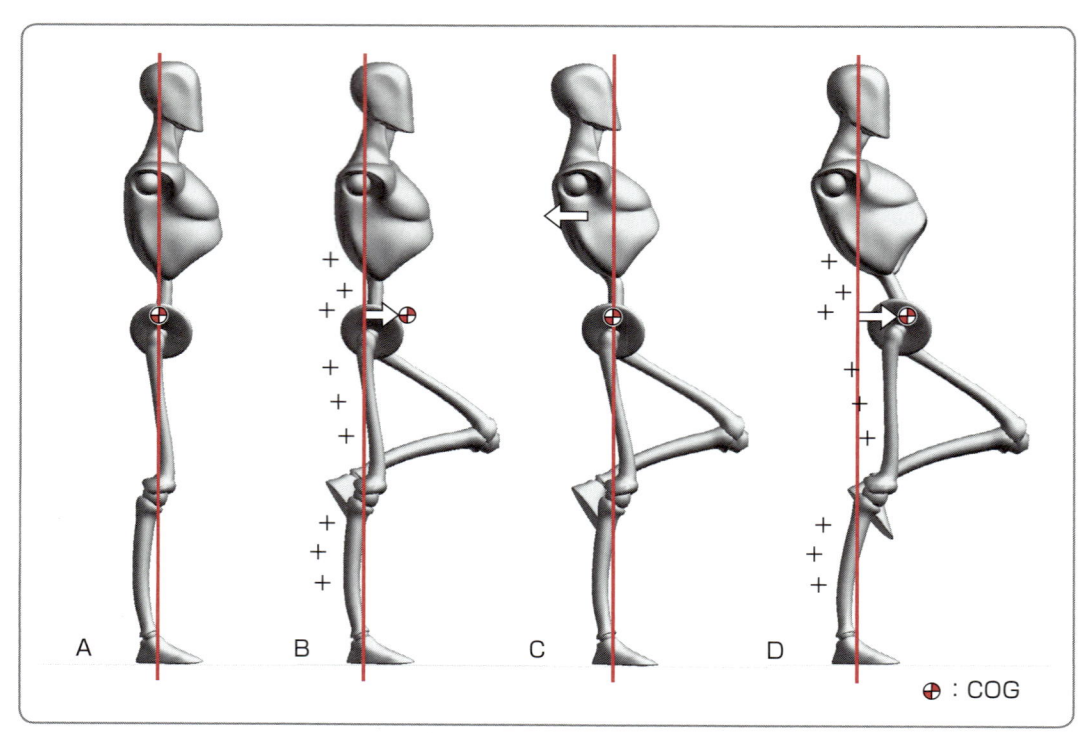

図7　バランスをとるための3つの戦略
A：両脚での立位姿勢，B：CA戦略，C：CW戦略，D：CM戦略．＋は筋緊張が高まっていることを示す．

動作を例に説明しよう．CAでは左股関節の屈曲運動に伴いCOGは正中線より前方へ変位し，運動の広がりを体幹伸展筋群の緊張を高めて制御しようとする．そのため体幹および右下肢後面の筋群の筋緊張は高まる．CWでは左股関節の屈曲運動に伴い下半身重心が前方へ変位するため，上半身（体幹）を伸展させることで上半身重心を後方へ変位させ力学的に釣り合おうとする．これは第一の梃子の原理と同じである．CAに比べ筋緊張による制御は少なくてすむ．次にCMでは左股関節の屈曲運動に伴い骨盤は後傾しようとする．この運動の広がりを対側の股関節の伸展運動により制御しようとするものである．これはThomasテスト（腸腰筋短縮テスト）と同じ原理である．すなわち，左股関節の屈曲運動により骨盤後傾が生じるが，右股関節を伸展位で固定することで，この骨盤後傾運動の広がりを制限することができる．図7Dの場合は，CMに加えCAの作用も加わった姿勢制御を示している．

POINT

> 姿勢制御の戦略には，目的動作によって生じる運動と拮抗する筋の「筋緊張」を高めることで制御するCA，身体の一部の「重量（重さ）」を目的動作と逆の方向へ移動させることで制御するCW，そして，目的動作によって生じる運動と逆向きの「運動」を生じさせることで制御するCMがある．「筋緊張」「重量」「運動」の3つがキーワードである．

姿勢評価〜臥位〜

　前述したように臥位は姿勢の中では最も安定した体位であるため，座位，立位に比べ姿勢制御に必要な筋緊張は健常ベースであればきわめて低い状態となる．しかし，臨床においてはさまざまな要因（例えば，痛みや恐怖心など）によって，過度な筋緊張が生じている場合が少なくない．

　それでは変形性股関節症（以下，変股症）患者を例に具体的にみていこう．変股症患者では股関節周囲，特に股関節前面部の痛みが増強することが多く，股関節屈曲筋群（腸腰筋など）の筋緊張が高まりやすい．

　図8は右変股症患者の背臥位での評価風景を示している．まず，理学療法士は患者に一番楽な肢位をとるよう指示する．そして，安静の状態で両下肢アライメントの観察を行う．そうすると患側膝蓋骨は健側に比べ床面（ベッド）より高位にあることがわかる．これは患側股関節屈曲筋群の筋短縮もしくは，筋緊張が高まっている可能性を示唆するものである．次に両下肢足部（踵骨部）を両手で軽く握り，股関節屈曲30°，外転30°，軽度外旋位で保持する．このとき，理学療法士は肘を曲げないように注意する．そして静的な状態で，両側下肢の重さの違い（差）を評価する．もしも患側股関節の筋緊張が高ければ，患側は健側より軽く感じるはずである．次に足部を軽く上下に揺すり，そのときの両側の筋緊張の違い（動きの滑らかさ）を評価する．筋緊張が低い方が動きは滑らかに感じるはずである．

　次は右の人工股関節全置換術（THA）後では，急性期の患者においては，しばしば図9のような構え（不良肢位）をとっている．これは，THA後の痛みに加え脱臼に対する不安感などから，股関節の安定性を高めようと無意識に骨盤を前傾し，股関節屈曲，内旋肢位をとりやすくなるのである．骨盤の前傾は腰椎の前弯を助長し，腰部脊柱起立筋の筋緊張は高まっていることが予測される．萩原ら[6]は実際に表面筋電図を用いた筋緊張の評価を行ったところ，脊柱起立筋の持続的な筋活動が顕著に確認された．そして不良肢位に対してアプローチした結果，筋活動は減少したとしている．また，腰椎の前弯や患側股関節の屈曲は支持基底面の減少につながる．そのため，両上肢は減少した支持基底面を補完しようと，手の位置は広めに構えている場合が多い．このような場合，上部体幹や肩甲帯周囲，および上肢の筋緊張も高まっていることが予測される．このように背臥位で頭部，体幹，そして四肢という体節の相対的位置関係，すなわち構えを分析することにより，特に左右差の違いや支持基底面を分析することで，筋緊張の状態をある程度を予測することができる．

> **Advice**　図9の脊柱起立筋の過緊張に対する治療方法については文献6）に詳細に解説されているので参考にしてほしい．

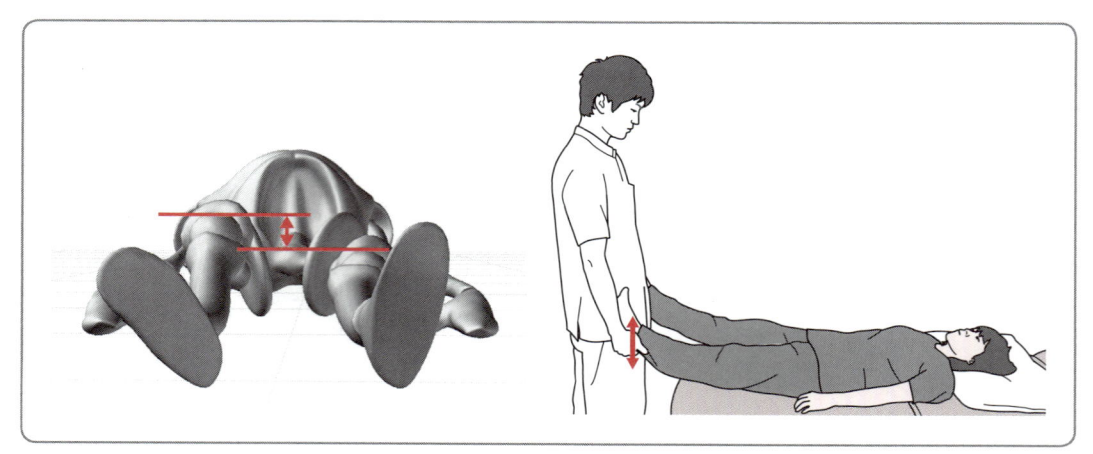

図8 両下肢アライメントの観察から筋緊張を推測

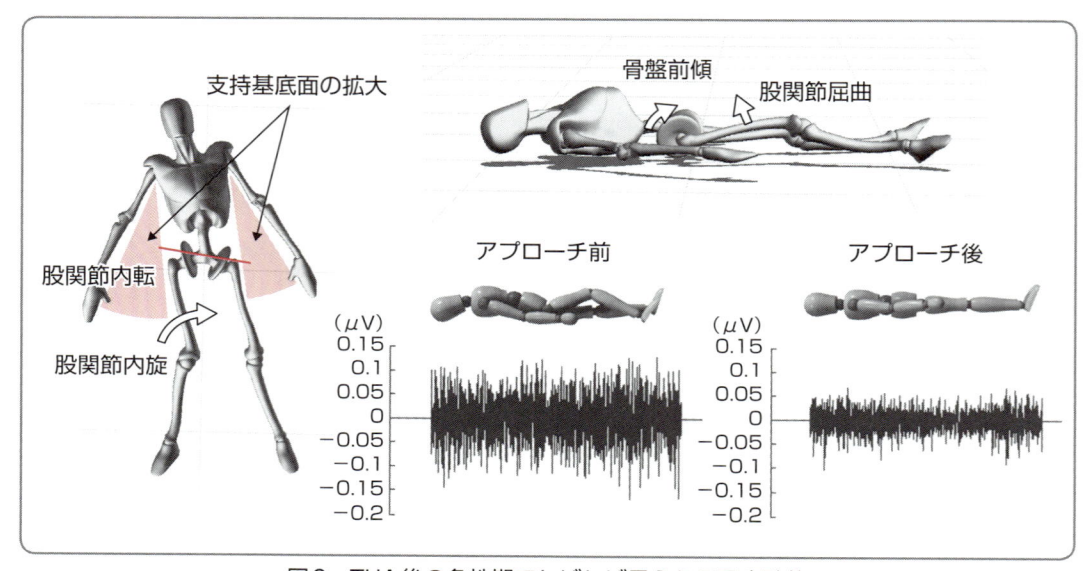

図9 THA後の急性期でしばしば見られる不良肢位
不良肢位に対するアプローチ後，脊柱起立筋の筋緊張は減少した．

「萩原耕作，湯田健二：V．THA後の理学療法 理学療法評価と治療ガイド―足部・膝からのアプローチ，極める変形性股関節症の理学療法（斉藤秀之，加藤 浩 編），p197, 2013, 文光堂」より一部改変して引用

姿勢評価～座位・立位～

　臨床において，しばしば図10Bのような座位姿勢の患者を目にする．これは高齢者に多く見られる姿勢である．一般的に加齢に伴う脊柱アライメントの変化は，まず胸椎後弯の増強から始まるといわれている．この胸椎後弯の増強化は上半身重心を後方へ移動させる．その後，胸椎後弯の範囲が拡大化すると上半身重心の後方化がさらに増大する．この上半身重心の後方化は，頭部の重心を前方へ移動させることで釣り合おうとするためこの

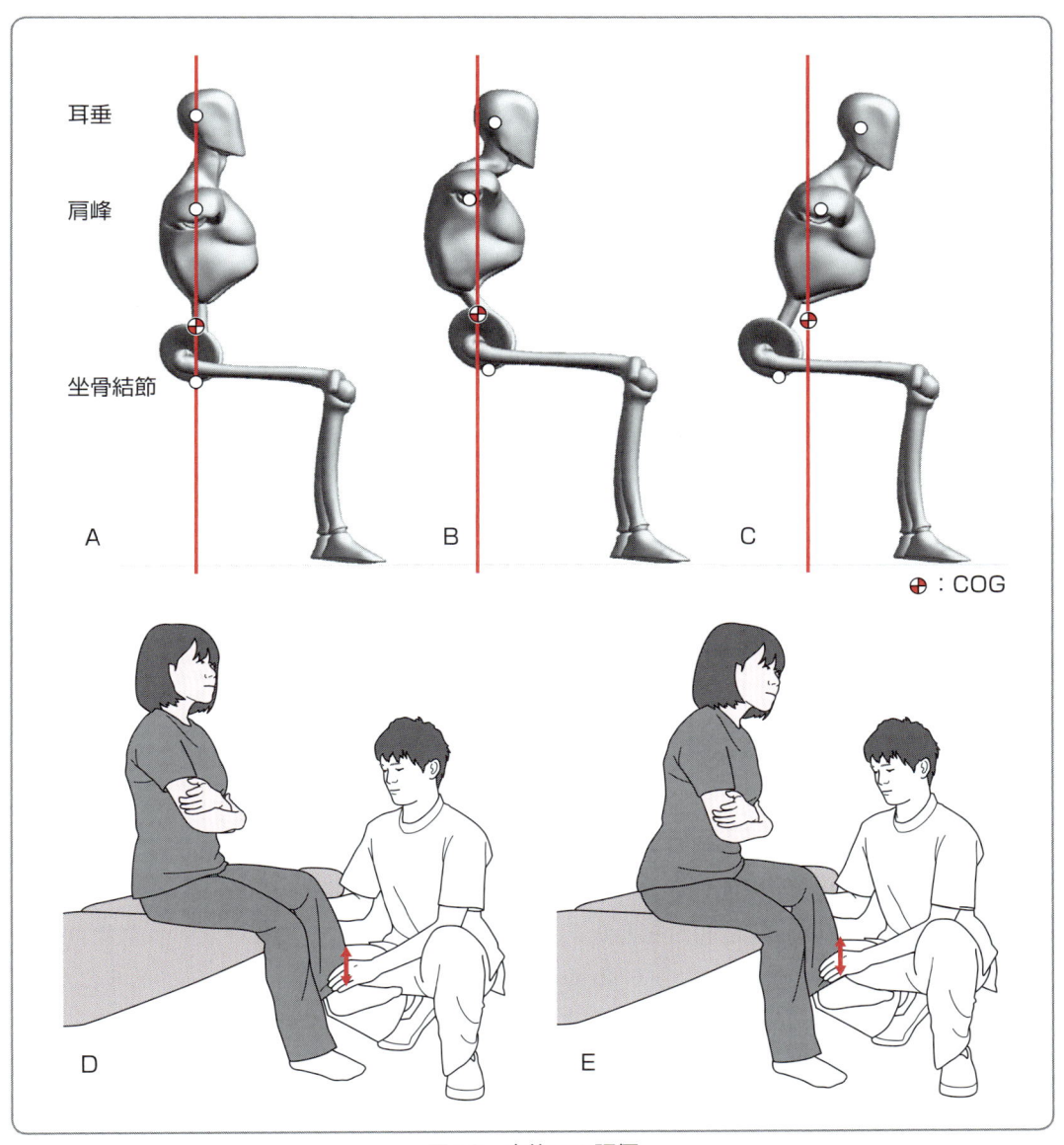

図10 座位での評価
A：身体重心線が坐骨結節を通る理想的な座位，B：CWによる制御．身体重心線が坐骨結節の後方を通っている，C：CAによる制御．身体重心線が坐骨結節の前方を通っている，D：Aでの筋緊張評価風景．下肢は滑らかに動く，E：Cでの評価風景．下肢は滑らかに動かない．

ような姿勢となる．しかし，胸椎後弯変形がない場合でも，姿勢を保持する体幹筋群が弱い場合などはこのような姿勢になりやすい．すなわち，身体の一部の重量を利用したCWによる制御を活性化させた姿勢保持である．当然，体幹（脊柱起立筋群）の筋緊張は低くなる．一方で図10Cのような座位姿勢の場合には，CAによる制御が主となり体幹（脊柱起立筋群）の筋筋緊張は高い．この場合，脊柱起立筋群以外にも大殿筋や腸腰筋といった

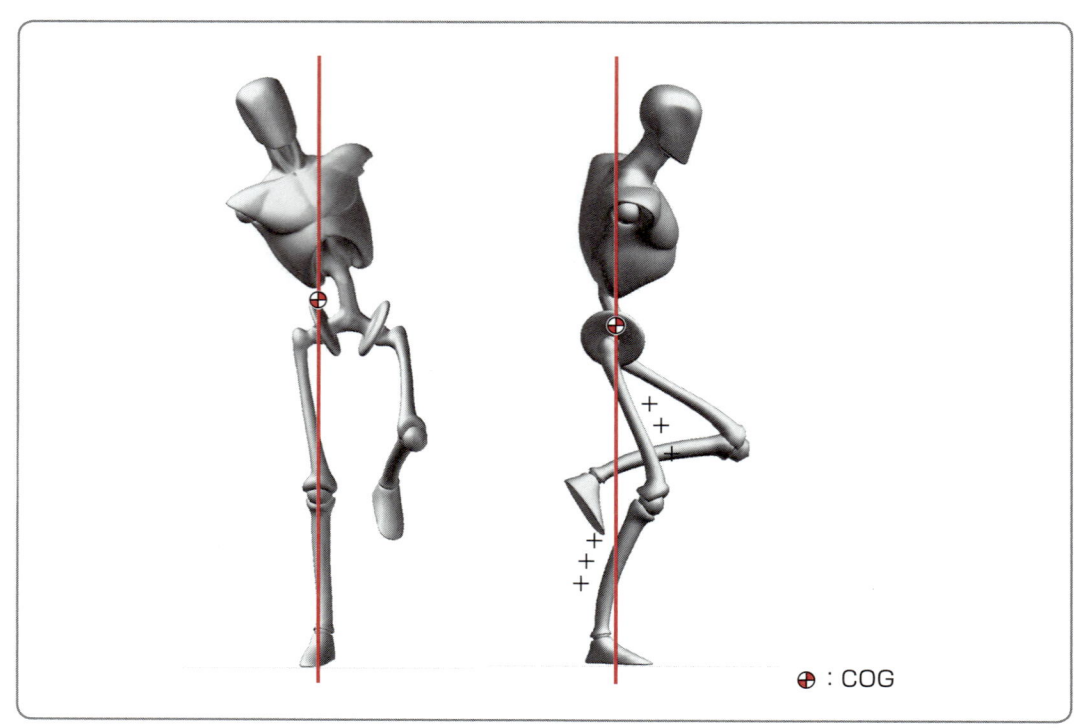

図11 立位での評価

股関節まわりの筋緊張も高まるため，理学療法士は患者の一側下肢を持ち上下に軽く揺することで筋緊張の評価が可能である．

次に図11は右股関節外転筋の筋力低下と収縮時痛がある右変股症患者の片脚立位姿勢である．この場合，体幹を右に大きく傾け，COGを右股関節中心近くに変位させることで，右股関節外転モーメントを極力減少させようとする．これもCWを利用した姿勢制御の一例である．さらに矢状面で観察すると身体重心線は膝関節の後方，足関節の前方を通過している．そのため足関節に作用する外部モーメントは背屈モーメント，膝関節に作用する外部モーメントは屈曲モーメントとなり，この力と釣り合うために，足関節，膝関節では下腿三頭筋と大腿四頭筋の筋活動が高まっていることが予測される．

動作評価〜起き上がり動作，立ち上がり動作〜

起き上がり動作で必要な筋は何かご存じだろうか．真っ先に腹筋を思い浮かべた人も少なくないと思われる．確かに起き上がり動作では腹筋も使われることは間違いないが，実はもっと重要な筋が存在する．それは腸腰筋である．腹筋がどれだけ強くてもこの腸腰筋が作用しないと起き上がりはできない．

その理由について説明しよう．起き上がり動作はまず，頭部の挙上運動から始まり，体

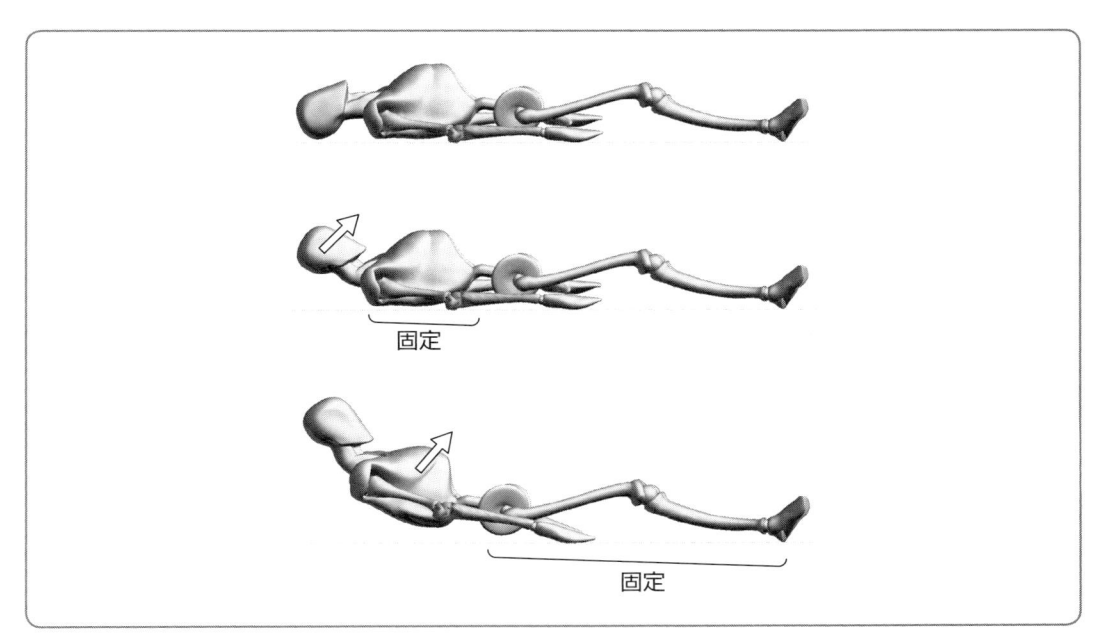

図12　起き上がり動作に必要な筋活動

幹屈曲，股関節屈曲とその運動は広がっていく（図12）．今，末梢の頭部の運動を可能にするためには，頭部よりも中枢側にある体幹が安定化している必要がある．このように考えると体幹を屈曲するためには，体幹より遠位の骨盤と下肢が固定され，安定化している必要性がある．そこで体幹と下肢に起始停止を持つ腸腰筋の働きが重要となってくる．具体的には体幹の屈曲運動の伴い腸腰筋の筋緊張が高まり，体幹と骨盤・下肢はしっかりと連結し安定化する．そして股関節を支点として上半身重心を下半身重心で制御しながら起き上がり動作は遂行される．つまり，第一の梃子を利用したCWによる制御が大きい動作である．よって腸腰筋の筋活動を制限するようなことをすれば，起き上がり動作はきわめて困難となる．図13のように理学療法士が被検者の両下肢を持ち起き上がりを指示し，体幹が屈曲するのと同時に股関節を他動的に屈曲すると腸腰筋は十分に筋張力を発揮することができず起き上がりが困難となる．逆に腸腰筋の筋張力が発揮しやすいように大腿部を固定してやれば，起き上がりは飛躍的に容易となる．

　最後に立ち上がり動作について説明しよう（図14）．先に立ち上がり動作では，足関節，膝関節，そして股関節でそれぞれ主に前脛骨筋，大腿四頭筋，大殿筋の筋収縮が起こることは述べた．しかし，ここではもう少し動作制御の視点からみた筋活動の特徴について説明しよう．例えば，立ち上がり動作時の足関節の動きに注目してみると，動作の初期には前脛骨筋が作用する．解剖学では基本的に筋は末梢側の付着部位を停止部，中枢側の付着部を起始部と定義され，停止部（遠位部）から起始部（近位部）に向かって運動が起こるとされている．前脛骨筋の起始部は脛骨にあり，停止部は内側楔状骨・第1中足骨（以下，足部）であることを考えれば，その作用は足部が脛骨に向かって運動する，すなわち，足

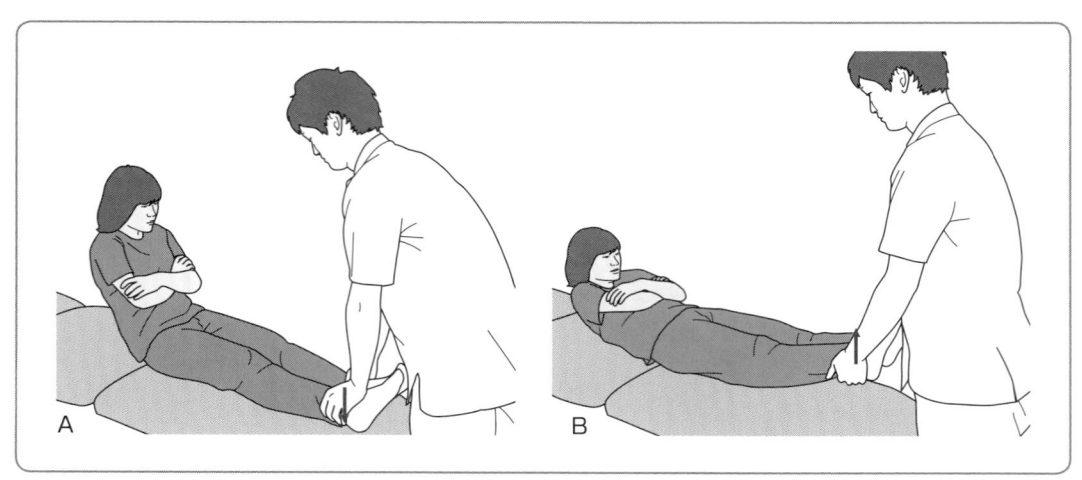

図13　腸腰筋の筋活動を制限した場合の起き上がり動作
A：下肢を床面に固定すると起き上がり動作は容易となる．B：頭部の挙上と同時に下肢を床面から持ち上げると起き上がり動作は困難となる．

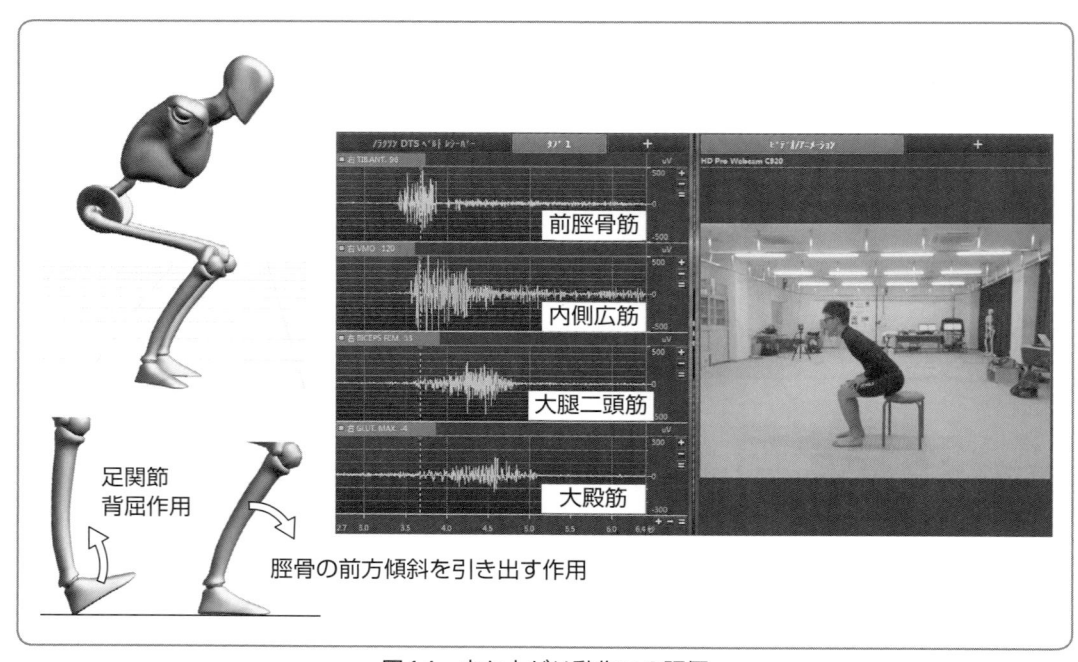

図14　立ち上がり動作での評価

関節背屈運動となる．しかし，実際は遠位部である足部は床面に固定されているため，近位部である脛骨が足部に向かって引き寄せられるような運動（起始，停止部の役割が逆転した状態）となる．どちらも足部と脛骨が近づくような運動に変わりはないが，動作レベルでみたとき，その臨床的意義はまったく異なってくる．つまり，開放運動連鎖（open kinetic chain：OKC）環境下では前脛骨筋の作用は足部を持ち上げる（足関節を背屈する）働きに

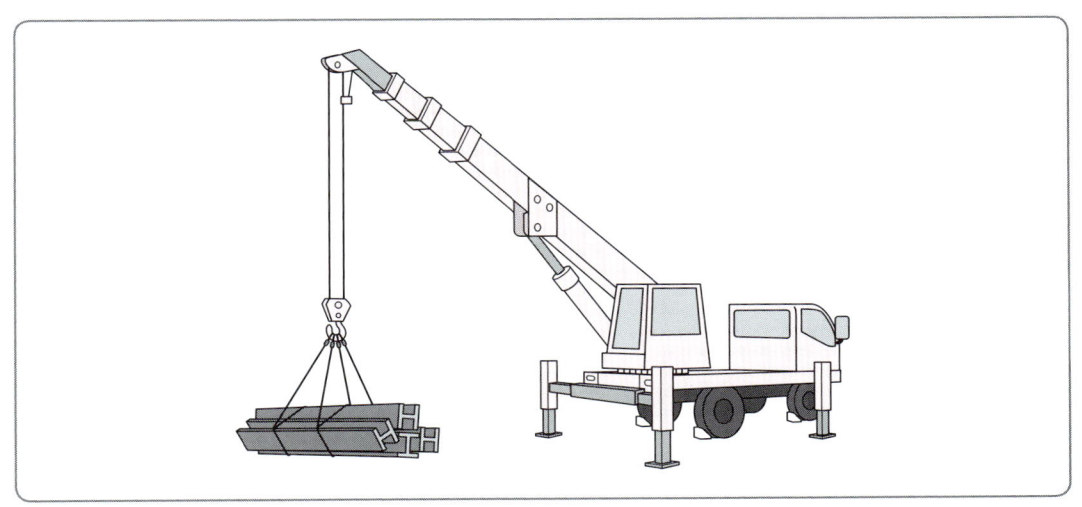

図15　クレーン車

なるが，立ち上がり動作などの閉鎖運動連鎖（closed kinetic chain：CKC）環境下では，脛骨の前方傾斜を引き出す働きとなる．**また，一般的にOKCでは主に動筋が活動し拮抗筋の働きがほとんど見られない運動制御を特徴とするが，CKCでは動筋と拮抗筋の同時収縮による運動制御を特徴とする．**図14の表面筋電図データのように，立ち上がり動作時の膝関節，股関節はともに伸展運動であるが，その際，両関節の動筋である伸展筋群と同時に拮抗筋である屈曲筋群が同時収縮しているのがわかる．つまり，動作時においては，動筋と拮抗筋の同時収縮特性も加味した筋活動評価が重要である．

POINT
末梢側の可動性（mobility）は中枢側の固定性（stability）によって提供される．クレーン車をイメージすれば理解しやすい（図15）．

メモ　OKCとCKC
四肢の最遠位端の関節の動きが固定（制限）されないで，自由に動かせるような場合を開放運動連鎖（OKC），逆に最遠位端の関節の動きが固定（制限）され，自由に動かせないような場合を閉鎖運動連鎖（CKC）という．

POINT
CKC環境下では，筋の起始停止が逆転し，その作用は異なってくる．また，運動制御方法も動筋と拮抗筋の同時収縮を特徴とする場合が多い．

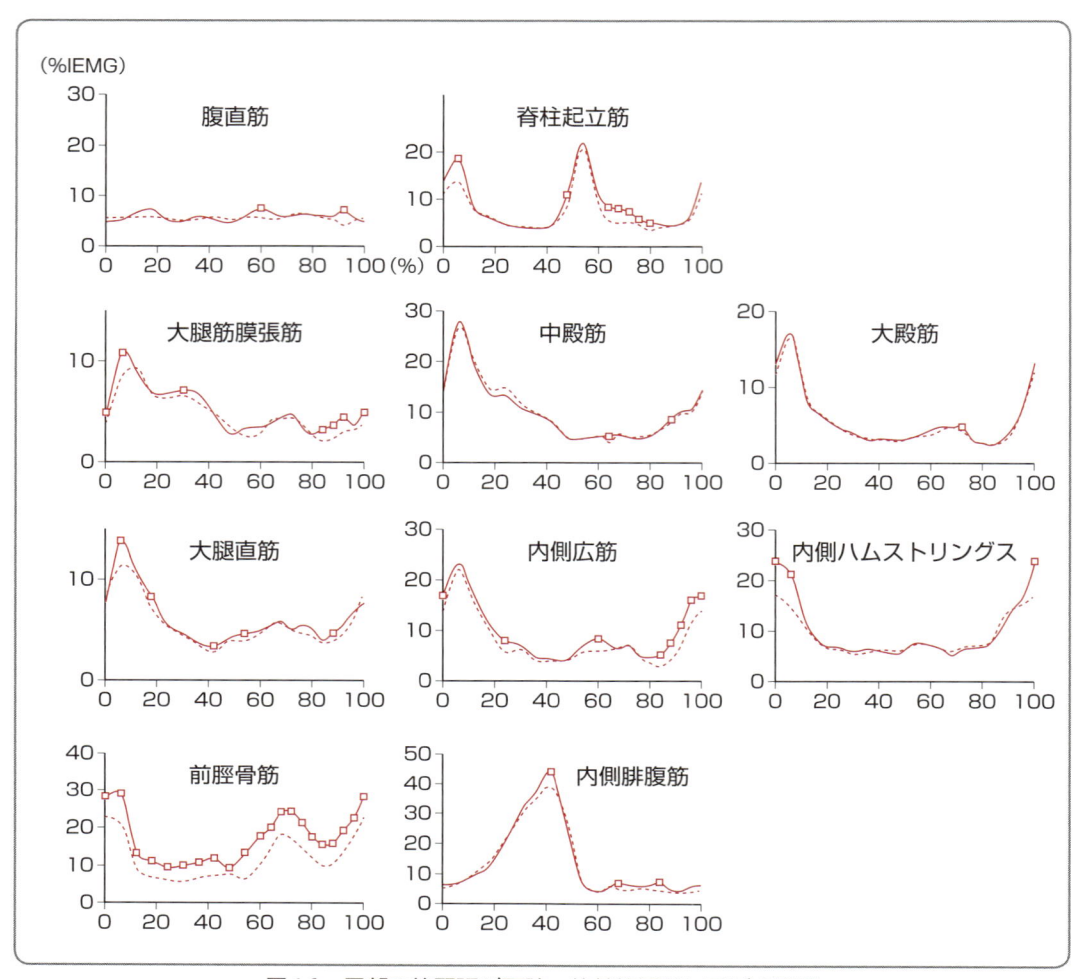

図16　足部の筋緊張が下肢・体幹筋活動に及ぼす影響

横軸は歩行周期(%)，縦軸は最大筋活動時に対する歩行時の相対的筋活動量(%IEMG)を示す．破線は通常の歩行．実線は同被検者の足趾(母趾と第2趾)にスポンジを把持させ意識的に収縮させたときの歩行を示す．□は有意に%IEMGが高まっている場所を示す．足部の筋緊張の高まりが，二関節筋を優位に下腿部，大腿部，骨盤帯，そして体幹に波及しているのがわかる．

「足立直之，坂井健一郎，山本絵理香，他：足部の筋緊張が多関節運動連鎖により下肢近位筋・体幹筋群に及ぼす影響．理学療法学，34(Suppl.2)：493，2007」を元に作成

メモ　筋の緊張は二関節筋優位で波及する

臨床において扁平足などによる足部まわりの筋緊張が高い症例を経験したことはないだろうか．図16[7]は健常者を対象に足部(足指)の筋緊張を意識的に高めた状態で歩行したときの下肢から体幹の筋活動の変化を示している．ここで注目してほしいのが立脚相初期(歩行周期0～20％相当)における二関節筋である．この期では主に反対側下肢からの体重の受け渡しが行われるきわめて重要な区間である．この区間で大腿直筋，内側ハムストリングス，大腿筋膜張筋といった二関節筋の筋緊張が有意に高まっているのに対し，逆に単関節筋は有意に高まっていない．つまり，歩行時における筋緊張波及は主に二関節筋を経由して下肢遠位端から体幹まで波及する特徴を有しているといえる．

> ▶若手理学療法士へひとこと◀
>
> 　臨床現場において，複数の患者が一見同じような動作をしているように見えても，その動作制御戦略はそれぞれで異なる．どれだけ臨床経験を積んで観察する目を鍛えても，自ずとそこには限界がある．そこで，読者諸氏にはEMGの活用を是非とも勧めたい．これからの時代は経験重視から科学性重視の理学療法が求められている．近年，安価で軽量，そして高性能のEMGが普及している．臨床でゴニオメータを使うのと同じ感覚で，研究ベースではなく臨床ベースでEMGを姿勢・動作時の筋緊張（筋活動）評価のツールとして，使いこなす理学療法士が増えてくれることを期待したい．興味のある人は是非，メディエリアサポート企業組合のホームページ（http://mediarea-support.com/）を参考にしてほしい．

Further Reading

筋機能改善の理学療法とそのメカニズム―理学療法の科学的基礎を求めて―　望月　久，山田　茂　編 2001，ナップ

　▶ **本項で述べた筋緊張に関するもの（筋硬度，筋の粘弾性）がさらに詳細に解説されている．筋緊張の理解をもっと生理学的視点から勉強したい人にはお勧めの一冊である．**

●―文献

1) 加藤　浩：多関節運動連鎖からみた骨関節疾患の筋機能，多関節運動連鎖からみた変形性関節症の保存療法（井原秀俊，加藤　浩，他編），pp26-47，2008，全日本病院出版会
2) 中村隆一，他：運動の中枢神経機構，基礎運動学 第6版（補訂）（中村隆一，齋藤　宏，長崎　浩編），pp136-138，2012，医歯薬出版
3) 川上泰雄：骨格筋の形状と機能，骨格筋（山田　茂，福永哲夫 編著），p2，1997，NAP
4) Murayama M, Watanabe K, Kato R, et al：Association of muscle hardness with muscle tension dynamics：a physiological property. Eur J Appl Physiol. 112(1)：105-112, 2012
5) Klein-Vogelbach S, 他：クライン・フォーゲルバッハのリハビリテーション 機能的運動療法―基礎編（Spirgi-Gantert I, Suppé B編，野澤絵奈 訳），2009，丸善出版
6) 萩原耕作，湯田健二：V. THA後の理学療法 理学療法評価と治療ガイド―足部・膝からのアプローチ，極める変形性股関節症の理学療法（斉藤秀之，加藤　浩 編），pp196-206，2013，文光堂
7) 足立直之，坂井健一郎，山本絵理香，他：足部の筋緊張が多関節運動連鎖により下肢近位筋・体幹筋群に及ぼす影響，理学療法学，34(Suppl.2)：493, 2007

ミニレクチャー

姿勢と筋緊張

増田知子

1. 姿勢の定義

　姿勢（posture）には，身体各部位の相対的な位置関係を示す「構え（attitude）」と身体の基本面・軸と重力方向との関係性を表す「体位（position）」という2つの側面が含まれる[1]．ヒトでは，直立二足のために重力に抗してこれらを保持すること，すなわち姿勢制御（postural control）が非常に重要である．姿勢制御は主に神経系，骨関節系，骨格筋系が協調して成立している．

　姿勢と運動は相互に強く連関しており，運動の遂行には常に姿勢制御を要する．運動に際して身体は常に重力や慣性力，加速度，反力などの外力を受けるため，それらに対抗する筋活動によって姿勢を保持しなければならない．筋緊張（muscle tone）はいわば骨格筋が活動するための準備状態であり，過不足が生じると運動の制限や効率低下を招く．

　筋緊張の主たる発生要因は，筋固有の物理的粘弾性と筋伸張反射である．筋組織自体の構造的変質を伴わない限り，筋の粘弾性は恒常的であるため，筋緊張が変動する要因は基本的に筋伸張反射にあるといえる[2]．したがって，中枢神経障害などで伸張反射に変化が生じると，筋緊張の異常あるいは不均衡により，姿勢や姿勢制御，さらには運動にも影響が及ぶ可能性がある．姿勢制御は，正常な筋緊張を基盤として遂行される．

　姿勢制御における最大の課題は安定性（stability）および定位（orientation）である．安定性は空間において身体をおよそ支持基底面（base of support）の中に収めることを意味する．定位は体節どうし，あるいは身体と環境との間で適正な関係性が維持された状態を表す．適正な関係とは必ずしも安定を指すのではなく，スポーツ中にボールに到達しようとするように，安定を犠牲にして身体と環境との位置関係が保たれる場合もある．

2. 姿勢緊張

　ヒトが重力に対抗して動くためには，目的とする活動に筋緊張を適合させることが必要となる．立位を保持する際には，抗重力筋の中でも図1に示す筋群に著明な活動が認められる[1]．また，抗重力的活動において姿勢を保持するための筋緊張を姿勢緊張（postural tone）という[3]．正常な姿勢緊張は，必要な筋群に選択的に存在し，一定以上の高さを維持し，さらに変動可能な幅を有するものである．これにより身体には安定性と可動性という，一見相反するがいずれも運動には必須の要素が保障されることとなる．

3. 良好な姿勢とは

　では，どのような姿勢が良好であるといえるのか．まず力学的視点からは，力学的に安定していることが挙げられる．身体重心線が支持基底面の中心に近いほど安定性が高い．

MINI LECTURE

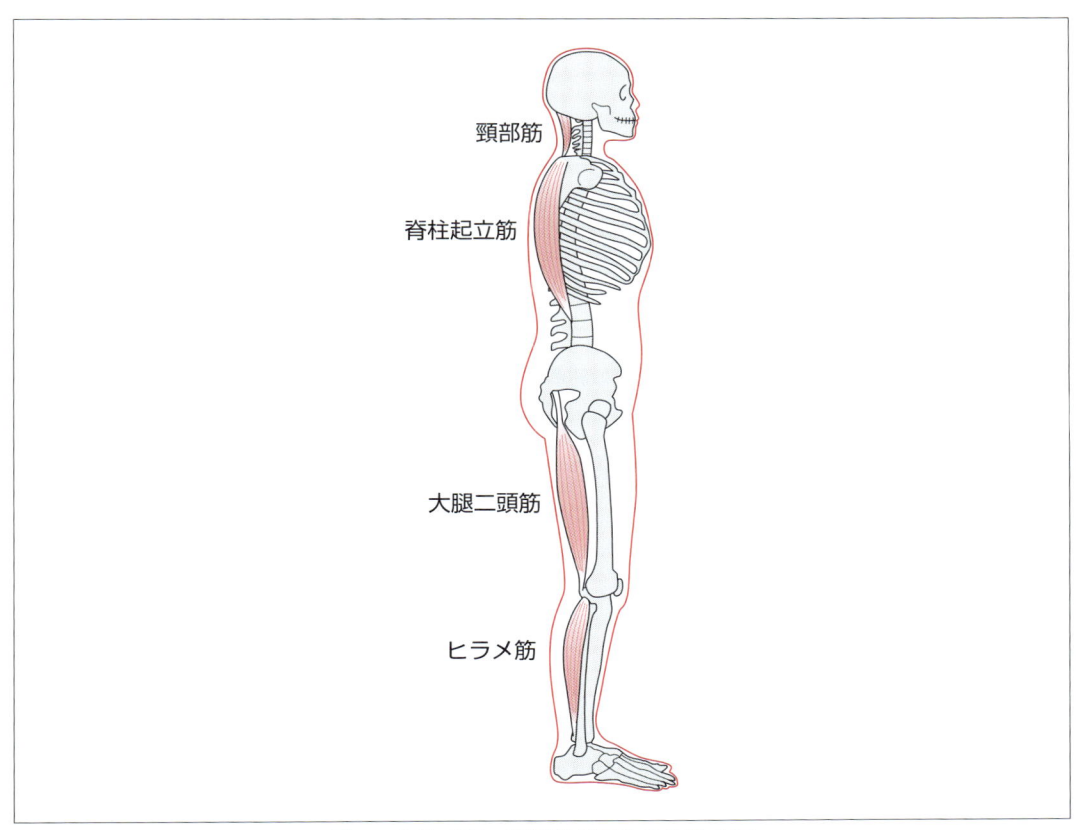

図1 立位で高い筋活動を認める抗重力筋

　身体重心線が中心から遠ざかると重力トルクが働きやすく，姿勢を保持するために筋活動や靱帯の緊張が必要となるため，不安定かつ非効率的である．
　次に生理学的視点からは，疲労しにくいことが条件となる．同姿勢の保持すなわち積極的な筋収縮が生じない状態は，筋の血液循環量を低下させ筋疲労を招く．しかし，筋の強い収縮による過緊張もまた血液循環を停滞させ，筋疲労の原因となる．姿勢の安定を得るためには，脊柱や骨盤の安定が求められる．それに関与する腰椎-骨盤部の筋群は，3つの筋膜（胸腰筋膜，腹筋膜，大腿筋膜）と解剖学的・力学的連結を持つ[3]が，筋膜に付着する筋は筋膜を引っ張ることにより張力を生じさせ，筋膜に包まれた筋は収縮することにより筋膜の緊張を増して筋活動の効率を向上させている．これらも過剰となれば組織の損傷，筋への血流量減少から腰痛を生じさせる場合がある．

4. 姿勢制御のメカニズム

　姿勢制御の目的は重力に対して姿勢を適応させることと，体節間の位置関係を空間的に整えることにある．また，姿勢保持に必要なエネルギーコストをできる限り抑えることも重要であり，身体重心線がこれらの目的に対して望ましいアライメントから外れた場合には，直ちに修正する機能が作用する．

MINI LECTURE

図2　頸髄における内側運動制御系の運動経路とその制御する筋群

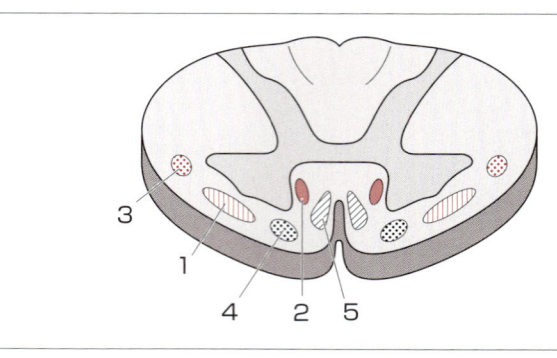

1：前庭脊髄路（体幹・下肢）
2：視蓋脊髄路（頸部・体幹）
3：外側網様体脊髄路（下肢屈筋）
4：内側網様体脊髄路（下肢伸筋）
5：前皮質脊髄路（体幹・下肢）

①**姿勢反射**（postural reflex）：姿勢の保持や運動には姿勢緊張が不可欠である．この姿勢緊張の反射的調節を姿勢反射という．姿勢制御と密接にかかわる姿勢反射は立ち直り反応，平衡反応，保護伸展であり，これらが統合されて機能している．

②**予測的姿勢調節**（anticipatory postural control）：反射的な姿勢調節は不意な外乱時に働くが，随意運動を遂行する場合には，予測的な姿勢調節が必要である．目的動作に伴って受ける反力などを考慮しなければ，姿勢は容易に崩れてしまうからである．随意運動に先行する予測的姿勢調節の存在は，立位での一側上肢挙上に伴う下肢筋の固定的活動[4]や，歩行時における床反力の衝撃を見越した下肢・体幹の予測的筋活動にみることができる．

随意運動に随伴する姿勢制御には，内側運動制御系と呼ばれる主に脳幹から脊髄への下行路が関与しており[5]（図2），大脳皮質による高次な制御機構と協調して働いている．

● 文献

1) 中村隆一，齋藤　宏，長崎　浩：姿勢，基礎運動学 第6版，pp331-341，2003，医歯薬出版
2) 田中勵作：運動の神経機構 筋紡錘・伸張反射とその異常，脳神経科学（伊藤正男 監修，金澤一郎，他 編），pp433-441，2003，三輪書店
3) 新保松雄：姿勢制御/姿勢制御機構/姿勢・運動制御，腰痛に対する評価の進め方，理学療法ハンドブック 第1巻，理学療法の基礎と評価 改訂第4版（細田多穂，柳澤　健 編），pp232-236，927-947，2010，協同医書出版社
4) 星　文彦：運動制御と運動学習，標準理学療法学 専門分野 運動療法学総論 第2版（吉尾雅春 編），pp80-97，2006，医学書院
5) 髙草木　薫：運動機能の神経機構．シリーズ移動知 第2巻 身体適応（土屋和雄，他 編著），pp1-23，2010，オーム社
6) Shumway-Cook A, Woollacott MH：Motor Control, Translating Research into Clinical Practice, 3rd Ed, 2007, Lippincott Williams & Wilkins, Philadelphia, PA
7) Neil R. Carlson：Physiology of Behavior, 11th Ed, 2012, Pearson Education Limited, Edinburg

MINI LECTURE

II. 筋緊張の測定・評価

③ 歩行分析における筋緊張の診かた

村上忠洋

　歩行分析における筋緊張の診かたは，一般的には正常から逸脱した関節運動を観察し，その原因が筋活動の過剰（筋緊張の亢進），または不足（筋緊張の低下）によるものかを推測することである．動作に伴う筋緊張異常は，安静時に測定される筋緊張異常とは必ずしも同じでないため，それぞれ個別に捉える必要がある．また，脳卒中片麻痺患者の歩行障害には，安静時より動作時の筋緊張異常が影響を及ぼしており，これを定量的に捉えることが重要で，「非麻痺側SLR法」は有用な方法の1つと考える．

筋緊張異常は3つの要素で捉える

　臨床神経学の領域では，一般的に筋緊張（muscle tonus）を安静時における筋の緊張状態とし，他動的に関節を動かした際に，伸張された筋に生じる反射的な筋活動による抵抗からその異常を検査する[1]．抵抗が正常に比較して大きければ亢進，小さければ低下とし，さらに筋緊張の亢進はその抵抗の様子から，痙縮（spasticity）と固縮（rigidity）とに分けられる．近年では，他動運動時のこうした抵抗は，反射的な筋活動に伴う抵抗のみならず，筋自体の粘弾性によるものも混在しているとされ，特にリハビリテーションの領域ではこれを捉えることの重要性が認識されてきている[2]．

> **メモ 痙縮の定義**
>
> 痙縮の定義としては，Lance[3]による「痙縮は上位運動ニューロン障害の1つの症状で，伸張反射の過剰な興奮の結果によって生じる，腱反射の亢進を伴った，速度依存性の緊張性伸張反射の亢進状態として特徴づけられる運動障害である」がしばしば引用される．
> すなわち痙縮とは筋伸張反射（muscle stretch reflex）の亢進した状態といえる．

　さらにリハビリテーションの領域においては，筋緊張は単に安静時における筋の緊張状態にとどまらず，たとえば脳卒中片麻痺患者が歩行時にいわゆるWernicke-Mann肢位をとる場合など，動作時における異常な筋の活動状態も動作時筋緊張として捉えられるのが一般的である（図1）．
　したがって，筋緊張の異常は安静時における他動運動に伴う反射的な筋活動による抵抗（伸張反射性筋緊張）と，筋活動を伴わない筋自体の硬さによる抵抗（筋粘弾性筋緊張）に加え，動作時における正常では認めない異常な筋活動（動作時筋緊張）の3つの側面から捉えることが必要である[4,5]．

a. 正面からの観察

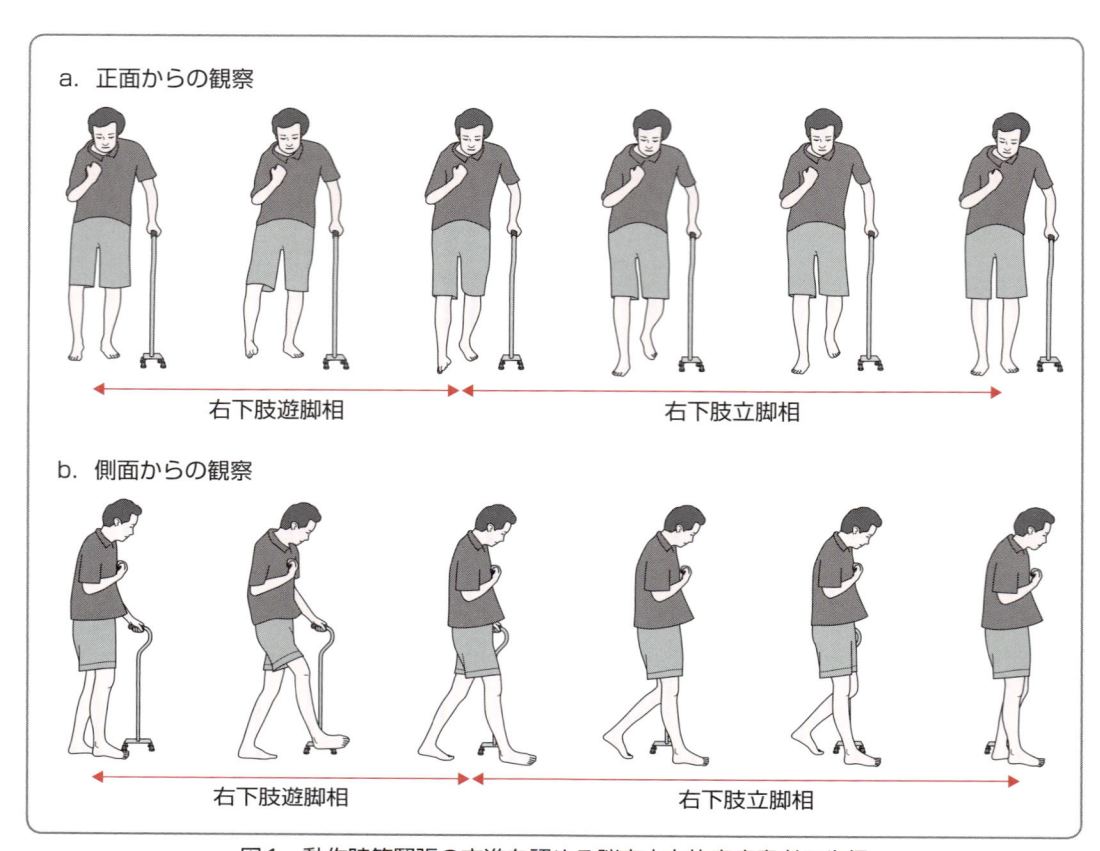

右下肢遊脚相　　　　　　　右下肢立脚相

b. 側面からの観察

右下肢遊脚相　　　　　　　右下肢立脚相

図1　動作時筋緊張の亢進を認める脳卒中右片麻痺患者の歩行
右上肢は肩関節内転・内旋，肘関節屈曲，前腕回外，手関節掌屈，手指屈曲し，右下肢は遊脚相に膝関節の屈曲がほとんどなく，足関節は内反し，足部の外側部より接地する．立脚相では反張膝となる．

Advice　日本神経学会用語委員会編集の『神経学用語集』[6]では，特定用語の解説として「spasticity」を「痙性」とはせず，「痙縮」とする．また「spastic」を「spasticity」の形容詞として「痙縮性」または「痙性」とするとしている．すなわち「痙性」は「痙縮」の形容詞であり名詞ではないということである．臨床現場では「痙性」を名詞として使用していることがしばしばあり，脳卒中片麻痺患者にみられるWernicke-Mann肢位に対して「痙性（痙縮）が強い」という間違った表現がなされている．Wernicke-Mann肢位が生じるのは異常な連合反応の結果であり，この際に痙縮すなわち伸張反射が亢進してこの肢位になるのではないため，「痙性（痙縮）が強い」といった表現は不適切である．「痙性」を名詞として使用する場合，一般的には単に「痙縮」を表しているのではなく，広く「筋緊張」を表す言葉として用いられていることが多いように思われる．『理学療法学事典』[7]の「編集にあたって」においてもこうした「痙性」を名詞として使用することについて注意を促している．

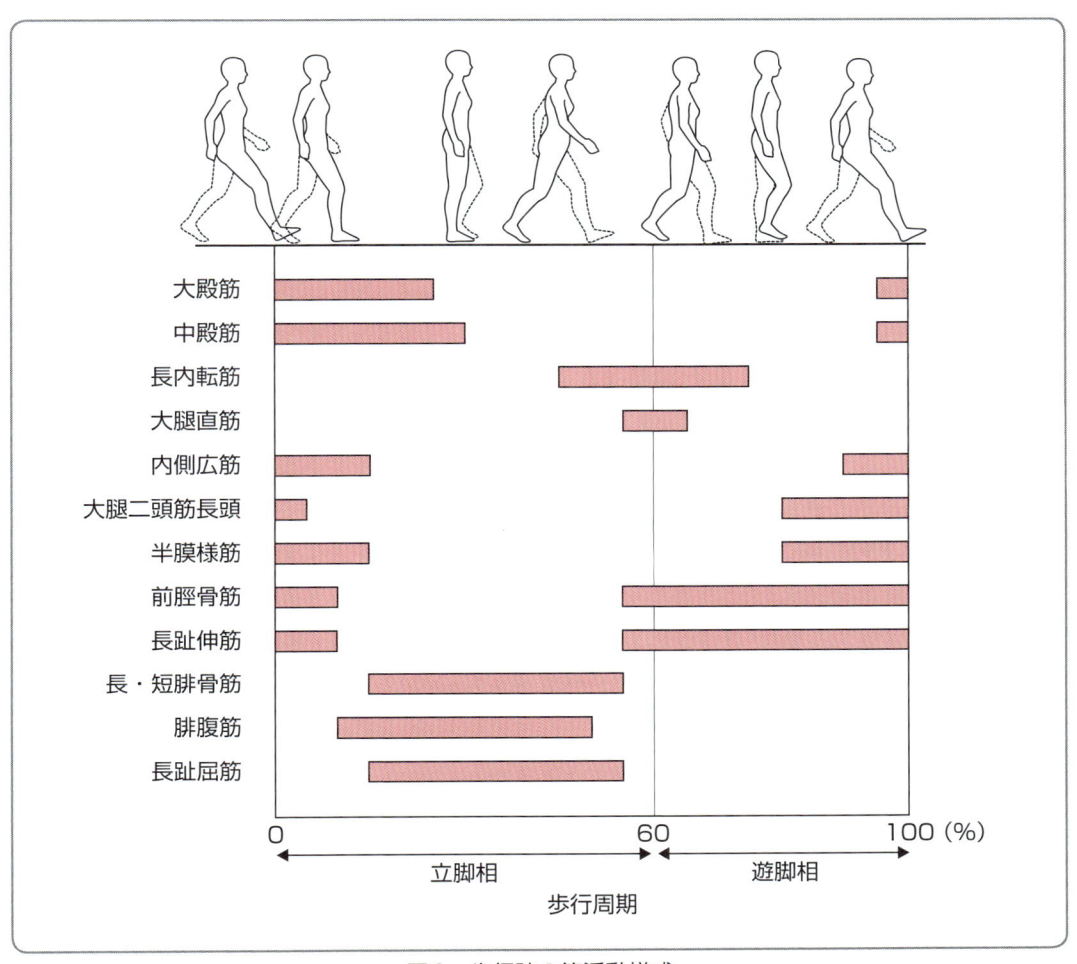

図2　歩行時の筋活動様式

筋緊張異常による歩行障害

　図2に示すような健常者の歩行時の筋活動様式[8]から逸脱した筋活動は，広い意味で筋緊張の異常といえる．末梢神経障害や筋疾患による弛緩性麻痺では，筋が活動すべき時期に活動せず，筋緊張が低下した状態といえ，逆に脳卒中やパーキンソン病では，筋活動すべきでない時期に過剰な筋活動をきたし，これは筋緊張の亢進と解釈できる．

歩行観察による筋緊張異常の捉え方

　歩行時における筋緊張の評価は，こうした異常な筋活動の結果として現れる異常な関節運動を視覚的に観察し，各筋に生じている筋緊張の異常を推測するのが一般的である．この際に観察される異常な関節運動は，一次的な筋緊張（筋活動）異常によるものではなく，

代償の結果として二次的に生じている場合もあるので，その解釈には注意が必要である．

筋緊張亢進の症例として脳卒中片麻痺患者を，また低下の症例としてデュシェンヌ型筋ジストロフィー（Duchenne muscular dystropy：DMD）児の歩行を例に挙げて，歩行障害と筋緊張異常との関係を以下に述べる．

> **メモ 歩行時の一次的筋緊張異常と代償による二次的筋緊張異常**
>
> 腓骨神経麻痺やシャルコー・マリー・トゥース病（Charcot-Marie-Tooth disease）による下垂足（drop foot）を認める症例では，下肢を振り出す際に足部の離床を助けるため，代償的に股関節の屈曲を増大し，膝部を高く上げて歩く鶏歩（steppage gait）が観察される．この場合，一次的障害は足背屈筋の筋力低下（筋緊張の低下）で，そのため代償的に股関節屈筋が過活動（筋緊張の亢進）になっていると解釈できる．

脳卒中片麻痺患者の歩行

脳卒中片麻痺患者の歩行に影響している因子は，脳損傷に伴う一次的機能障害としての運動麻痺，知覚障害，筋緊張異常や高次脳機能障害などがある．それに加えて二次的障害として体力の低下，非麻痺側の筋力低下や関節可動域制限など，さらに脳卒中が高齢者に好発することを勘案すると既存機能障害としての関節痛，関節拘縮やバランス機能低下などが考えられる．このように脳卒中片麻痺患者の歩行障害は，多くの要因が複雑に影響していることを忘れてはならない．

この中で筋緊張異常としては，上位ニューロン障害に伴う痙縮（伸張反射性筋緊張の亢進），廃用症候群などの二次的障害に伴う筋粘弾性筋緊張の亢進，さらに動作時の連合運動などによる動作時筋緊張の亢進が歩行に影響を及ぼす．また急性期や一部の症例では全体的または局所的な筋緊張の低下を認め，歩行に影響を及ぼすこともある．

われわれは脳卒中片麻痺患者にみられる特徴的な歩行様式を，麻痺側下肢の立脚相（stance phase）と遊脚相（swing phase）について関節別に挙げ，その出現の有無を判定する歩行観察表を臨床[9, 10]，研究[11]，および教育[12]で用いている．今回その一部を修正し，歩行様式の解説に加えて，筋緊張異常との関連について**表1**に示す．

DMDによる異常歩行

DMD児の歩行に影響を与えている因子は，進行する筋力低下に加えて，筋短縮や二次的要因により生じる関節の拘縮・変形などが考えられる．このような要因によりDMD児の歩行障害は進行し，9〜11歳頃には装具なしでの独歩が不可能となる[13]．

筋緊張異常としては，進行する筋力低下により活動すべき時期に適切な筋活動が起こらず（筋緊張の低下），特徴的な歩行障害が出現する（**図3**）．DMD児の歩行の特徴としては，広い支持基底面，尖足，膝関節の伸展位，腰椎前弯の増強，左右への大きな身体重心の移

表1 脳卒中片麻痺患者に特徴的な歩行様式

		片麻痺に特徴的な歩行様式		歩行様式の解説	筋緊張異常との関係
麻痺側	立脚相	足趾関節	クロー趾	足趾DIP関節とPIP関節の屈曲	長趾屈筋の亢進
			ハンマー趾	足趾DIP関節の過伸展とPIP関節の屈曲	足趾屈筋の亢進
			過度の背屈	足趾が背屈し,非接地	足趾伸筋の亢進
		足関節	初期接地の異常 — 前外側部接地	初期接地が足部の前外側部から接地	下腿三頭筋,前脛骨筋,後脛骨筋などの亢進
			前足部接地	初期接地が足部の前から接地	下腿三頭筋などの亢進,または前脛骨筋の低下
			外側部接地	初期接地が足部の外側部から接地	前脛骨筋,下腿三頭筋,後脛骨筋などの亢進
			全足底同時接地	初期接地が足底部全体で同時に接地	下腿三頭筋,前脛骨筋,後脛骨筋などの亢進
			過度の背屈接地	初期接地が過剰な足関節背屈位で接地	前脛骨筋の亢進
			踵の非接地	立脚相を通じて踵部が非接地	下腿三頭筋の亢進
			内側部の非接地	立脚相を通して足の内側部が非接地	前脛骨筋,下腿三頭筋,後脛骨筋などの亢進
			足関節のクローヌス	足関節のクローヌスが出現	下腿三頭筋の亢進
			内側ホイップ	前遊脚期で踵が内側に移動	股関節の内旋筋群の低下
		膝関節	膝折れ・不安定膝	体重を支えきれず,急激に膝関節が大きく屈曲したり,グラグラして不安定	大腿四頭筋の低下
			膝伸展位	立脚相を通じて伸展位	大腿四頭筋の亢進
			過伸展	伸展0°を超え,過剰に伸展	大腿四頭筋の低下,または大腿四頭筋,下腿三頭筋の亢進
			過度の屈曲	屈曲しているが,支持性はある	ハムストリングスの亢進
			急激な伸展	屈曲位から急激に伸展	
		股関節・骨盤	対側骨盤沈下	立脚中期に非麻痺側の骨盤が沈下	外転筋群の低下
			過度の屈曲	過剰な屈曲	
			過度の外旋	過剰な外旋	内旋筋群の低下
			過度の内転	過剰な内転	内転筋群の亢進
			過度の外転	過剰な外転	
	遊脚期	足趾関節	クロー趾	足趾DIP関節とPIP関節の屈曲	長趾屈筋の亢進
			過度の背屈	過剰な背屈	趾伸筋の亢進
			足先引きずり	足先の引きずり,または引っかかり	下腿三頭筋,後脛骨筋の亢進,または前脛骨筋の低下
		足関節	過度の底屈 尖足	下腿三頭筋の筋緊張が亢進し,過剰な底屈	下腿三頭筋の亢進
			下垂足	背屈筋群の筋力低下のため,過剰な底屈	前脛骨筋の低下
			内反足	内反	前脛骨筋,下腿三頭筋,後脛骨筋などの亢進
			過度の背屈	過剰な背屈	前脛骨筋の亢進
		膝関節	屈曲の制限	こわばりにより,屈曲が不十分	大腿四頭筋の亢進
			過度の屈曲	過剰な屈曲	ハムストリングスの亢進
			膝弛緩	下肢全体をぶらんと振り出すこと	大腿四頭筋,ハムストリングスの低下
		股関節・骨盤	分廻し	下肢を外側に半円を描いて振り出すこと	
			骨盤挙上	麻痺側の骨盤を挙上し振り出すこと	
			過度の屈曲	股関節が過度に屈曲すること	股関節屈曲筋群の亢進
			股外旋位	股関節外旋位で振り出すこと	内旋筋群の低下,外旋筋群の亢進
			骨盤後傾	骨盤の後傾を利用して麻痺側下肢を振り出すこと	

3 歩行分析における筋緊張の診かた 55

a. 正面からの観察

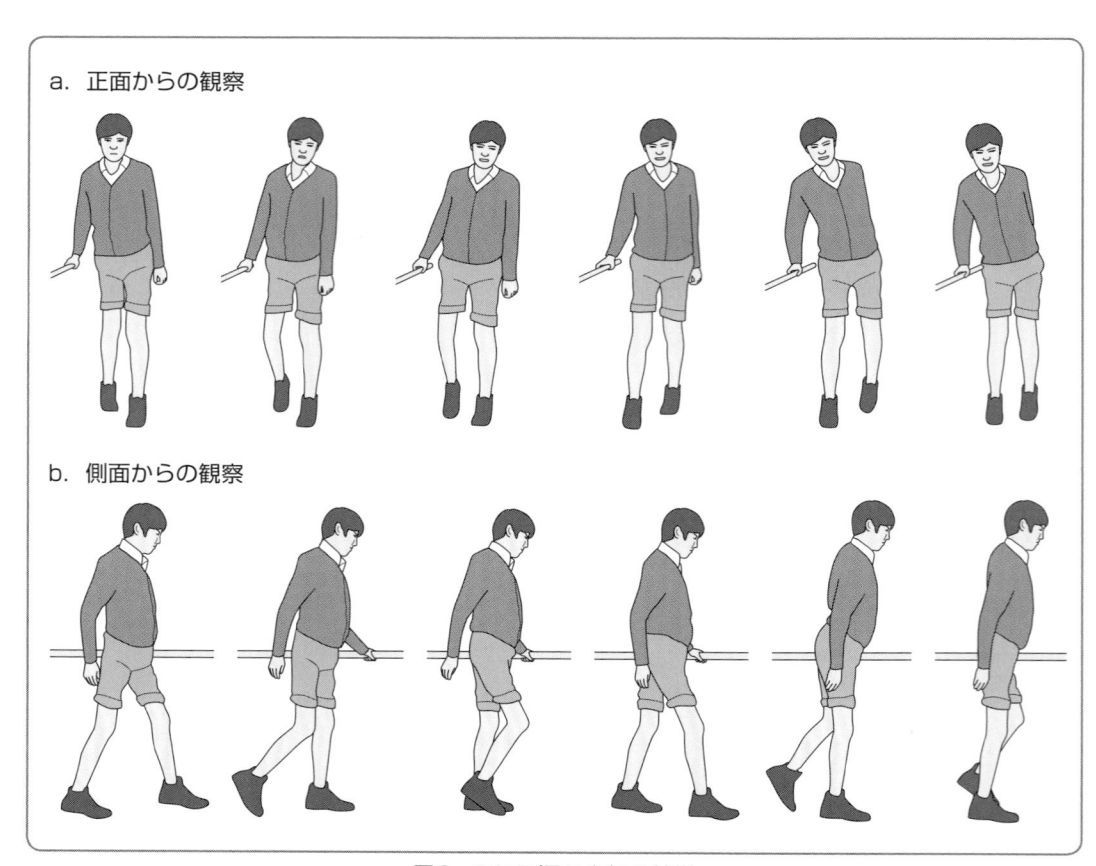

b. 側面からの観察

図3　DMD児の歩行の特徴

動を特徴とする動揺性歩行，上半身の捻転による遊脚肢の前方への振り出し，立脚相の延長と遊脚相の短縮，さらに振り子様の上肢の振り出しなどが挙げられている[13-15]．

　一般的に大腿四頭筋や大殿筋の筋活動は遊脚後期から初期接地にかけて認められるが，DMD児ではこの時期にはっきりとした筋活動を認めず（筋緊張の低下），歩行周期全体の弱い持続的な活動になることが報告されている[16]．DMD児に生じる大腿四頭筋や大殿筋など抗重力筋の筋力低下に対して，腰椎の前弯を増強し，腹部を前に突き出して，身体重心線を股関節の後方，膝関節の前方に位置させ，関節周囲の軟部組織による制動機能を最大限利用して，下肢の支持性の低下を代償している．

　また，DMD児に特徴的な動揺性歩行は，身体重心を大きく左右に移動させる歩行で，片脚立位側の中殿筋の活動減少（筋緊張の低下）による骨盤傾斜と，それによる不安定性を代償するため，片脚立位側へ体幹を大きく移動させ，骨盤の水平位保持に必要な中殿筋筋力を減じさせる歩行となっている．

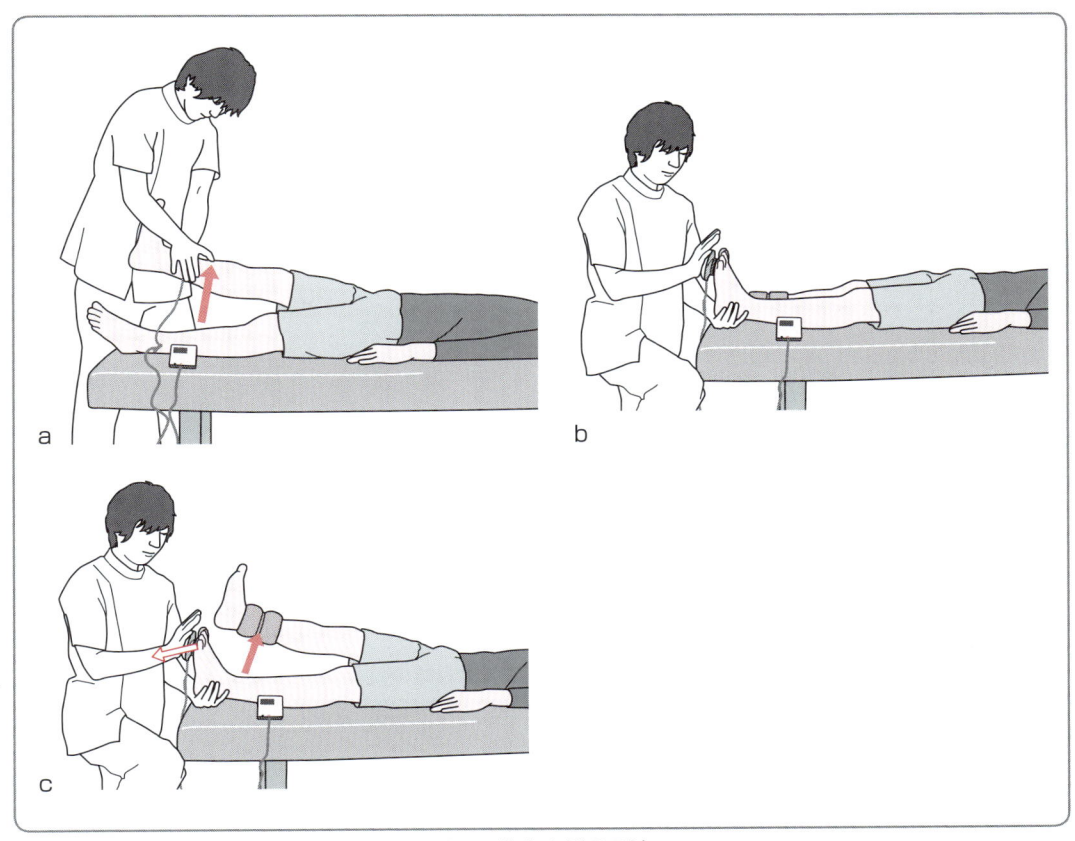

図4　非麻痺側SLR法
a：非麻痺側最大SLR時の筋力の測定，b：「安静時の抗力」の測定，c：「SLR時の抗力」の測定．

動作時筋緊張の定量的な測定方法

　歩行などの動作に伴う筋緊張の異常は，基本的には前述した動作の観察によって判断する方法が一般的である．われわれは脳卒中片麻痺患者における動作時筋緊張の亢進をより定量的に捉えるために，後藤ら[17]の方法を参考として，非麻痺側下肢に負荷を加えて下肢伸展挙上（straight leg raising：SLR）をさせたときに，不随意性に生じる麻痺側足関節の底屈運動を，用手筋力計（hand-held dynamometer：HHD）により測定する方法（以下，非麻痺側SLR法）を用いている[4]．

メモ 「非麻痺側SLR法」の測定方法

　あらかじめ背臥位にて被検者の非麻痺側を最大努力でSLRさせ，その力を下腿遠位部でHHDを用いて測定しておく（図4a）．「安静時の抗力」として，被検者を脱力させた状態で，検者が一方の手で麻痺側踵骨部を把持し，もう一方の手でHHDを保持して麻痺側第2中足骨頭部にHHDの受圧部を置き，足関節0°まで他動的に背屈させ，この0°位における底屈の抗力を測定する（図4b）．「SLR時の抗力」は非麻痺側に最大努力の50％負荷を重

③歩行分析における筋緊張の診かた

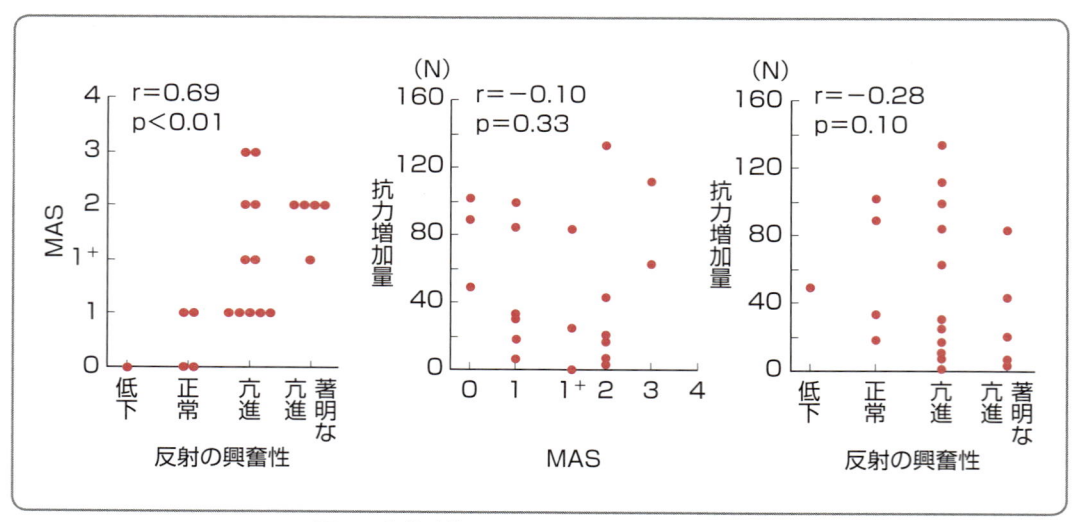

図5　安静時筋緊張と動作時筋緊張との関連

錘により加えてSLRさせ，その際，麻痺側足関節に不随意に生じる底屈運動を足関節0°位における底屈の抗力として測定する（図4c）．「SLR時の抗力」から「安静時の抗力」を減じたものを「抗力増加量」として求め，動作時筋緊張の指標とする．

安静時筋緊張と動作時筋緊張の関連性について

　われわれは脳卒中片麻痺患者において，安静時の筋緊張異常の程度と動作時の筋緊張異常の程度との間に関連があるか否かを調査した．対象は初発脳卒中片麻痺患者21例で，年齢は平均65歳（標準偏差14歳），発症後期間は平均184日（標準偏差181日），下肢の運動麻痺の程度はBrunnstrom recovery stage（BRS）にてⅢ6例，Ⅳ4例，Ⅴ5例，Ⅵ6例であった．安静時の筋緊張評価としては，足関節底屈筋群の痙縮の程度をアシュワース尺度変法（modified Ashworth scale：MAS）を用いて6段階で判定した．また，「反射の興奮性」の評価を，麻痺側のアキレス腱反射と足クローヌスの程度から，4段階で判定した．動作時筋緊張は「非麻痺側SLR法」にて抗力増加量を求め，それぞれの関連性をSpearmanの順位相関係数から検討した．

　MASと「反射の興奮性」との間には有意な相関を認めた（r＝0.67，p＜0.01）が，MASと抗力増加量，「反射の興奮性」と抗力増加量との間には有意な相関を認めなかった（r＝－0.10，p＝0.33とr＝－0.28，p＝0.10，図5）．

　一般的には，痙縮や腱反射の亢進など，安静時の筋緊張が高いと動作時の筋緊張も高いと考えられている．しかしながら動作時筋緊張を定量的に測定し，安静時の筋緊張異常との関連性を検討すると，両者に関連を認めなかった．Bhaktaら[18]やHonagaら[19]も安静時の痙縮の程度と連合反応の程度との関係を認めないことを報告しており，したがって，

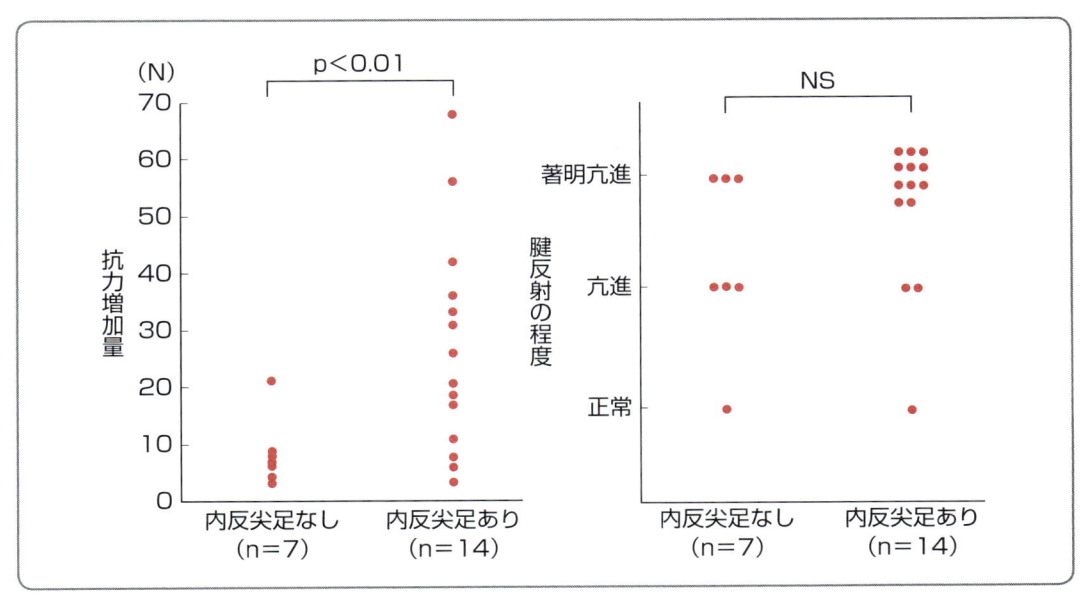

図6　歩行時内反尖足なし群とあり群における筋緊張異常の比較

安静時の筋緊張評価と動作時の筋緊張評価の結果は異なる可能性があるため，これらは別々に捉える必要性がある．

> **Advice**　徒手的な治療や物理療法を用いることで，安静時の筋緊張が低下することは実感できるが，その後動作に伴って再び筋緊張が亢進し，悔しい思いをすることがよくある．理学療法のアウトカム(outcome)は安静時の筋緊張ではなく，むしろ動作時の筋緊張にすることが大切で，そのためにも動作時筋緊張を定量的に捉えることが重要である．

歩行時内反尖足に安静時と動作時筋緊張のどちらが影響しているか？

　われわれはまた，脳卒中片麻痺患者の歩行時に認められる足関節内反尖足が，安静時の筋緊張異常と動作時の筋緊張異常のどちらにより強く影響を受けるかを調査した．対象は介助または自立にて歩行の可能な脳卒中片麻痺患者21例で，腱反射が減弱または消失している症例は，筋緊張の低下の影響で歩行時の足部接地パターンが変化することも考えられるため対象から除外した．対象の年齢は平均61歳（標準偏差10歳），発症後期間は平均87日（標準偏差44日），下肢BRSはⅢ2例，Ⅳ11例，Ⅴ3例，Ⅵ5例であった．伸張反射の興奮性を麻痺側アキレス腱反射にて3段階で判定した．動作時筋緊張は「非麻痺側SLR

法」にて抗力増加量を測定した．歩行時における足部接地パターンを目視により確認し，踵から接地する者を「内反尖足なし」，足部前側または外側部から接地する者を「内反尖足あり」と分類し，これら「内反尖足あり」群と「内反尖足なし」群について，抗力増加量および腱反射の程度をMann-Whitney検定を用いて比較した．

安静時の評価である腱反射の程度は「内反尖足あり」群と「内反尖足なし」群に有意差を認めなかった（p＝0.43）が，動作時の評価である抗力増加量は「内反尖足あり」群と「内反尖足なし」群で有意差を認め（p＜0.01），「内反尖足あり」群の抗力増加量が大きかった（図6）．

したがって，歩行時の内反尖足は安静時の反射の亢進，すなわち痙縮の程度とは関係なく，「非麻痺側SLR法」で測定した動作時の筋緊張異常との関連を示した．Adaら[20]も脳卒中片麻痺患者について歩行をシミュレーションした足関節の底背屈運動時に，腓腹筋からの筋活動電位を表面電極にて導出し，伸張反射の出現の程度が健常者と同程度であったことから，痙縮が脳卒中片麻痺患者の歩行障害の原因ではないと報告している．またBohannonら[21]は脳卒中片麻痺患者を対象に振り子テスト（Pendulum test）で測定した痙縮の程度と歩行速度との間に相関を認めないことから，痙縮の程度は歩行能力に影響しないと述べている．

このようなことから，歩行障害の要因となる内反尖足などの筋緊張の亢進は，安静時に測定された筋緊張異常の評価結果とは必ずしも関連しないこともあるため，注意が必要である．これに対し，われわれの「非麻痺側SLR法」による動作時筋緊張の評価は，歩行時の内反尖足と有意な関連を認め，リハビリテーション領域における動作時筋緊張を捉える指標として有用であると考えている．

> ▶若手理学療法士へひとこと◀
>
> 筋緊張の亢進や低下，さらには痙縮や固縮を判断することは，上位運動ニューロンや下位運動ニューロン，さらには錐体路や錐体外路など，生体のどこに異常があるかを知る目安となる．しかしながらリハビリテーション領域ではさらに筋緊張の異常がどのような動作障害に影響を及ぼすかといった観点で，機能障害を評価する必要がある．その点で，動作時筋緊張を捉えることは重要で，今後，さらに正確で定量的に動作時筋緊張を測定できる有用な方法を検討していく必要がある．

Further Reading

神経症候学　改訂第2版　第Ⅱ巻　平山惠造　文光堂，2010
▶ 動作時筋緊張の原因となる連合運動について「広汎性連合運動」「模倣性連合運動」「協調性連合運動」に分け，詳細にまとめてある．

●—文献

1) 田崎義昭, 斎藤佳雄：筋緊張の診かた. ベッドサイドの神経の診かた 改訂16版（坂井文彦 改訂）, pp35-37, 2004, 南山堂
2) O'Dwyer NJ, Ada L, Neilson PD：Spasticity and muscle contracture following stroke. Brain. 119(5)：1737-1749, 1996
3) Lance JW：Symposium synopsis. Spasticity：disordered motor control（Feldman RG, Young RR, Koella WP eds.）, pp485-494, 1980, Symposia Specialists, Miami, FL
4) 村上忠洋：脳卒中片麻痺患者の筋緊張異常の捉え方, 中部リハビリテーション雑誌, 1：9-13, 2006
5) 村上忠洋：反射・筋緊張の評価. 臨床理学療法マニュアル 改訂第2版（黒川幸雄, 他 編）, pp27-36, 2007, 南江堂
6) 日本神経学会用語委員会編：神経学用語集 改訂第2版, p21, 1993, 文光堂
7) 奈良 勲監修, 内山 靖 編：理学療法学事典, 2006, 医学書院
8) Perry J, Burnfield JM：ペリー 歩行分析 正常歩行と異常歩行 原著第2版（武田 功, 他 監訳）, pp32-82, 2012, 医歯薬出版
9) 伊藤 賢, 中橋亮平, 隈江哲也, 他：脳卒中片麻痺患者における短下肢装具の効果—歩行パターンの分析より, 第21回東海北陸理学療法学会誌, ：86, 2005
10) 瀬戸達也, 中橋亮平, 粕谷昌範, 他：回復期病棟における脳卒中片麻痺患者の異常歩行パターンの経過について, 愛知県理学療法学会誌, 20(1)：34-35, 2008
11) 村上忠洋, 村瀬政信, 坂本亜理砂, 他：歩行チャートを用いた脳卒中片麻痺患者の歩行評価—異常歩行パターンと歩行速度との関連性, 理学療法学, 29(Suppl.2)：184, 2002
12) 畑迫茂樹, 村上忠洋, 村瀬政信, 他：歩行評価におけるビデオ画像を用いた学習効果, リハビリテーション教育研究, 8：13-15, 2003
13) 里宇明元：筋ジストロフィー. 新編装具治療マニュアル疾患別・症状別適応（加倉井周一, 他 編）, pp168-190, 2000, 医歯薬出版
14) 植田能茂：筋ジストロフィー症. 歩行を診る 観察から始める理学療法実践（奈良 勲 監修）, pp262-277, 2011, 文光堂
15) 野島元雄：進行性筋ジストロフィー症の歩行, 理学療法と作業療法, 2(5)：24-31, 1968
16) 福井俊哉, 塚越 廣, 布施 滋, 他：筋ジストロフィーの歩行, 神経内科, 17(5)：438-444, 1982
17) 後藤伸介, 辛島修二, 山口昌夫, 他：脳卒中患者の筋緊張—筋伸張の影響について, 理学療法学, 22(1)：1-4, 1995
18) Bhakta BB, Cozens JA, Chamberlain MA, et al：Quantifying associated reactions in the paretic arm in stroke and their relationship to spasticity. Clin Rehabil. 15(2)：195-206, 2001
19) Honaga K, Masakado Y, Oki T, et al：Associated reaction and spasticity among patients with stroke. Am J Phys Med Rehabil. 86(8)：656-661, 2007
20) Ada L, Vattanasilp W, O'Dwyer N, et al：Does spasticity contribute to walking dysfunction after stroke? J Neurol Neurosurg Psychiatry. 64(5)：628-635, 1998
21) Bohannon RW, Andrews AW：Correlation of knee extensor muscle torque and spasticity with gait speed in patients with stroke. Arch Phys Med Rehabil. 71(5)：330-333, 1990

4 セルフケアにおける筋緊張の診かた

星　昌博, 丸岡知昭

> 筋緊張を診るには，身体の各体節が重心線に対し，前後，左右どちら側にあるか分析することが大切である．次に，関節の問題か筋の問題かを鑑別する．動作の最終可動域に近づくにつれ，動作方向につまり感や違和感が生じれば関節の問題，逆に動作方向とは逆側の筋にツッパリ感が強い場合には筋の問題であることが多い．この原則に従い評価する．

第一印象を大事にする

　セルフケアにおける筋緊張を診るには，姿勢を分析することが大切である．特に，抗重力位の立位姿勢には多くの情報が含まれている．抗重力位での不良姿勢の原因として，関節可動域，筋力，感覚，バランスの問題などが考えられる．その中で，どれが一番大きな問題かを絞り込むことが必要となる．腰の曲がった高齢者が，歩き始めたら腰がスーと伸び，大股で歩くことなど臨床上決してみられない．一般的に，立位で観察される問題は動き始めるとより明瞭となる．姿勢を改善することは動作の改善をもたらすが，これはセルフケアにおいて重要な足がかりとなる．本項では姿勢を保持する筋活動を筋緊張と定義し，不良姿勢全般に影響を及ぼす体幹筋群を例に筋緊張の診かたを解説する．

筋緊張を診る前にやらなければならないことがある

　筋緊張を診る際に考慮しなければならないこと，それは，その不良姿勢が筋の問題によるものか，関節の問題によるものかを判別評価することである．評価は姿勢分析から始まる．姿勢が左右非対称か前後の姿勢が崩れていないかを観察し，その原因を推測して仮説を立てる．その仮説検証のための作業として触診，他動的あるいは自動的運動や誘導により，原因となっている問題点とそれに付随する問題点を抽出する．この際に重要なことは，重力に対する各体節の位置関係を考慮することである．例えば，背臥位から上体を起こす起き上がり動作と立位で上体を前傾するお辞儀動作では，各体節の位置関係は同じでも，主働筋が異なる．起き上がり動作は股関節，体幹の屈筋群が主働筋である．これに対し，お辞儀動作は上体が前方へ倒れていくのを抑制しなければならないため，股関節，体幹の伸筋群が主働筋になる．

筋は起始，停止の直線方向にしか収縮せず，収縮が隣接する筋線維へ伝搬することはない．動きの方向と筋線維の方向とが異なる場合には，他の筋との合力による動きがみられるか否か，動きの方向によってはその筋の役割が異なることも考えなければならない．

分析～関節か筋か，の原因を見分けるには？～

　臨床上，姿勢や動作不良の原因が関節にあるのか筋にあるのかを見分けることは，簡単ではない．関節に問題がある場合は，関節が圧縮される側に抵抗感（つまり感）などの違和感や痛みとしての症状が現れる．これに対し，筋に問題がある場合は，関節が伸張する筋の伸張性の低下による緊張感（ツッパリ感）として症状が現れることが多い．この原則に従い評価を行う．

　例えば，頸部を右に側屈したときに右の頸部に違和感があり，その状態で頭を右側屈方向に押圧すると症状が増悪した場合は関節に付随した問題であり，逆に左の頸部にツッパリ感が生じる場合は左の頸部筋群の過緊張などの問題である可能性が強い．実際には，関節と筋との問題が混在していることも多く観察される．最終可動域での筋の緊張感が減少しても可動域の制限が残存する場合は，最終可動域のエンドフィールに注目し，エンドフィールが硬い場合は拘縮のある関節を特定してモビライズし，関節の動きを改善したうえで再評価する．

二次的な姿勢の崩れ

　疾病や外傷で１ヵ所でも問題が起こると，代償的に他の身体部位にも姿勢の崩れが波及する．特に問題の起こった近位の関節・筋から遠位に波及することが臨床上見受けられる．図１のように股関節を弾性包帯で強制的に屈曲・外転・外旋位固定して静止立位姿勢を測定したところ，遠位の関節である顎関節の咬合のずれが観察された．

　特に，筋力の弱い人や子どもでは，身体部位のずれが遠位へ波及する傾向が強い．代償期間が短ければ，原因の問題点が解決することで，二次的に発生した問題点も改善することが多いが，代償期間が長くなることで，二次的問題点それ自体も治療対象になることがある．

> **POINT**
> 原因と二次的問題の関連性を評価することは，非常に大切である．１つの問題点が改善したときには，必ず他の問題点を再評価し，今後治療が必要なのか判断する．

立位中間位

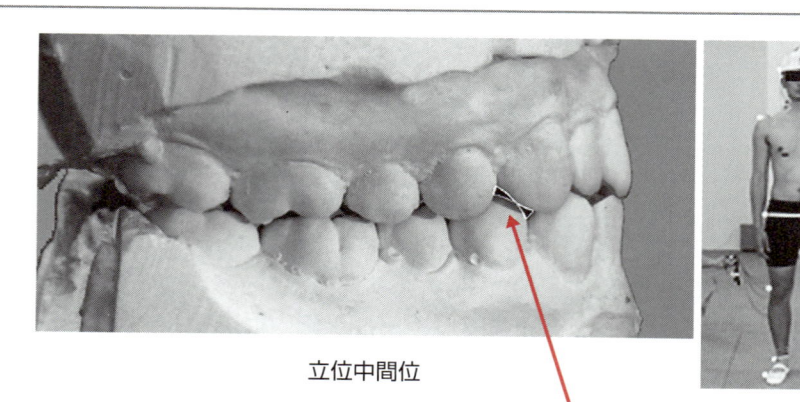

咬合のずれによる歯間面積の差異

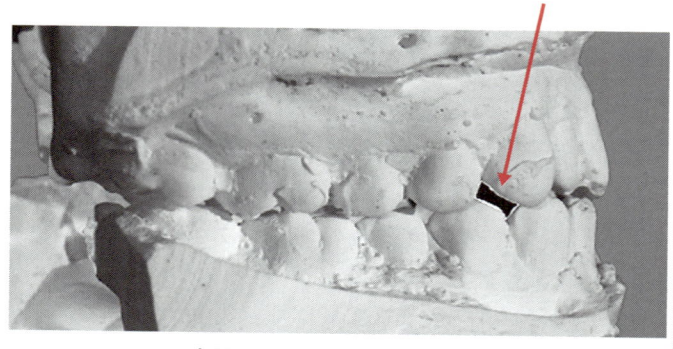

右股関節屈曲・外転・外旋位

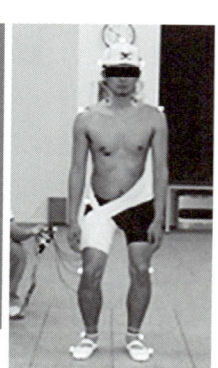

図1　右股関節可動域制限による咬合への影響
「星　昌博，渡部祥輝，伊藤康雅，他：栄養管理とリハビリテーション　栄養と運動，理療，38（2）：47，2008」より許諾を得て転載

重力との関係を考慮すると，見かたが変わる！

抗重力位での筋緊張について考えてみよう．

● 座位

身体の各体節が同じ位置でも重力との関係により，緊張する筋，伸張される筋が異なる．膝下が座面前端に接し足底が床に接しない自然端座を座位中間位（以下，中間位），体幹筋を脱力して屈曲した姿勢を座位スランプ位（以下，スランプ位）とし，健常男性10人を対象に脊柱起立筋（L3，4），外腹斜筋，内腹斜筋，腹直筋，中殿筋の表面筋電図（以下，筋電図）計測を行い，姿勢による筋緊張の変化を調べた結果を表1に示す．腹直筋，外腹斜筋，内腹斜筋は中間位よりもスランプ位のほうが筋緊張増加の傾向があった．これは，何を意味するのであろうか．

臨床上，座位における腹部筋群の緊張性が重視されているが，中間位の腹部の筋緊張はスランプ位よりも低い．スランプ位では骨盤が後傾し重心が後方へ移動するため，体幹を

表1 座位スランプ位と座位中間位での筋活動比較

	座位スランプ位 平均値	SD	座位中間位 平均値	SD	統計差
脊柱起立筋	1.91	1.87	6.26	1.87	ns
外斜腹筋	3.09	1.93	2.79	1.88	ns
内斜腹筋	1.54	0.79	1.5	0.76	ns
腹直筋	1.56	1.2	1.32	0.9	$p<0.05$
中殿筋	0.99	0.91	1.11	0.96	ns

単位：％MVC

支えるのに，腹部筋，特に腹直筋が緊張する（$p<0.05$）．スランプ位から中間位に姿勢を変化するには，身体重心を前方に移動させるために骨盤を前傾させる必要が出てくる．このときの主働筋は股関節屈筋群になる．また身体重心が前方へ移動しすぎることを防止するため体幹を伸展させるが，この主働筋は脊柱起立筋と股関節伸筋群である．図2，3に示すように，座面における中間位での圧中心（以下，COP）は，坐骨の頂点ではなく大腿部と坐骨の間にある．また，中間位での脊柱起立筋の筋緊張と立位中間位を比べた場合，座位のほうが筋の緊張が高いことがわかる．

メモ
静止姿勢では身体の動きがないため，身体重心線はCOPを通る鉛直腺となる．

● 頭部傾斜

図4と5に中間位の座位で，肩と頸部の傾斜角が同じになるよう紐でガイドし，頭部を側方に25°傾斜した際の姿勢と筋電図を示す．上体に対して頭部を左側方に傾斜させると右側の頸部筋の筋緊張が高まる．これは，5～6kgの重量のある頭部が重力方向に傾斜していくのを止める筋緊張によるものである．頭部左側方傾斜により重心が左変移するため，右側の脊柱起立筋の筋緊張が活性化する（図5a）．頭部と肩の角度を25°に保ったまま目のラインを水平にしたときは左側の筋緊張が高まる（図5b）．これは，左右の目のラインを水平に保つための平衡反応で基盤となる上部体幹が右傾斜するが，それに伴い頭部も上部体幹の傾いた方向へ傾斜していくのを左側の頸部筋と脊柱起立筋下部が止めるためである．このことからも，身体重心線に対して頭部がどちらに傾斜しているかを診ることがいかに大切かわかる．

● 立位

同様の観点から，股関節を屈曲・外転・外旋位に固定した立位と正中位での立位を比較する．図1に示したように右股関節を屈曲・外転・外旋位で固定すると体幹が前傾する．その結果，立位中間位より左右の脊柱起立筋上部，下部の筋緊張が高まる（図6a）．この

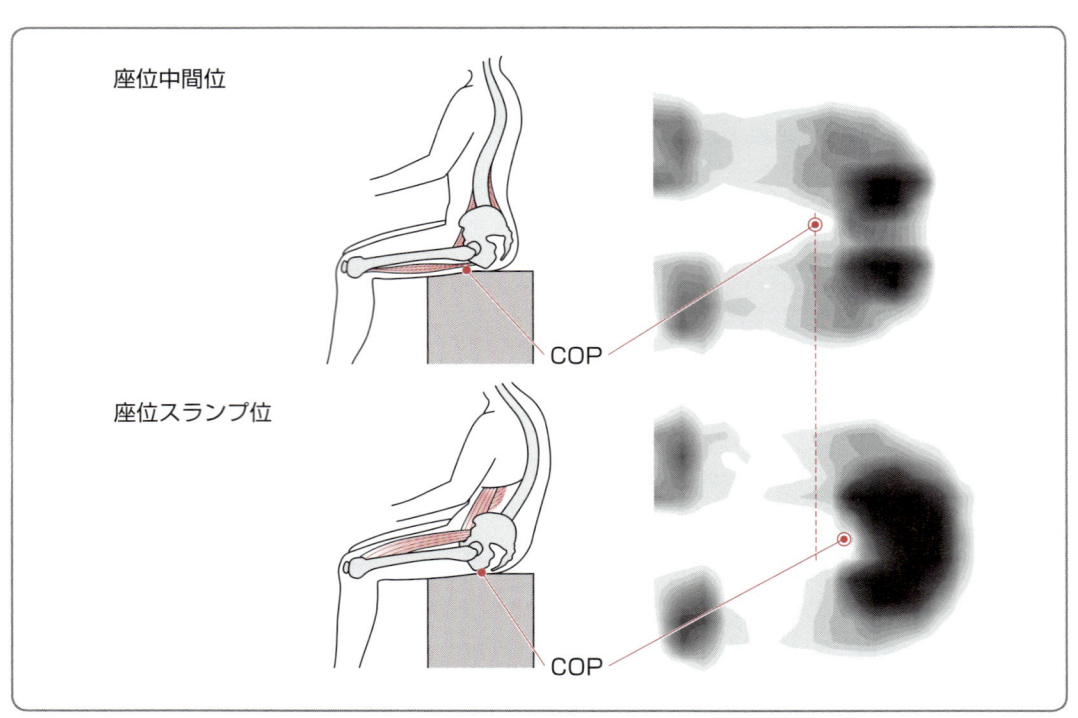

図2 座位中間位と座位スランプ位と圧中心（COP）との関係

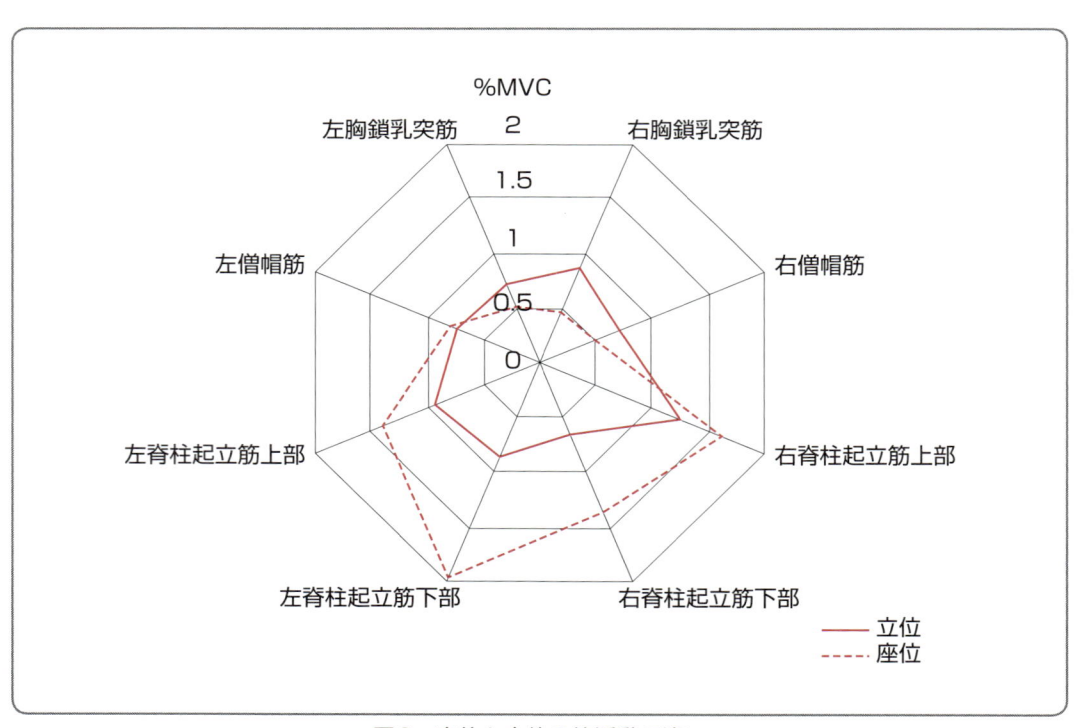

図3 座位と立位の筋活動の違い

身体重心線

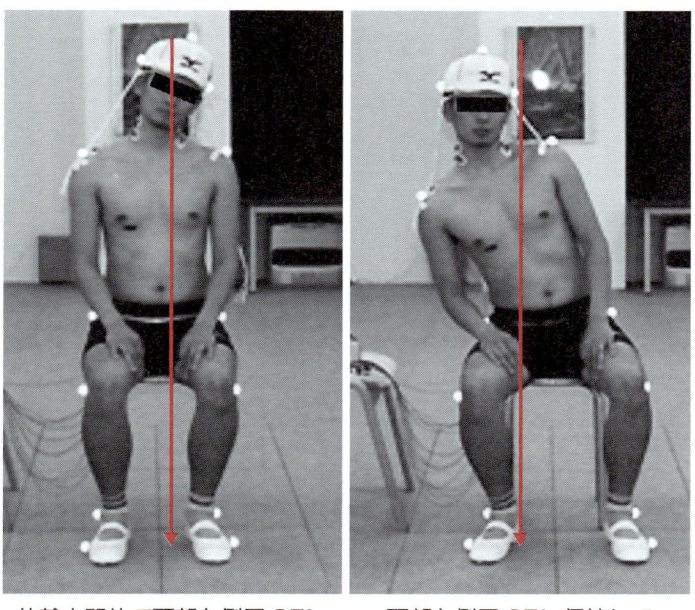

体幹中間位で頸部左側屈 25°　　頸部左側屈 25° 保持して
　　　　　　　　　　　　　　　　眼位水平位

図4　頸部側屈と身体重心線との関係
頸部の側屈角度が同じになるよう紐でガイドした.

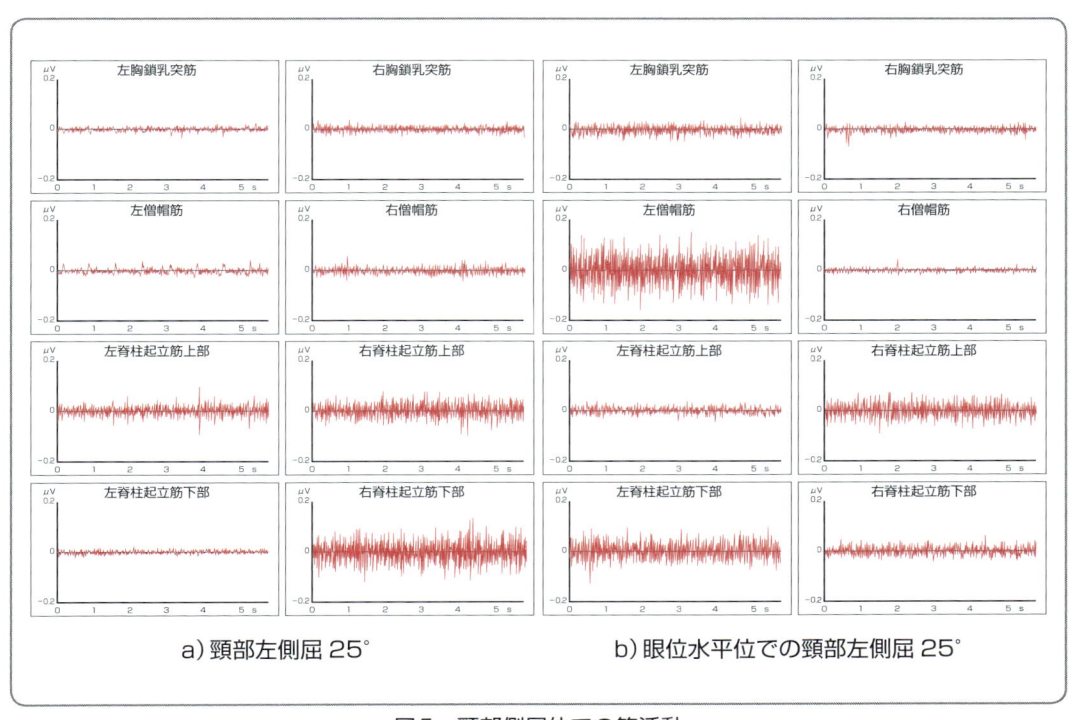

a) 頸部左側屈 25°　　　　　　b) 眼位水平位での頸部左側屈 25°

図5　頸部側屈位での筋活動

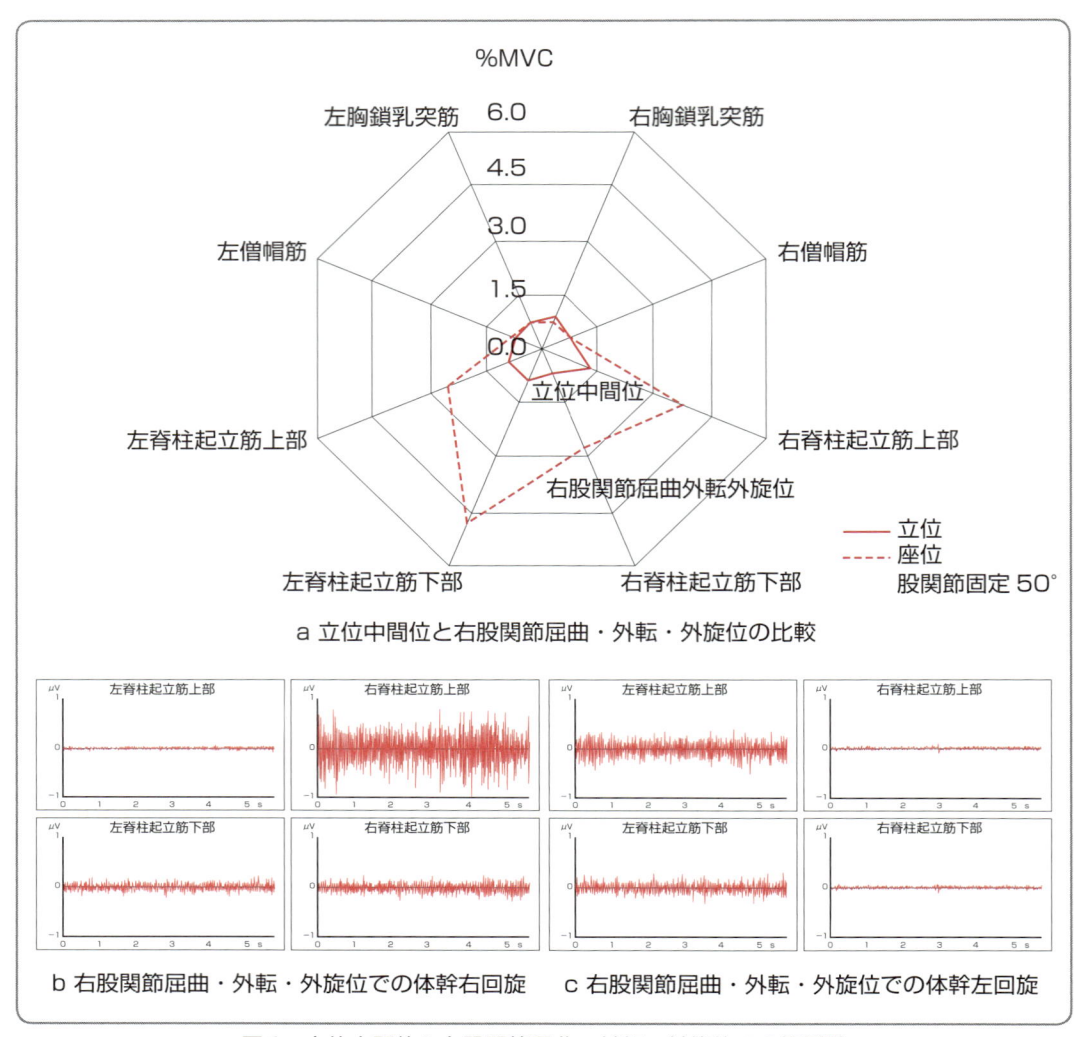

図6 立位中間位と右股関節屈曲・外転・外旋位での筋活動

a 立位中間位と右股関節屈曲・外転・外旋位の比較
b 右股関節屈曲・外転・外旋位での体幹右回旋
c 右股関節屈曲・外転・外旋位での体幹左回旋

とき，支持側となる股関節非固定側（左側）の脊柱起立筋下部の筋緊張が大きく，次に股関節固定側である同側（右側）の脊柱起立筋上部の筋緊張が大きくなる．つまり，前傾する体幹を保持するために支持側の脊柱起立筋下部が主に緊張し，体幹前傾によるトルクを軽減するために同側の脊柱起立筋上部が上体を起こす補助的な活動をしていたと考えられる．

一方，両僧帽筋の緊張変化は少ないことから，股関節から波及した姿勢の崩れは脊柱起立筋が代償し，その影響は僧帽筋には及ばなかったといえる．この肢位で上部体幹を右回旋させると，右側脊柱起立筋上部の筋緊張が大きく高まり（図6b），左回旋させると，左側脊柱起立筋上部の筋緊張が大きくなった（図6c）．このとき，脊柱起立筋下部に比較し，脊柱起立筋上部が大きな筋緊張がみられたことからも，上部体幹の回旋は脊柱起立筋上部

視察	部位	関節：最終可動域でのつまり感		筋：動きによるツッパリ感		備考
		右	左	右	左	
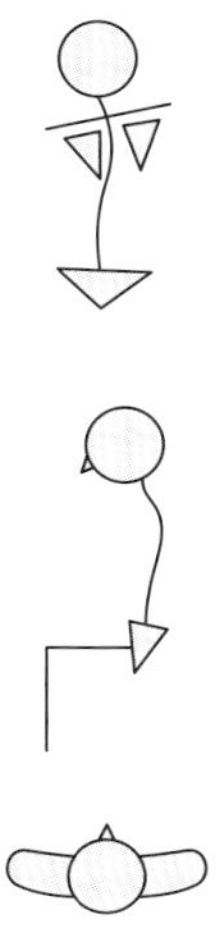	頸部				右側屈にて ＋	
	体幹	右回旋・側屈で 胸腰移行部　＋ 腰椎伸展にて 腰部　＋ 右側屈にて腰部 ＋	腰椎伸展にて 腰部　＋	体幹屈曲にて 脊柱起立筋上部 ＋	体幹屈曲にて 脊柱起立筋上部 ＋ 右回旋屈曲・側 屈脊柱起立筋下 部　＋＋	
	上肢帯			肩甲骨外転・ 挙上，前方突出 ＋	肩甲骨内転・ 下制 ＋	
	下肢帯					
	原因→ 二次的問題	腰椎の伸展可動域の低下　→　脊柱起立筋上部の過緊張　→ 肩甲骨周囲筋群の過緊張　→　Scapula humeral rhythm の 破綻　→　肩関節腱板損傷				

図7　評価表の記入例

が主働筋であることがわかる．

評価表

　視診での検査姿勢は端座位か背臥位とし，始めに筋による問題か関節による問題かを判別する．姿勢の略図や最終可動域における押圧によるつまり感の評価や動きによるツッパリ感の評価を表に記載する（図7）．動作の最終可動域に近づくにつれ，動作方向につまり感や違和感が生じれば「＋」とし，関節の問題である可能性が高い．さらに押圧をかけ，つまり感や違和感が強くなる場合や痛みが生じた場合は関節の問題だと確証できる．一方，動作方向とは逆側の筋にツッパリ感や緊張が高い場合には，ツッパリ感の評価は「＋」，かなり高い場合には「＋＋」とする．それ以外にも筋の緊張が低い場合には「－」，かなり低いときに「－－」と記入する．筋力低下が原因である場合も記載する．このとき，本人に聞きながら検査することも大切である．原因→二次的問題は既往歴，問診も考慮し，最初に障害が起きたところから二次的に出た障害を記載する．また，最終可動域で筋の緊張がそれほど高くないときは，関節の問題であることも考え，関節の動きを改善した後に再評価する．

具体的事例

　臨床上，崩れた姿勢が原因で二次的，三次的な障害を招いたと考えられるケースを経験することがある．そのようなケースはどのようにして考えていけばよいのであろうか．前述した評価方法に基づいて考えていく．

●脊柱管狭窄症の術後数ヵ月後に両肩の腱板損傷を起こした患者（70歳代，女性，専業主婦）

1) 現病歴

　1年ほど前よりひどい腰痛に悩まされ，他院にて腰部脊柱管狭窄症と診断されて手術を実施した．腰痛は軽減したものの術後10ヵ月ほど経過した頃より両肩の痛みが出現，当院にて腱板損傷と診断され右肩の手術を実施した．

2) 姿勢観察と筋緊張の評価

　まず静的な姿勢を観察する．この患者では座位姿勢は前額面上において体幹左側屈，矢状面上では腰椎の前弯は減少していた．肩甲骨は右が外転，挙上，前方突出し，左が内転，下制していた．また，頸部も軽度左側屈していた．このような静的な姿勢を図7に示すように観察欄に記録する．

　次に，筋の問題か，関節の問題か確認するための評価を行う．自動的検査で，体幹右回旋，側屈で右胸腰椎移行部のつまり感がみられた．より明確にするために最終可動域で右回旋方向に軽く押圧したところ違和感が強くなった．また，腰部でも伸展，右側屈最終可動域でつまり感があった．このことから，右胸腰椎移行部，腰椎に関節の問題があることが判明した．一方，筋に関しては，体幹屈曲で両脊柱起立筋上部のツッパリ感が認められた．また，体幹を右回旋すると左脊柱起立筋下部のツッパリ感が強く感じられた．また，肩甲骨も右は下制で肩甲挙筋，左は外転で菱形筋などにツッパリ感があり，頸部も左側屈で右僧帽筋，頭板状筋などにツッパリ感が生じた．

3) 考察

　この患者では，腰椎脊柱管狭窄症の後遺症で腰椎の良好な姿勢をとることができなかったために，肩甲骨を含めた上部体幹の代償が生じたといえる．その結果，肩甲骨周囲の筋の過緊張により正常な動きが阻害され，肩甲上腕リズムが崩れて腱板に過剰な負担がかかったと考えられた．

　また，治療時間までの待ち時間でも評価姿勢と同様の姿勢であることが観察されたため，日常的に背部筋群の筋緊張が高い姿勢をとっているものと想像できた．

　日常の何気ない姿勢は，本人にとって一番楽だと思われるためにその姿勢をとっていることが多い．たとえそれが不良姿勢であっても，本人にとっては楽だと思われる姿勢であるがゆえに，その姿勢をとり続ける頻度や時間も自然と長くなる．無意識な不良姿勢の習慣化は関節や筋に起因すると考えられるが，習慣化から起こる姿勢の偏りによって関節や筋に組織学的変化が生じると，痛みや拘縮などの障害を引き起こす原因となる．

　生活歴を問診することで有用な手がかりを得ることもあるため，治療時間以外の無意識

での姿勢の観察も重要である．

> **Advice**　セルフケアは患者の障害改善や進行の遅延，不良姿勢から予見できる二次的障害に対する予防の有用な手段といえるが，適切な評価に基づいた指導が必要である．そのためには筋緊張や関節可動域評価はもちろんのこと，無意識な日常動作姿勢についても客観的な姿勢分析を行い，問題点を解析することが求められる．

▶若手理学療法士へひとこと◀

- 先入観を排除し，常に客観的に分析する．
- 身体と重力との関係を考えて，原因か二次的問題か評価する．
- 筋か関節か？　問題点を解析する．短縮している筋に対してはストレッチを，伸長されている筋，低緊張な筋についてはファシリテーションを施行する．
- 最後に，当たり前のことを当たり前に評価し，治療することがスペシャリストへの道となる．

Further Reading

基礎バイオメカニクス　山本 澄子，石井 慎一郎，江原 義弘　医歯薬出版，2010
▶ 基本的な動作をバイオメカニクス的見方で分析している．視覚的に理解しやすい1冊といえる．

●―文献

1）星　昌博，渡部祥輝，伊藤康雅，他：栄養管理とリハビリテーション　栄養と運動，理療，38（2）：42-50，2008
2）星　昌博，川添康大，守屋栄理子：動作時における体幹筋の働きの分析，神奈川県総合リハビリテーションセンター紀要，37：45-51，2010

5 頸部・体幹および顎・口腔の筋緊張の診かた

濱崎寛臣

> 頸部・体幹の筋緊張は重力に対抗しており，姿勢を保てる程度に「高く」，運動できる程度に「低い」ことが適当である．顎・口腔の筋緊張は頸部に作用するモーメントで変化する．筋緊張に影響を与える主な因子として，①環境，②意識・注意，③筋力，④関節可動域，⑤痛み，⑥感覚が考えられる．評価には視診，触診，声かけ，環境調整の手段を用いる．6因子の相互作用に注意しながら各手段を繰り返し，筋緊張を「正常」「亢進」「低下」で評価する．

頸部・体幹の筋緊張は常に重力に対抗している

頸部・体幹の筋緊張は，重力に抗して姿勢を保てる程度に「高く」，重力に抗して運動できる程度に「低い」ことが適当である．すなわち，筋緊張は重力に抗した適度な範囲の中で自由に調整できることが理想である．臨床場面では頸部・体幹が重力に抗して姿勢を保ち，遠位部に位置する頭部・四肢の随意的な運動がスムーズに可能であれば筋緊張は正常と予測できる．反対に，運動がスムーズではなく運動範囲の狭小化，努力性の運動による易疲労，頭部・四肢の固定や過剰な動き（代償動作）がみられれば，頸部・体幹の筋緊張に異常があると予測できる．

筋緊張を姿勢アライメントと関節モーメントから考える

重力に抗して姿勢を保っている頸部・体幹の筋緊張を診るためには，評価対象とする筋が作用している内部モーメント（筋が関節に作用するモーメント）を推測し筋出力を予測する．内部モーメントの方向と大きさは，その筋が作用する関節（回転軸），そして関節より上方にある質量の中心と関節までの距離（レバーアーム）から判断できる．静止時は，外部モーメント（質量が関節に作用するモーメント）と内部モーメントが釣り合っている状態であり，筋は等尺性収縮をしている．例えば，座位や立位で腰部に作用する内部モーメントは，上半身重心（第7～第9胸椎）の位置と当該関節までのレバーアームの長さから判断する（図1）．

内部モーメント(M)＝外部モーメント
外部モーメント＝重力(F)×レバーアーム(L)

内部モーメント：M

第4・第5腰椎間
を想定

重心の重力：F

レバーアーム：L

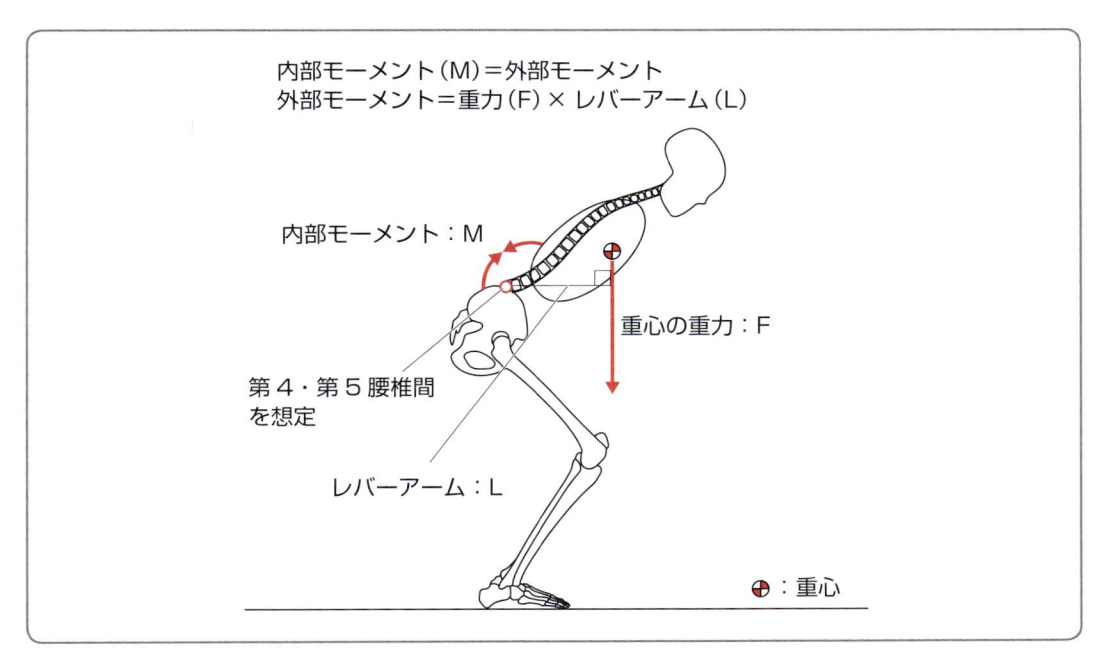

⊕：重心

図1　体幹前屈時の腰椎に作用するモーメント
起立などでみられる前傾姿勢の第4・第5腰椎間に作用するモーメントを考える．
この姿勢を保持するためには，内部モーメントと外部モーメントは釣り合っているので図中の式が成り立つ．
「勝平純司，江原義弘：バイオメカニクスの基本事項．介助にいかすバイオメカニクス（勝平純司，山本澄子，他 著），p21，2011，医学書院」より一部改変して引用

メモ　バイオメカニクスの本で「HATの重心」は「体幹の重心」のこと

体幹の重心は，頭部と両上肢，骨盤を含まない体幹，それぞれの重心を合成したものである．バイオメカニクスの本ではHATの重心と書かれることもある．HATは，頭部（Head），腕（Arm），体幹（Trunk）の頭文字をとったものである[1]．

筋緊張に影響を与えるものは？

筋緊張に影響を与える主な因子として，①環境，②意識・注意，③筋力，④関節可動域，⑤痛み，⑥感覚が考えられる[2-4]．これらは相互に影響し合っており，1因子だけが変化するよりも，いくつかの因子が同時に変化することのほうが多い（図2）．日々の臨床の中で対象者の6因子に変化がみられたときは，筋緊張も変化していないか確認する．以下に，6因子が筋緊張にどのような影響を与えるか，もしくは，なぜ影響を与えるのかを，筆者の臨床経験を通して述べる．

● 環境

対象者は重力の反作用として接地面から床反力を受けている．使用しているベッドや椅子の種類によって接触面の硬さ，範囲などが異なり，単位面積当たりの床反力が変化する．接地面をやわらかくする，あるいは広くすることで床反力は分散するため，リラックスし

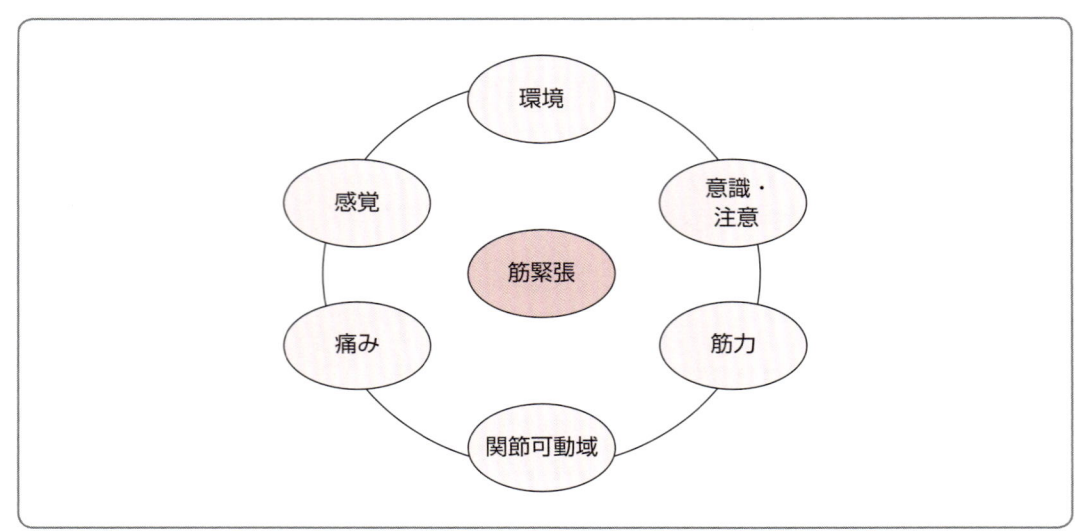

図2 筋緊張に影響を与える6因子
6つの因子のどれか1つが変化すると筋緊張が変化する．
1つの因子が変化すると他の因子も変化する．

た姿勢となり正常な筋緊張が保たれる．また，長時間になると痛みや疲労で筋緊張が亢進する場合がある．環境から筋緊張を考えるときには，経過時間も考慮する必要がある．

● 意識・注意

ここでの意識は覚醒度を意味する．指示理解が可能であれば対象者は声かけだけで自ら動き，筋緊張を変化させることができる．意識（覚醒度）が低いと外部からの入力が刺激となり容易に筋緊張を変化させてしまう．

ここでの注意は筋緊張を認識し調整することができるかを意味する．いわゆる「良い姿勢」を意識させることで対象者の潜在能力を判断する．

● 筋力

筋力を診るときには，姿勢をつくるための筋出力とつくった姿勢を保持するための筋持久力の2つに分けて考える．また，身体重心の位置と関節モーメントの関係からは，自動的に作用している筋力が推測できる．円背者の場合，頭部が上半身よりも前方に位置するため，頭部までのレバーアームが長くなる．そのため，関節モーメントが大きくなり筋出力も増加し，筋緊張も亢進することが推測できる（図3）．

● 関節可動域

関節構成体に起因する可動域制限があると隣接する関節が代償的に動き，過度の運動や無理な姿勢での保持を要求されるため筋緊張が亢進する．また，可動域制限の原因が中枢神経起因の障害である痙縮・固縮のこともある．

● 痛み

術後や損傷による痛みがあると防御性収縮が起こる場合がある．対象者は痛みが和らぐ

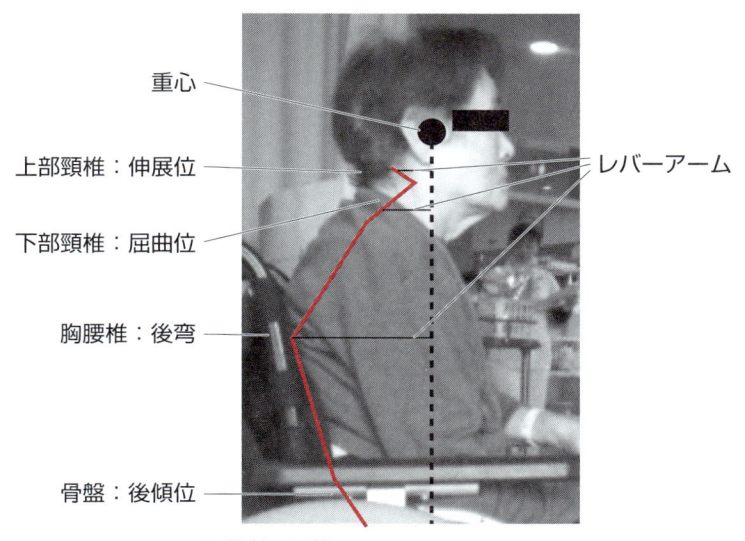

図3 円背者の頸椎アライメントとモーメント
円背者は頭部の重心が脊柱の前方にあるため，胸腰椎・頸椎の内部モーメントは伸展モーメントである．また，正面を注視するため上部頸椎は伸展位となっている．正常な座位アライメントと比べ各関節のレバーアームが長くなる．

姿勢を見つけ保持しようとする．長期化すると筋の伸張性は低下し短縮・過緊張の原因となるため，痛みはできるだけ早く取り除きたい．また，防御性収縮の姿勢であってもリラクセーションができるよう，クッションなどで隙間を埋めることで筋緊張を正常に近づけることができる．

● 感覚

支持面となる四肢・体幹に感覚障害があると床反力を認識できない．脳卒中片麻痺患者など一側上下肢・体幹に感覚障害があると，その重さや空間内の位置，関節角度が認識できず，反対側（非麻痺側）だけで代償的にバランスを保とうとするため，筋緊張が亢進しやすい．発症から間もない時期ほど代償的になりやすく，努力性に反対側（非麻痺側）を使用するので，症状に対する十分なアプローチが必要である．

頸部・体幹アライメントが顎・口腔の筋緊張に影響している

顎・口腔の筋には咀嚼筋，舌骨上筋，舌骨下筋，口輪筋などがあり，協調運動によって下顎骨や口唇の開閉を行う．顎関節は，側頭骨の下顎窩と下顎骨の関節突起で構成され，下顎骨が前後左右，挙上下制に運動する．下顎骨は舌骨を介して甲状軟骨，胸骨，鎖骨，肩甲骨と連結している．下顎骨と舌骨の間の筋は舌骨上筋群，体幹と舌骨の間の筋は舌骨下筋群と呼ばれる（図4）．舌骨はさまざまな方向から付着している筋のバランスによってその位置が決められる（各筋の長さで舌骨の位置が決まる）ため，体幹に対する頭部の

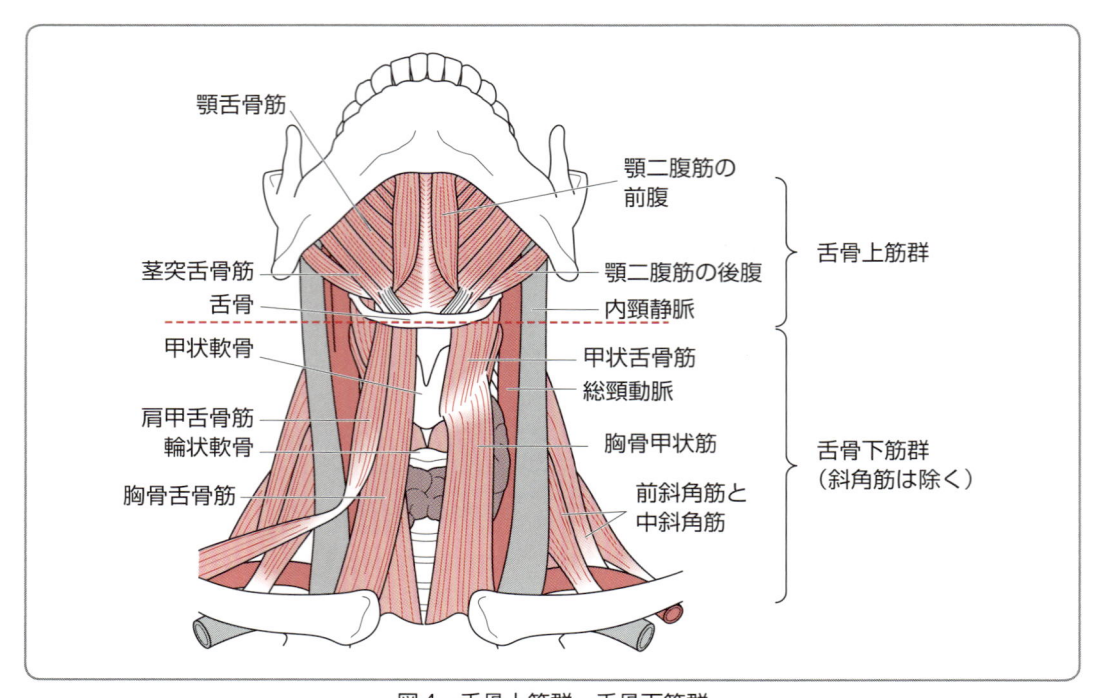

図4 舌骨上筋群，舌骨下筋群
舌骨は多方向から付着する筋のバランスによって位置が決まる．
「オトガイ舌骨筋は顎舌骨筋よりも深くみえない．」[6]
「Drake RL, Vogl AW, Mitchell AWM：Neck, Gray's anatomy for students 3rd Ed., p1009, 2014, Churchill Livingstone, Philadelphia, PA」より一部改変して引用

位置で頸部に作用する内部モーメントが変化し筋緊張も変化することが予想できる．また，舌骨は甲状軟骨と連結しているため，嚥下時の喉頭挙上に直接的に作用する[5]．円背者のような，前かがみ姿勢で頭部が体幹よりも前方にあり，胸椎は屈曲，下部頸椎（C3～C7）は屈曲，上部頸椎（C1～C2）は伸展している場合，頸部前面の舌骨上下筋群は伸張され，頭部の重さが頸部に作用するモーメントは大きくなり，喉頭挙上にも影響を及ぼし嚥下障害の一因となる（図5）[2,6]．

筆者が行っている臨床での筋緊張評価の紹介

筆者は頸部・体幹および顎・口腔の筋緊張を判断・評価するために，前述の6因子を確認している．確認に使用する手段は視診，触診，声かけ，環境調整である．各手段を6因子の相互作用に注意しながら繰り返し実施する（図6）．各因子の詳細が把握できれば統合と解釈を行い，評価目的である筋肉の筋緊張を「正常」「亢進」「低下」で評価する[7]．

評価の流れは，まず評価したい場所で評価したい姿勢をとってもらう．そして，視診で全体のアライメントと局所の筋の浮き上がりとしてみられる張りを確認する．左右差がある部位，筋が張っている部位，衣類で見えない部位などは触診で筋の硬さを確認する．声

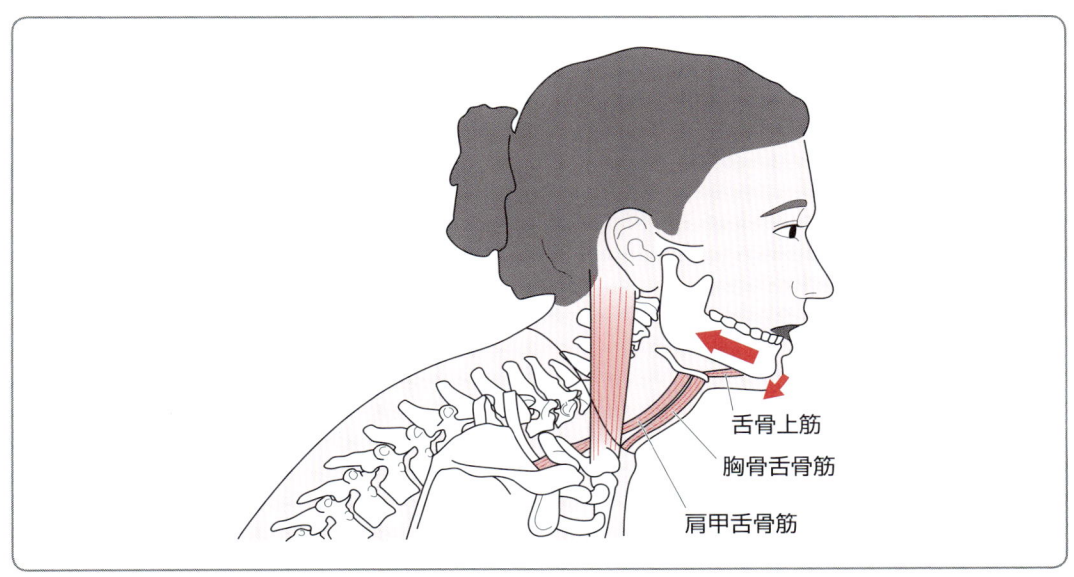

図5　円背による舌骨の位置の変化

頭部が前方突出することで，頸部は伸展位になる．頸部前面の舌骨上下筋群は伸長され他動的に緊張された状態となる．伸張された位置からの喉頭挙上には強い筋収縮が要求されるため嚥下はしにくくなる．
「Neumann DA：Chapter 11 Kinesiology of Mastication and Ventilation, Kinesiology of the Musculoskeletal System 2nd Ed., p451, 2010, Mosby, St.Louis, MO.」より一部改変して引用

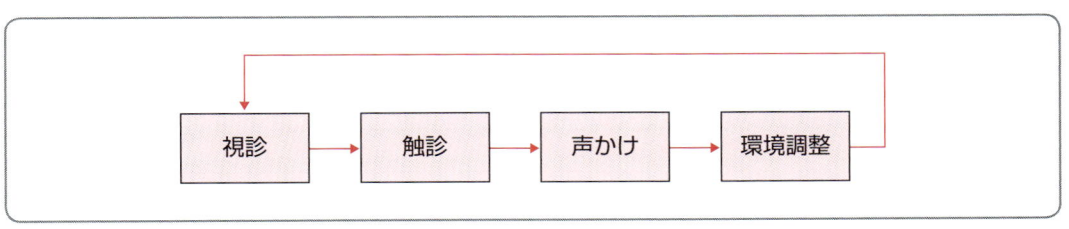

図6　筋緊張を診るときの順序

視診 → 触診 → 声かけ → 環境調整

かけで左右差を修正できるか，筋が硬い部位に対してやわらかくできるか（力を抜くことができるか）を確認する．ベッドや車いすなど個人が常時占有できる環境に対しては，ポジショニングクッションや腕を置くためのテーブルなどで環境調整（ポジショニング）を行い，調整前後の筋緊張の変化を確認する．施行後には対象者の表情や体動の変化に注意しながら快適に過ごせる時間を確認する．

メモ　顎・口腔の筋緊張はこうやって診ている

顎，口腔の筋緊張の評価は，舌骨・喉頭隆起の触診で喉頭挙上の動きを確認する（図7）．皮下脂肪が厚く触診困難な場合は，下顎下面の舌骨上筋での触診も可能である[8]．口唇・舌は手袋をつけて直接口腔内に手指を挿入し頬の内側や舌の触診を行う，あるいは自動運動を行ってもらい運動範囲を確認する（表1）．

5 頸部・体幹および顎・口腔の筋緊張の診かた

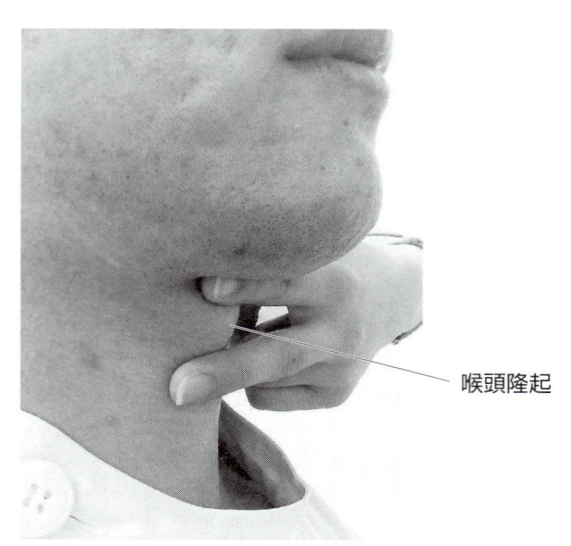

図7 喉頭挙上時の触診
示指と中指で喉頭隆起を挟むように触れる．嚥下時の喉頭隆起が挙上する程度を触診する．
一般的に喉頭挙上量は1.5〜2cm程度，1cm以下は異常．

表1 口唇，舌の簡易評価

項目	方法	基準
舌の突出	開口位で舌を前方に突出する	舌尖が下唇より前方に突出できる
舌の左右移動	開口位で舌尖を左右に移動する	舌尖が口角に達する
舌尖の挙上	開口位で舌尖を挙上する	舌尖が上歯の裏に達する
口唇の閉鎖	開口位で上下唇を閉鎖する	完全に閉鎖する
口唇を引く	上下唇を左右に引く	左右対称に明確に引くことができる
口唇の突出	上下唇を前方に突出する	左右対称に明確に突出できる
下顎の下制	できるだけ大きく開口し，上歯と下歯の距離を測る	35mm以上開く（約3横指）

6因子の確認は以下のように行っている．

環境に関して，臥位の場合は，支持面との隙間をクッションなどで埋め（トータルコンタクト），床反力の入力を接地面全体で認識できるようにする．脊柱の側屈や骨盤の回旋がないか確認する．座位の場合は，対象者の座位保持能力（ギャッチアップ座位，もたれ座位，端座位のどれが可能か）を確認する．ギャッチアップ座位は，長座位のように下肢後面が伸ばされ骨盤後傾位になりやすく，脊柱円背，頭部前突を呈しやすい．もたれ座位は，チルト・リクライニング機能付き車椅子を使用する．もたれ座位にする際は，はじめにチルト機能を使いすべり座位を予防しながら背もたれ，座面を傾けていく．端座位は，足部，膝，股が直角になるよう座面の高さを調整する．座面前端と膝窩に二横指程度の隙間，骨盤中間位，背もたれは生理的弯曲に沿わせる．必要に応じて肘掛けを使用する．使

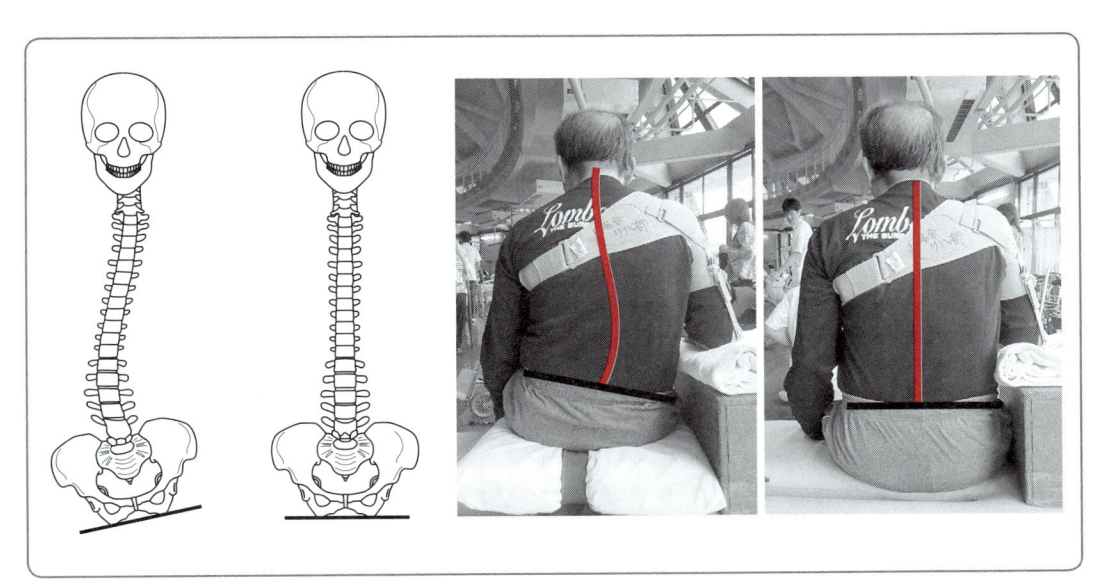

図8 座面の硬さで変わる脊柱のアライメント

骨盤が傾斜すると，頭部は立ち直り正中位を保っているが，脊柱は代償的にねじれる．やわらかいベッドでは骨盤傾斜しやすく，また衣服を着用していると脊柱のアライメント不良は見逃されやすい．
「野口大助，濱崎寛臣：回復期の運動療法．脳卒中理学療法の理論と技術（原　浩美，吉尾雅春　編），p366, 2013, メジカルビュー社」より引用

用する物品（枕，マットレス，ポジショニングクッション，車椅子クッションなど）のサイズ，硬さによっても筋緊張が変化する．一見頭部が正中位にあるので左右対称に座れていると思っても，実は衣類で体幹のアライメントが隠され脊柱は左右非対称，頭部が立ち直って正中位になっている場合もあるので注意が必要である（図8）[9]．

意識は，Japan Coma Scale（JCS）を用い，注意は標準注意検査法（CAT）などの検査を行う．

筋力検査は，徒手筋力テスト（MMT）を使用している．中枢神経疾患患者は姿勢によって（抗重力活動の違いによって）筋緊張が変化することがあるので注意する．

関節可動域の測定は，日本整形外科学会と日本リハビリテーション医学会が制定した関節可動域表示ならびに測定法を使用している．特に，他動運動中の抵抗感，左右差や最終可動域でのエンドフィールで拮抗筋の緊張や軟部線維の拘縮などを判断する．

痛みには，Numerical Rating Scale（NRS）やFaces Pain Scale（FPS）を使用している．

感覚に関しては，表在覚・深部覚の感覚テストを行う．

POINT

安静時には正常であったが，臥位から座位，座位から立位のように身体重心の位置が高くなったときや，起立・歩行などの動作時に，「不安・恐怖」「連合反応」などが原因で筋緊張が亢進する対象者がいる．このようなケースに対しては，誘導，介助をゆっくりと行い，加速度をできるだけ小さくして前庭系を刺激しないようにする．

表2　片麻痺の頸・体幹・骨盤帯運動機能検査表(吉尾 1994)

Ⅰ	a. 背臥位で体幹を回旋し，健側肩甲骨下角を床から離す
Ⅱ	a. 背臥位で体幹を回旋し，患側肩甲骨下角を床から離す
	b. 椅座位で頸を左右に40°ずつ繰り返し回旋する
	c. 屈膝背臥位で頸を正中位に保持し，骨盤を左右に30°ずつ回旋する
Ⅲ	a. 背臥位から長座位になる
	b. 椅座位で頸を正中位に保持し，体幹を左右に30°ずつ繰り返し回旋する
Ⅳ	a. 椅座位で腕を組み，対側膝に肘をつけることを，左右繰り返す
	b. 屈膝背臥位で患側股関節0°のブリッジをする
	c. 長座位から患側股関節10°以内の膝立ち位になる
Ⅴ	a. 椅座位で両側殿部を一側ずつ挙上する
	b. 背臥位から反動を利用して，10秒間に3回以上起き上がる
	c. 屈膝背臥位で健側下肢を浮かし，患側股関節0°のブリッジをする
Ⅵ	a. 膝立ち位から左右への横座りを繰り返す

判定：①過半数の動作項目を可能なstageの中で，最上位のstageとする
　　　②可能な動作項目が一つありながら，項目数の過半数に満たないstageが複数のとき，それらの最下位のstageとする

注　Ⅰ　a. 腕を組み，検者が骨盤を固定
　　Ⅱ　a. Ⅰaに同じ
　　　　b. 股・膝関節約90°．支持なしで座位保持
　　　　c. 膝は約60°屈曲位で，検者が足部を固定．患側下肢の動きは介助しない
　　Ⅲ　a. ベッドの縁や手すりなどを引っぱって起き上がること以外，方法は不問
　　　　b. 腕を組み，Ⅱbに同じ．頸を正中位に保持するよう，注意を促す
　　Ⅳ　a. 検者が足部を固定．肘が膝の先端に触れること
　　　　b. 側方動揺を妨げない範囲で，下肢の伸展を防ぐために足部を固定
　　　　c. 介助用具の使用は不可．最終姿勢での両膝は肩幅以下
　　Ⅴ　a. 腕を組み，支持なし．体幹の立ち直りを伴って，殿裂まで側方挙上
　　　　b. 腕を組み，背臥位から開始し，長座位，さらに背臥位までを1回とする
　　　　c. 健側下肢は伸展挙上．固定はⅣbに同じ
　　Ⅵ　a. 両股関節10°以内の膝立ち可能者に適用．一側殿部は完全に床につける

「吉尾雅春：第55章 脳血管障害．理学療法ハンドブック 改訂第4版 第3巻（細田多穂，柳澤　健 編），p17，2010，協同医書出版社」より引用
「吉尾雅春，糠野猛人，橋詰尚明，他：片麻痺の頸・体幹・骨盤の運動機能検査法の試作．理療と作療，14(12)：831-839，1980」，
「吉尾雅春，松田淳子，山下顕史，他：片麻痺の頸・体幹・骨盤帯運動機能検査法の改良．理学療法学 22(Suppl. 2)：296，1995」および
「松田淳子，野谷美樹子，檀辻雅広，他：頸・体幹・骨盤帯運動機能検査の信頼性．理学療法学，25(Suppl. 2)：404，1998」を参考

> **Advice**　脳卒中片麻痺者のように運動麻痺がある人に対しては，数値化できる体幹機能評価として，吉尾らの頸・体幹・骨盤帯運動機能検査(NTPstage，表2)[10]や，奥田らの臨床的体幹機能検査(FACT)[11]などを用いると麻痺側体幹機能を評価できる．

> **▶若手理学療法士へひとこと◀**
>
> 頸部・体幹の筋緊張評価は筋電図や筋硬度計[12]などの機器を使う方法もあるが，当院に限らず使用できない施設もあると思う．定量化・数値化した方法を紹介することはできなかったが，筆者が臨床で行っている方法をできるだけわかりやすく紹介したつもりである．ありきたりではあるが，臨床では理学療法士の五感が大事であり，その五感を使った再現性のある評価を繰り返して行うことが対象者の障害を軽減・改善の方向に向かわせると信じて日々臨床を行っている次第である．

Further Reading

- 筋骨格系のキネシオロジー　Donald A. Neumann 著　嶋田智明・有馬慶美 監訳，医歯薬出版，2012
  ▶ カラーイラストや写真が多いので読みやすく理解しやすい．また，本文の内容を臨床で実践するヒントとなる「付加的臨床関連事項」欄があり読み応え十分な一冊．
- 介助にいかすバイオメカニクス　勝平純司・山本澄子，他 著，医学書院，2011
  ▶ バイオメカニクスをわかりやすく書いてあり，普段から行っている基本動作，介助動作をバイオメカニクスの観点から理論的に理解し臨床応用できる一冊．

●―文献

1) 勝平純司，他：バイオメカニクスの基本事項．介助にいかすバイオメカニクス．p20, 2011, 医学書院
2) 吉田　剛：噛むことや飲み込むことがうまくできないときにはどうしたらよいか？　脳卒中に対する標準的理学療法介入(潮見泰三 編), pp118-133, 2007, 文光堂
3) 冨田昌夫：体幹機能．図解理学療法検査・測定ガイド(奈良　勲・内山　靖 編), pp357-370, 2006, 文光堂
4) 白木原法隆：基本動作の支援　食事．OTジャーナル，48(7)：617-621, 2014
5) 吉田　剛，内山　靖：脳血管障害による嚥下運動障害者の嚥下障害重症度変化と嚥下運動指標および頸部・体幹機能との関連性．日老医誌，43(6)：755-760, 2006
6) Neumann DA：第11章 咀嚼と換気の運動学．カラー版 筋骨格系のキネシオロジー 原著第2版(嶋田智明，有馬慶美 監訳), p483, 2012, 医歯薬出版
7) 高見彰淑：脳卒中理学療法の理論と技術(原　寛美，吉尾雅春 編), pp215-240, 2013, メジカルビュー社
8) 池野雅裕，熊倉勇美：反復唾液嚥下テストにおける舌骨上筋群触診併用の有用性について．日摂食嚥下リハ会誌，16(2)：148-154, 2012
9) 野口大助，濱崎寛臣：脳卒中理学療法の理論と技術(原　寛美，吉尾雅春 編), pp359-393, 2013, メジカルビュー社
10) 吉尾雅春：第55章 脳血管障害．理学療法ハンドブック 改訂第4版 第3巻(細田多穂，柳澤　健 編), pp3-33, 2010, 協同医書出版社
11) 奥田　裕，他：臨床的体幹機能検査(FACT)の開発と信頼性．理学療法科学，21(4)：357-362, 2006
12) 鈴木俊明，他：筋緊張検査における検査のポイント．関西理学，12：1-6, 2012

ミニレクチャー

頸部・口腔周囲の筋緊張評価

中島龍星

1. 嚥下機能に関する頸部・口腔周囲の評価に対する理学療法士の認識はいかに

　理学療法士として駆け出しの頃を思い返してみると，嚥下機能に関する頸部や口腔周囲に対する評価は非常におろそかで，恥ずかしい話あまり気にもしていなかったというのが正直な答えかもしれない．たまたま脳卒中患者を対応することが多かったことから，頸部や口腔周囲の筋を触診したり眼球運動障害や顔面神経麻痺，摂食・嚥下障害にかかわる脳神経検査や食事場面を観察したりと一応の評価は行っていた．しかし，大腿骨頸部骨折や脊椎圧迫骨折などの運動器疾患や頸部，口腔周囲に直接関係しないような疾患の場合にあっては，その対象が高齢者であろうとも評価どころか観察すらおろそかになっていたように思う．今思えば，この脳卒中患者では評価するけども運動器疾患患者などではおろそかになるといったこの行為こそが当時本当に一応の評価ですませていた状況であって，口腔周囲の評価に対する認識は非常に希薄で「評価はして（できて）いなかった」と言わざるをえない．

2. 頸部と口腔周囲の筋緊張評価をすることの大切さを教えてくれた経験

　頸部や口腔周囲に関する評価の大切さは，担当患者にかかわる中で学ばせてもらった．特に「どのような障害があっても口から美味しく食べることを諦めないこと」に目が向き出したことは，学びの大きなきっかけになった．

　まず，口から美味しく食べることに，患者の疾患が何かは関係ない．つまり口腔周囲の評価をする・しないに脳血管疾患だからとか運動器疾患だとかはそれほど関係するものでなく，どのような疾患であっても評価する視点があることを学んだ．また口から美味しく食べるための基本には，単に摂食・嚥下機能だけでなく，意識や味覚・嗅覚・視覚などの知覚，空腹や食物の認識，箸などの物品操作に必要な高次脳機能，座位の姿勢と保持能力，摂食に必要な体幹や上肢などの身体機能，その他の食事環境など多くの要素が必要となる．そのことを踏まえ，どうやったら少しでも食べることができるのか（なぜ食べることができないのか）を真摯に考え取り組んでいたことが，自身の理学療法士として凝り固まった評価視点や方法を解してくれたように思う．

　さらに，口から美味しく食べることの実現には，医師や看護師，作業療法士，言語聴覚士，管理栄養士，薬剤師，歯科医師や歯科衛生士など多くの職種との連携が不可欠である[1]．理学療法士が患者を介して多職種の知識や技術を体験的に理解できることは，評価意義や考察力を非常に深めるきっかけになったと思う．とりわけ歯科医師と歯科衛生士から学んだ咬合や義歯，口腔内衛生の重要性についての知識は非常に大きな影響を今も受け

MINI LECTURE

ている[2]．このように担当患者を通し，理学療法士だけの関係では得られにくい知識や体験を得られたことが，「頸部・口腔周囲の情報」と「四肢・体幹の身体構造・形態・運動機能，精神機能，動作能力などの情報」とのつながりに目が向き，頸部や口腔周囲を評価する大切さの理解に至ったと考えている．

3. そもそも頸部や口腔周囲の筋緊張を何のために評価するのか

　頸部や口腔周囲の筋緊張の評価自体は，対象とする筋が安静時または運動時（自動・他動・各種動作や活動時）に，亢進を示すか・低下を示すか・正常範囲なのかを，視診・問診・触診などで確認するもので，他の上肢や下肢筋の評価自体と何ら大きな違いはないと認識している．つまり冒頭で述べた筆者自身が頸部や口腔周囲の評価ができていなかった問題は，評価や判定の仕方がわからないなどといった評価自体のことではなく，そもそもその評価が何を示してくれるものなのか（何を考察したいのか）といった評価意義（目的）の理解が不十分であったと考えられる．以下には現在にまで学んだ評価するうえで大切にしている視点を紹介する．

●視点その１：実際の頸部や口腔周囲の筋緊張について考える

　通常，われわれが行う食事，排泄，睡眠，人との会話あるいはスポーツなどのさまざまな活動の際に，頸部や口腔周囲の筋緊張がいったいどのような状態や変化を示すのかについて考えをまとめておくことが評価を行う前の準備として大切である．例えば食事時の口腔内に食物を取り込む前や直後，咀嚼時，嚥下時には，口腔周囲の形態がどう変化するのか視覚的に想定し，さらにその形態が変化したときの筋や皮膚の緊張状態はどうなのかを考えておくことなどである．

　次には，各行為において示される筋緊張の状態や変化がなぜ必要となるのか，さらにはその必要とされる筋緊張がどのように脳や身体の仕組みとして維持・調整され，異常をきたす場合はどういう原因があるのかまでを掘り下げて考える．加えて，頸部や口腔周囲以外のさまざまな身体機能や運動・動作・行為との関係性までをイメージしておくと，頸部や口腔周囲を評価する意義がより明確になり，次に紹介する原因追究や頸部・口腔周囲以外の情報とのつながりを考える際の大きな手がかりとなる．

●視点その２：頸部や口腔周囲の筋緊張異常を生じさせている原因を考える

　亢進なり低下なり，その筋緊張の異常を引き起こしている原因について考察する．そのための評価でもある．異常が中枢神経系または末梢神経系の障害が影響しているのか，あるいは，不使用・不動による廃用性のものなのか，それとも覚醒や精神状態，歯や義歯がないことも影響しているのではないかなどさまざまな原因を考えながら評価する．そのためには，視点その1で述べたように，頸部や口腔周囲の筋緊張の状態について考えたものを患者の実際場面から分析し，これを定期的に検証（評価）していくことが重要である．また，それら検証は理学療法士が行う対象筋や関連する筋に対する視診・問診・触診と同時に，現疾患と既往疾患由来の病態，薬剤使用状況，病前の生活歴などをあわせて考えていくことが大切である．これらのことが，直接評価したい頸部・口腔周囲の対象筋，その

MINI LECTURE

表1　頸部と口腔周囲の筋緊張と他の情報をつなげる作業

Step1	頸部や口腔周囲の筋緊張と疾患（病態）に関する情報 例：脳卒中発症後に筋緊張が低下している．病巣は内包後脚〜基底核に認め，上下肢筋も亢進．筋緊張と発熱や電解質異常との関係はないか
Step2	頸部や口腔周囲の筋緊張と人の生命維持に大切な情報（意識，呼吸） 例：筋緊張と意識や呼吸状態の関係は．筋緊張がいつもと異なるが何か起こっているのか．呼吸状態に支障はないか
Step3	頸部や口腔周囲の筋緊張と摂食・嚥下機能や誤嚥性肺炎リスク，食事の情報 例：筋緊張が亢進しているので，口腔内の食塊の形成や送り込み，嚥下運動に支障はないか
Step4	頸部や口腔周囲の筋緊張と発声・発話機能，表情変化などコミュニケーションの情報 例：筋緊張が低下していれば，発話の明瞭度は悪く，スピードは遅く，低い声音なのか
Step5	頸部や口腔周囲の筋緊張と四肢・体幹機能，基本的動作能力の情報 例：筋緊張の亢進は，どのような動作でも起こるのか．耐久性がないこととの関係はあるのか

他の部位や運動時・活動における観察ポイントの幅を広げるし，機能予後や治療手段の選択にとっても有用である．

● 視点その3：頸部や口腔周囲の筋緊張とその他の情報との関係性を考える

　頸部や口腔周囲の筋緊張亢進や低下などといった評価結果と「その他の情報」とのつながりを考える．ここでいう「他の情報」とは，頸部や口腔周囲の筋緊張評価結果以外すべての情報のことで，身体の構造，形態，運動機能，精神機能から食事・コミュニケーションといったADLなどの動作や社会的行動の一つひとつにまで及ぶ多くの情報のことである．頸部や口腔周囲の筋緊張が，呼吸や嚥下機能にどのように影響しているのか，逆に，四肢や体幹の運動や身体の動作が頸部や口腔周囲の筋緊張とどのような関係にあるのかなどを整理する．

　とてつもなく多くの情報なのでつなげる作業を想像しただけでも目が眩むほどだが，筆者の場合は表1に示すように，まずは体系的に捉えることから始め，それを段階的に展開していくようにしている．このことを通して，問題点の整理や治療計画の立案，治療効果の検証に役立たせていく．特にStep1・2・5は理学療法を実践するうえでのリスク管理や専門的アプローチを深める視点だと考えている．

4. まとめ

　総義歯の人で義歯が装着されていない顔を見ると，口唇が上下とも口腔内方向に入り込み，下顎が上方へ挙上するような状態が観察できる．またそのときの発話状態は不明瞭で，顔貌は実年齢より増し，表情変化も捉えにくくなることをしばしば経験する．これら事象は医療者だけでなく，一般の人でも想像しやすいだろう．われわれ理学療法士は，「口唇が口腔内に入り込むという状態がなぜ起こるのか」「このときの頸部や口腔周囲の筋緊張がどういう状態を示し，その筋緊張が他の舌筋などの筋緊張や口腔内圧の調整，舌骨や喉頭蓋の位置にどのように影響しているのか」「呼吸や発話，摂食・嚥下にどのような影響を及ぼしているのか」，さらには「上肢や下肢，体幹機能や基本的動作が頸部，口腔周囲

MINI LECTURE

にどのような関連性を示すのか」などと体系的かつ理論的に考えていくことが重要である．

　理学療法士として人の運動・動作が身体の多くの部分との関係性のうえで成り立っているという認識の基に頸部・口腔周囲を位置づけて評価することは，どのような疾患の患者であろうと大切である．この複雑な関係性を一つひとつ繙いていくことが理学療法の醍醐味であり，理学療法士としての具体的行動（専門性の向上）につながるものと考える．この頸部や口腔周囲の筋緊張に関する評価を行うことが理学療法の再考につながれば幸いである．

●─文献

1) 栗原正紀：多職種協働で取り組む"口のリハビリテーション"，ザ・クインテッセンス，32(1)：32-33，2013
2) 栗原正紀：他分野で歯科衛生士が求められている理由，日本歯科評論，73(6)：145-152，2013

Ⅱ．筋緊張の測定・評価

⑥筋緊張に影響する要因

渡邊裕文

> われわれ理学療法士は，患者の示す姿勢や動作を観察・分析して中枢神経系の働きを推察しながら，治療にあたっていく．患者の示す姿勢や動作を評価・治療するうえで，重要となるものの一つに筋緊張がある．本項では筋緊張に影響する要因について，身体的，精神的，環境的側面から述べていく．可能な限り臨床場面を思い浮かべられるように，具体的に呈示していくこととする．その中で筋緊張の捉え方や臨床場面ではどのように理解するか，またその解決策・治療的工夫に触れ，その具体的評価などについて臨床的に記載する．

筋緊張をコントロールしているのはどこ？

　ヒトはこの地球という重力環境下で，二足直立し自らの身体を重力に抗し保つとともに，目的とする動作を遂行できる能力を生まれながらに持ち，なおかつ環境とのかかわりの中でその能力を成熟させていく．このヒトの特徴である二足直立は，四足動物と比べ骨盤から上部（腰椎〜頸椎・頭部，胸郭および肩甲骨）の可動性を拡大し，前足（上肢）が支持から解放されることで手指の巧緻動作を可能にし，口腔顔面機能を発達させてきた．このことが，現在の文明社会を築き上げてきた基盤であることは疑いの余地がない．

　ヒトは誕生からおおよそ1年で一人歩きができるようになる．その頃には努力しなくても立位や座位を保持しながら，興味のあるものの方向（声や音のする方向）へ頭部や身体を向けたり，両手を空間にアプローチして両手で対象物を操作したりすることなどができるようになる．また外乱に対しても転倒して怪我をすることのないように反応できるようにもなってくる．このように生後1年ほどでヒトの中枢神経系は，さまざまな感覚情報を受け取り統合して，筋肉に指令を出して姿勢を維持する，身体を動かす，ということをほとんど意識することなく遂行するようになるのである．すなわち中枢神経系は，座位や立位などの姿勢を維持するための筋活動（姿勢の安定性）と，動きのための可動性に対応する筋活動（四肢末梢部の運動性）をあわせてコントロールするのである．

　このようにヒトが動作を遂行するとき，中枢神経系は「安定性」と「可動性」という相反する筋活動レベルを，それぞれの部位へほぼ同時に指令を出し無意識にコントロールして，円滑に動作を遂行している．このような姿勢の安定や円滑な動作遂行に必要な筋活動レベルを筋緊張と捉えることができる（この筋活動レベルは決してMMTの評価では表現

表1 筋緊張に影響する因子

①固有感覚制御	⑪筋の粘弾性，速筋，遅筋
②覚醒・注意・意識	⑫軟部組織の短縮（廃用，不動）
③フィードバック・フィードフォワード	⑬バイオメカニクス
④視覚刺激・聴覚刺激	⑭加齢・成長・体重
⑤味覚・嗅覚	⑮性差
⑥知覚・認知	⑯表現型 (phenotype)
⑦精神症状（認知症）・記憶（想起）	⑰既往症 (premorbid dysfunction)
⑧温度覚（体温・室温など），痛覚	⑱感情・情緒
⑨自律神経症状	その他
⑩支持面の状況	

「古澤正道：ボバースアプローチ．系統理学療法学 神経障害系理学療法学（丸山仁司 編），p195，2005，医歯薬出版」より改変して引用

しきれない筋活動レベルである）．言い換えると，筋緊張状態をみていくということは，中枢神経系の活動状態をみていることにほかならないのである．

中枢神経系には周知のとおりさまざまなレベルが存在し，筋緊張は大脳皮質，基底核，小脳，脳幹，脊髄（末梢の神経筋活動を含む）など，それぞれのレベルでコントロールされている．しかしそれぞれが独立して筋緊張をコントロールするというよりも，全体で状況や環境に合わせてコントロールしている．中でも大脳皮質以下でのコントロールが，無意識下での姿勢や動作時の筋緊張のコントロールには重要となると考えられる．特に脳幹網様体は脳の他のさまざまな部位との連絡が相互にあり，その名のとおり網の目のように神経ネットワークが広がっており，上位中枢である大脳皮質などへの上行性のニューロンと下位の脊髄などへの下行性のニューロンが存在している．すなわち脳幹部は上行性および下行性に走行するすべての神経経路が通る道である．この脳幹網様体には，筋緊張促通系と抑制系が存在し相互抑制作用があることが知られている[1]．

このような筋緊張に影響を与える要因について表1にまとめて記載している[2]．以下にその中でも，特に臨床上注意しておいたほうがよいと考えられるいくつかの点について概説する．

固有感覚制御とは？

筋は，上位中枢より運動の指令を受けて収縮を起こし，関節を動かすという効果器の働きと，筋・腱に存在する筋紡錘および腱器官による感覚を受容する働きを持っている．固有感覚（固有受容覚）とは，自分自身に関する感覚で関節の位置がどのくらいであるか，どのように動いているか，などを検知する感覚である．受容器が筋や腱の中に存在するため，深部感覚ともいわれている．筋紡錘は筋への伸張刺激を感知し，腱器官は腱の伸張（筋の緊張状態）を感知する受容器である．筋紡錘はγ運動ニューロンにより遠心性の支配を受け，筋の伸張刺激への閾値をコントロールしている．これとα運動ニューロンの働きと合わせて筋の緊張状態をコントロールしている（α-γ連関）．このことは末梢の筋・腱の

状態を変化させることにより筋紡錘や腱器官の感受性に影響を与え，筋緊張の状態も変えられるということが考えられる．

　脳血管障害患者では，中枢神経系の問題により筋緊張の問題が生じるが，その表出は姿勢や動作の非対称性，非効率性として現れる．われわれ理学療法士は，まず視診により患者の示す姿勢や動作の非対称性などを観察することから始める．この最初の観察では，身体重心線（前額面および矢状面）や支持面と身体各部位との関係を参考にして座位や立位などの姿勢を診ていくとよい．このときに骨のアライメント，筋のアライメントをあわせて確認していく．少なくともこれくらいの情報は，患者がリハビリテーション室などへ入ってくるときや問診時などにすませられることが理想である．どのような状態でリハビリテーション室に入ってくるかにもよるが，歩ける患者ではもちろん歩行観察をして，車椅子で入ってくる患者では，車椅子座位や駆動の仕方を観察する．

POINT

> われわれ理学療法士は，末梢である皮膚（筋などを含む）から患者を操作し動作を誘導する．固有感覚制御の観点から，末梢の状態（皮膚，筋）を変化させると，筋緊張や筋活動も変化させられる可能性があることを示唆している．具体的には，骨のアライメント（筋の起始，停止の位置関係），筋のアライメント（筋の長さ）や形状を操作することで，受容器としての働きが変わり感覚しやすくなり，筋緊張状況も変わるということが考えられる．実際に患者に触れ操作するのは末梢部であり，理学療法士の力量が発揮されるところであるといえる．

注意・覚醒・意識が及ぼす影響

　覚醒の意味の一つに，中枢神経系の興奮が増大し，注意が喚起された意識の状態というものがある．つまり覚醒は意識レベルの清明さである．覚醒の影響は，覚醒している患者とそうでない患者を想像してもらえば，その筋緊張状態が違うことは明確である．覚醒は脳幹網様体を中心とした上行性賦活系により脳全体が機能することであり，覚醒状況の違いにより筋緊張を含めその患者の姿勢や動作が違ってくるのは当然である[3]．このように脳幹網様体が覚醒に関与すること，筋緊張に関しては前述のように脳幹網様体の働きが重要であることを考えると，覚醒状況と筋緊張状態との間の関係はよく理解できる．

フィードフォワード，フィードバックについて

　これは予測的働き（フィードフォワードコントロール，予測的姿勢調節，開ループ制御）と反応的働き（フィードバックコントロール，随意的姿勢回復反応，閉ループ制御）ということである．さまざまな感覚情報からそのときの環境や課題に応じて，姿勢の安定や課題に向かう姿勢をその課題の前に準備する働きをフィードフォワードコントロールとい

い，まさに環境や課題に対し準備的に筋緊張状態を変化させる．また実際に課題をしたときに，末梢からの感覚情報から姿勢や動作を変更する，反応することをフィードバックコントロールという．

具体的には，目の前の机上にある物にリーチしてその物を持ち上げるという課題の場合，その物が今までの経験からある程度の重さがあると知っていると，その重さに対して下肢，体幹，肩甲帯から上肢近位部の姿勢の準備をしてリーチしていく．またその物の大きさに対しては，手関節の背屈や手指の伸展などの程度を調節してリーチしていく．これらがフィードフォワードコントロールである．これに対しその物を持ち上げたときに，思っていたより重い（もしくは軽い）という実際に課題を実施したときに起こる感覚情報から，姿勢や動作を変更して対応するのが，フィードバックコントロールである．

> **Advice** 理学療法場面では，どのような環境でどのような課題 (task) を与えるかで，その患者の予測的姿勢調節の状況 (筋緊張を含めた) は変化するため，そのことを評価しながら治療や治療場面を維持もしくは展開することが重要である．特に患者の記憶にある課題 (職業などでよくやっていた課題・動作) を選択することで，全身の筋緊張状態を含む予測的姿勢調節や動作パターンを効率よく促せることがある．

支持面の状況

支持面とは，ヒトと外部環境との接触面の外縁を結んでできる面をいう．身体重心を通る鉛直線が支持面の中心に近いところにあればあるほど，姿勢の安定性は増大する．言い換えると，支持面が広ければ広いほど，姿勢は安定するということである．このように構造上の安定が得られると，筋活動により姿勢を安定させることはそれほど必要でなくなる．当然ではあるが，背臥位姿勢を維持するための筋緊張と比べると，立位姿勢を維持するための筋緊張のほうが高いことは言うまでもない．

> **Advice** われわれが理学療法を実施する場合に，その開始姿勢を支持面の観点からだけでも配慮することにより，理学療法実施前の筋緊張状態を変えられる可能性がある．比較的緊張しやすい患者 (筋緊張を軽減させることが重要である患者) では，開始姿勢での支持面を広くするように配慮するとよい．逆により筋緊張を高めていく必要のある患者では，可能な限り支持面を狭くしていくことで，理学療法開始前から筋緊張が高まりやすい状況を作ることができる (図1)．

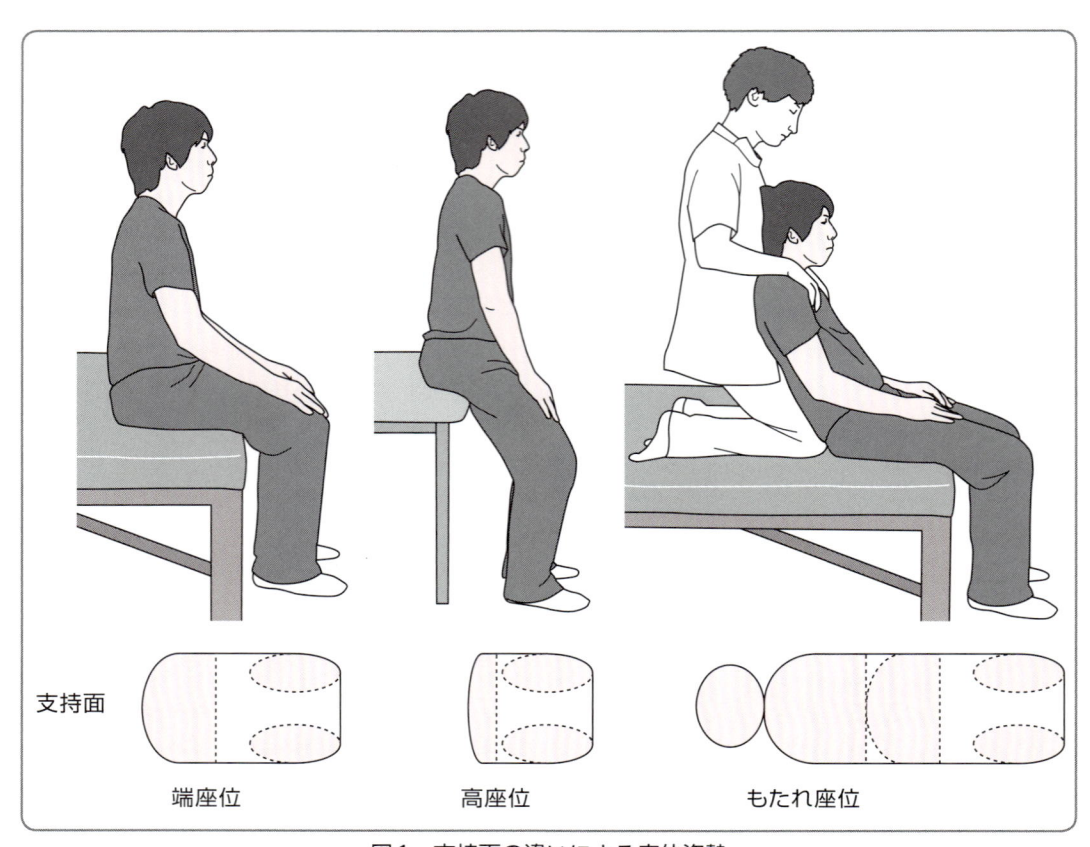

図1 支持面の違いによる座位姿勢
支持面の大きさの違いが，座位姿勢，特に体幹と骨盤の肢位に影響していることがわかる．それぞれの姿勢を保持するのに必要な筋緊張の状態が違う．

表現型とは？

　成人の患者の場合，患者は病気になる前に何十年も生活をしてきている．誰一人として同じ環境で，同じ職業について生活をしてきた人はいない．生活習慣や職業などの生活全般に個別性があるのは当たり前のことである．日常生活の中では，座り方や立ち方，過ごす時間の長い姿勢や多くの時間を費やしている職業上の姿勢や動作の特徴など，その人がとりやすい姿勢および動作パターンが存在する．この姿勢パターンや動作パターンを表現型という[2]．筋緊張に影響する要因としての表現型とは，このようにその人がとりやすい姿勢や，行いやすい動作によって，その姿勢や動作に作用する筋群の緊張が高まりやすくなっているということである（その人の脳は，効率よくその姿勢や動作を遂行するように何回となく指令を出してきており，脳血管障害を患うと，その筋群は筋緊張が亢進しやすくなることがある）．

既往症とは？

　現在問題となっている疾患の前に患った病気によって，現在の姿勢および動作パターンが大きく影響を受けていることがある．特に骨折などにより可動域の制限が生じていたら，その制限により特異的な姿勢や動作となってしまい，その姿勢や動作を遂行するように筋緊張異常を生じさせてしまう．例えば，足関節周囲の骨折などで足関節背屈の可動域が十分に回復していなかった場合，歩行の立脚期において前方への身体重心移動（股関節伸展）を足関節の背屈運動によって実現できないため，股関節屈曲で代償してしまいやすい．このような人が脳血管障害を患うと，より股関節屈筋の筋緊張が高まりやすく，逆に股関節伸筋の筋緊張は低下しやすくなる．すなわち，既往症によって股関節周囲の筋緊張はもともと影響を受けており，前述の表現型と同様に特に脳血管障害を患うことで，股関節周囲の筋緊張異常はより顕著となりやすい．

感情・情緒

　大脳辺縁系は情動脳とも表現される部位であり，その機能は生命維持に大変重要である．快，不快，好き，嫌いなどの中枢である．みなさんは，嫌いな科目の授業や嫌いな先生の授業では，眠くなってしまったり，机や椅子に寄りかかるような姿勢になってしまったり，逆に好きな科目の授業や好きな先生の授業では，聞き漏らさないように姿勢を正していた，などという経験があるのではないだろうか．大脳辺縁系は，脳幹網様体とのつながりが強く，大脳辺縁系からの情報で脳幹網様体の働きに影響を与え，脳全体を機能させたり，逆に機能させなかったりする，ということが容易に考えられる．つまりわれわれ医療従事者の基本的態度や会話などの言動は，患者の筋緊張に影響を及ぼし，治療効果にも影響を及ぼすかもしれないのである．

> **Advice** 臨床では
> 筋緊張検査の具体的評価方法であるが，四肢に対してはいくつかの方法が存在するが，体幹筋に関してはほとんど存在しない．実際の臨床場面における体幹筋に対する筋緊張検査は，視診・触診技術に頼ることとなる．筆者がその指標としているのは，筆者らが研究している健常者の体幹筋に対する表面筋電図のデータであったり，組織硬度計を用いたデータであったりする．特に背臥位や座位，立位における体幹筋の表面筋電図と組織硬度計によるデータは，静的筋緊張検査を実施するときの判定の補助的な役割を果たす．また立位や座位の身体重心移動時の体幹筋の表面筋電図のデータは，患者に運動を誘導しているときの指標となっている．このような健常者の表面筋電図や組織硬度計を用いたデータも活用するとよい．

> ▶若手理学療法士へひとこと◀
>
> われわれ理学療法士は，患者の姿勢・動作，活動性，日常生活を向上させていくために理学療法を展開していく．当然，視診や触診技術に基づくしっかりとした評価が重要であり，中でも筋緊張に関する評価の重要性を理解してほしい．また理学療法場面においては，支持面の広さや硬さ，提供する課題（task）により開始前から筋緊張状況を変化させられる．目的により支持面を広くしたり（やわらかい素材のものを用いたり），狭くしたり（硬い素材の上で姿勢保持してもらったり），姿勢自体を変化させたり，より興味のあるものを取り入れた課題を準備したりすることにより，予測的姿勢制御（準備状態）に影響を及ぼし，その後の実際の活動でもより効率的にその課題が実施できることがある．そのため理学療法前からさまざまな配慮，創意工夫でその患者に合った個別の理学療法を展開されることを期待する．

Further Reading

The Center of the Body ―体幹の機能の謎を探る― 第5版　鈴木俊明，三浦雄一郎，後藤　淳，他監修，アイペック，2013
- ▶ 体幹機能に関して，解剖学，運動学に触れ，健常者における体幹筋の筋電図データなどが記載されており，また具体的なアプローチ方法にまで言及しているため，臨床での評価・治療において非常に参考になる一冊と言える．

●―文献

1) 高草木　薫：脊髄神経回路網による筋緊張と運動の統合的制御．脊髄機能診断学，32(1)：1-8，2010
2) 古澤正道：ボバースアプローチ，系統理学療法学　神経障害系理学療法学（丸山仁司 編），pp192-216，2005，医歯薬出版
3) Kandel ER, Schwartz JA, Jessell TM, et al：カンデル神経科学（金澤一郎，宮下保司 日本語版監修）．pp1017-1033，2014，メディカル・サイエンス・インターナショナル

疾患別の筋緊張の特性と治療

PART Ⅲ

Ⅲ. 疾患別の筋緊張の特性と治療

1 脳卒中における筋緊張の特性と治療

吉村憲人

> 脳血管障害における筋緊張異常では，脳損傷部位や回復過程に個体差があり，発症前の動作の癖も人それぞれであることから，対象者によって障害像が異なる．したがって，筋緊張を評価する際には，一般的な検査・評価スケールと合わせて，実際の生活場面での動作観察を行うことが重要となる．そして，それらすべての情報を基に，生活につながる理学療法計画を立案することが求められる．

筋緊張の問題が与える影響は？

　脳血管障害により起こりうる筋緊張異常には，痙縮や固縮，そして混在型といういわゆる筋緊張亢進や，弛緩性麻痺などによる筋緊張低下がある．発症直後は，一時的に麻痺側の筋緊張低下をきたすが，その後の経過において筋緊張亢進が徐々に出現することが多い．また，麻痺側全体で筋緊張亢進が起こるわけではなく，筋緊張が低下したまま推移する筋もある．

　動作時では，粗大で定型的な運動（共同運動）や，努力性の運動における不随意な動き（連合反応）が生じる．

> **メモ**
> 筋緊張は，脳卒中に由来する，随意運動障害や感覚障害，高次脳機能障害，摂食・嚥下障害，長期臥床による廃用（筋萎縮，短縮，関節拘縮など）など，さまざまな障害とも相互に関連し，その問題を複雑化する．そのほか，精神状態などの変動による内部環境の変化，四季の変化，天候や気温などの外部環境の変化などさまざまな要因の影響を受ける．

　これらに支配された姿勢や運動は，応用的な生活動作の獲得を阻害したり，局所的な筋短縮や萎縮を起こしたりする場合もある．

　しかしながら，筋緊張の亢進を，歩行や移乗動作などの生活場面でうまく活用している場合もある．したがって，筋緊張の問題がすべての対象者にとって必ずしも不都合であるとは限らない．筋緊張の問題を機能障害として捉える場合，「その問題が生活上の何に影響を与えているか？」という視点が大切である．

どのようにして筋緊張に挑むか？

　筋緊張の異常は中枢神経系の障害によって生じている．脳血管障害によって破綻した中枢神経系を完全に正常な状態に戻すことは現在の医療では困難であり，当然，筋緊張の異常も完全に消失させることは困難である．したがって，対象者が筋緊張の問題を生活の中でコントロールできるよう，その方法を考え，獲得するための計画を立てる．

　まず臥位・座位などの静的姿勢と合わせ，さまざまな生活動作の中で筋緊張の問題が，どのようなときに，どのように影響を及ぼすのかを評価しなければならない．そして，それが誤った姿勢・動作の結果起きているのであれば，正常動作に近い，楽に行える生活動作の手順の学習が必要となるし，動作に必要な筋の出力が足りなければ，筋力改善と使い方の学習が必要となる．また生活環境が影響しているのであれば環境を改善する．

POINT
患者・利用者の社会生活の中で問題となることを解決するために筋緊張に対してアプローチする，ということを忘れてはならない．筋緊張を適正化することは，目的ではなく目的達成のための手段である．

筋緊張に対する理学療法

　運動学習の視点に基づいた運動療法を中心に述べる．

● 準備

　筋緊張亢進が続いた結果出現した筋の短縮や疲労などに対しては，徒手的なものではROM運動やストレッチ，リラクセーションなどの方法がある．また物理療法としては温熱・寒冷療法により筋緊張を和らげる方法や，電気刺激療法による痙縮の抑制，筋萎縮の予防，筋力増強，筋再教育がある．

　ただし，これらにより一時的な動作改善が得られても，それで理学療法を遂行したと考えてはならない．これでようやく準備が整ったのであり，ここから対象者に必要な動作獲得のための運動療法が開始されるのである．

Advice
不動状態にあり萎縮・変性の進んだ筋に対するストレッチは，誤用を起こさないよう慎重に行う．また痙性筋に対する筋力トレーニングは，筋力向上に加えて粗大運動能力や歩行能力の改善にもつながることがある．ただし，実施する場合は生活動作に直結するよう課題特異的に行うことが望ましい．

●環境設定

動作時に過度な努力を要したり，精神的に過度な影響を与えたりする環境設定は避ける．対象者の現時点でのレベルに応じた運動場面や環境を設定する．

●適切な誘導と麻痺側の積極的参加

脳血管障害患者は非麻痺側優位の動作になりやすい．非麻痺側優位の動作は麻痺側の筋緊張亢進を起こしやすく，スムーズな動作の妨げになる．また，それが繰り返されることにより，痙縮の増悪や麻痺側の不使用の学習につながる恐れがある．麻痺側を積極的に参加させる学習ができるよう適切に誘導する．

POINT

運動療法は劇的な効果を示すものではない．日々の運動や日常生活動作における継続・反復，練習量，対象者の主観的気づき（フィードバック・フィードフォワード），報酬などを積み上げることにより初めて効果が得られる，ということを忘れてはならない．

実際の運動療法

●臥位・寝返り・起き上がり

臥位姿勢は，主に睡眠や休息の目的でとる．睡眠障害や疲労により生活リズムが乱れた場合には，筋緊張亢進につながることも考えられるため，安楽で安定した肢位をとるよう図る．脳血管障害患者は特徴的な臥位姿勢をとることから，良肢位での保持は大切である．ただし長時間の同一姿勢は褥瘡や不快感・痛みを引き起こし，筋緊張亢進につながる可能性もあるため，背臥位，側臥位，腹臥位などいくつかのポジショニングを考え，普段からさまざまな肢位をとれるようにする（図1）．

> **Advice** 臥位や座位などの静的姿勢のポジショニングを行う際は，目指すのは良肢位での「安定」であり，その姿勢を「固定」することではない．
>
> 例えば側臥位の姿勢をつくるためにクッションで「固定」しすぎたために胸郭が圧迫され，呼吸がうまく行えずに呼吸筋の過緊張を引き起こすこともある．見た目は良肢位であっても，実際には過度に圧迫が集中している箇所もある．したがって，圧分布測定機器などによる評価を行い，痛みや褥瘡のリスクを防止する．

寝返り動作や起き上がり動作は，重力の影響を強く受けやすく，非麻痺側優位の動作になりやすいため，連合反応が出現しやすい．頭部から上部・下部体幹，四肢の連結を促しなが

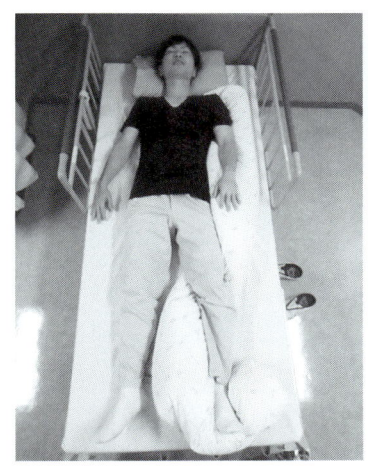

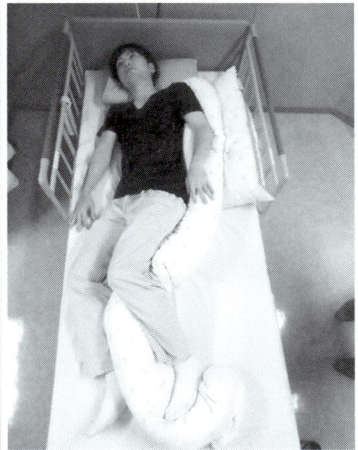

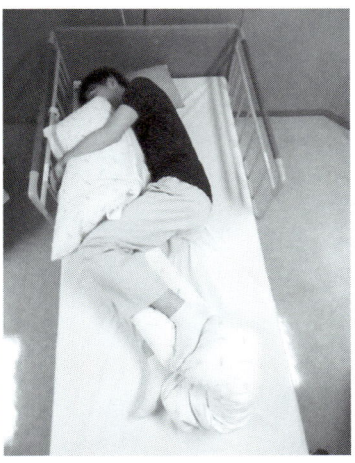

図1　ポジショニングの一例
急な体位変換は神経系の興奮を引き起こす可能性があるため，細かく段階的に行う．

ら，支持基底面の変化に合わせスムーズに身体重心移動が行えるよう効率的なアプローチを行う（図2）．

メモ
対象者に合ったマットレスの硬さ・広さを考慮する．マットレスによっては過度な寝返り労力が必要になったり，睡眠に影響したりする．選定の際には注意したい．

POINT
治療台などでの動作環境と実際の寝具での寝返りとでは，心身へ与える影響が異なる．課題を簡単なものから難しいものへと段階的に設定し，動作しやすい環境から日常生活で使用する環境へとステップアップしていく．

Advice　脳血管障害患者の回復過程において，寝返り・起き上がりの課題は難易度が高い．動作練習においても対象者の随意的な運動以上に理学療法士の誘導量が大きくなり，学習効果が得られにくい場合がある．その場合は，半立位や立位での練習を行う．半立位や立位は，臥位や座位と比べて重力に抗した姿勢をとりながらも骨盤の前傾，体幹伸展した姿勢をとりやすく，体幹筋・骨盤周囲筋が賦活されやすい姿勢である．
　体幹筋・骨盤周囲筋が働きやすい姿勢で，寝返り，起き上がりに必要な筋群の強化を図り，動作につなげていく方法もある（図3）．

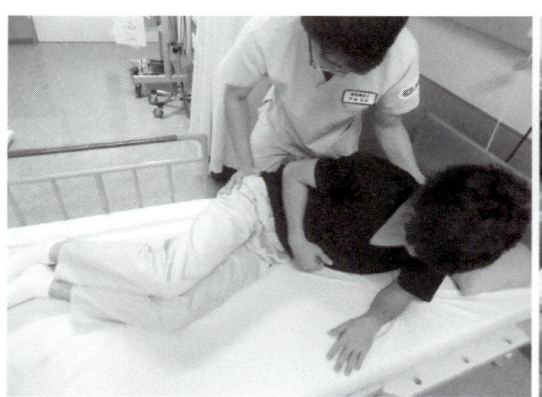

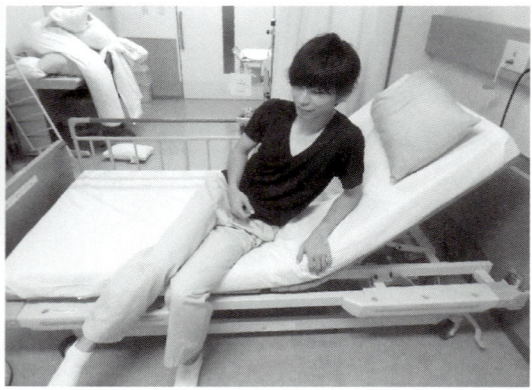

図2　起き上がりへのアプローチの一例
左：対象者が主体的に動けるよう，誘導時は自分の位置に注意する．対象者のレベルに応じ，前方から誘導するのか後方から誘導するのか，臨機応変に対応する．
右：過度な努力を起こさない課題として，ベッドのヘッドアップを利用した起き上がりを行うのもよい．その後，徐々にヘッドダウンし，重力の影響を受けやすい角度での課題に難易度を上げていく．

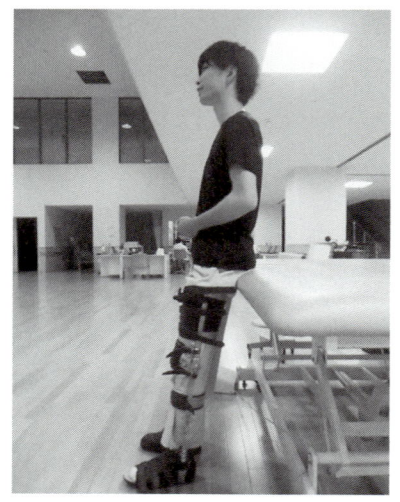

図3　昇降式マットと長下肢装具を利用した半立位練習の一例

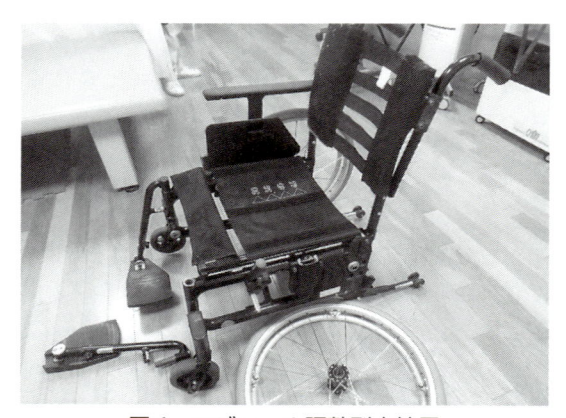

図4　モジュール調整型車椅子
対象者の状態に応じて細かな調整が可能となる．対象者の状態に合わせティルト・リクライニング車椅子やモジュール調整型車椅子，機能的な座クッションなどを活用するとよい．

● 座位

　脳血管障害患者は，骨盤が後傾し，円背となり，頸部が突出する姿勢をとりやすい．また，体幹筋が働きにくくなるため，身体重心を非麻痺側へ偏移させることでバランスを保つ非対称姿勢となることも多い．それが異常な筋緊張を助長する結果となっている．アプローチとしては，骨盤を前傾させ脊柱を直立位に保持し，対称的な姿勢をとることから始め，そこから座位での生活場面を想定した活動練習を行う．

● 車椅子座位・駆動

　治療台などで座位姿勢を整え，さまざまな座位活動の練習を行っても，終了後に活動しにくい車椅子を利用させられれば姿勢が崩れ，結果として練習効果が維持できない．

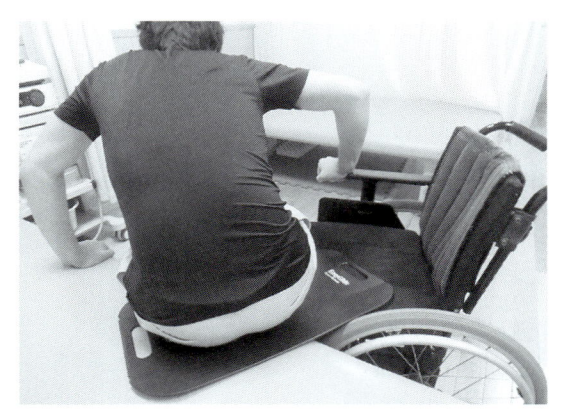

図5 スライディングボードを使用した座位移乗の一例

　車椅子が身体や座位レベルに適していないと，姿勢の崩れにより過度な姿勢制御が必要となり，結果として全身への異常な筋緊張を助長する．またフィッティング不足により，身体各部に起きる痛みや不快感により筋緊張が亢進する可能性がある．そのような状態が長時間続くと変形や拘縮など二次的障害を引き起こす（図4）．
　本来，対象者の望む生活を実現するための車椅子が，異常な筋緊張の出現によって逆に，車椅子での移動や各種生活動作を阻害することのないよう注意する．

メモ
　車椅子は構造上，片手片足駆動には向かない．したがって，どんなに良いフィッティングを行っても，片手片足駆動を行う限り姿勢が崩れる．対象者・介護者には姿勢が崩れた際のリカバリー方法も指導する必要がある．

● 移乗
　移乗において患者に過度な努力をさせないためにも，また介護者の負担を減らすためにも環境設定は重要である．立位での移乗にこだわるあまりに過度に努力して，転倒するような危険は避けたい．移乗用のスライディングボード・シートやリフトなどの福祉用具を使用して，安全に，また介護者に負担がかからないようにする（図5）．

● 立ち上がり
　頭部体幹の抗重力活動が必要となり，支持面も殿部から大腿部，そして足底部へと変化していく．脳血管障害患者は非麻痺側優位の立ち上がりとなりやすく，麻痺側の連合反応を強めた動作となる．頭部体幹の屈曲から伸展活動への運動の切り替えをスムーズに行いながら，両下肢での荷重を促すよう学習させる（図6）．また，最終肢位の立位姿勢とそこから派生する立位活動や歩行へとつながりを考え，アプローチする．

● 立位
　立位では狭い支持基底面での姿勢制御が必要であるが，対象者は麻痺側の支持性が弱い

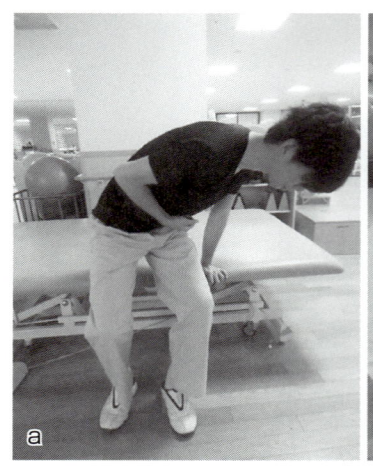

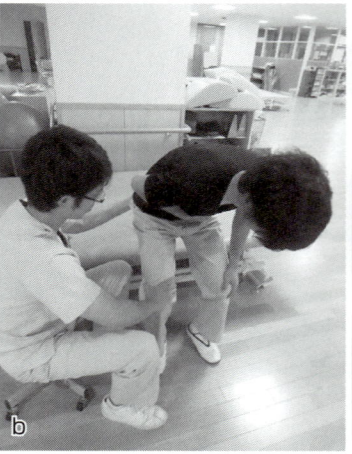

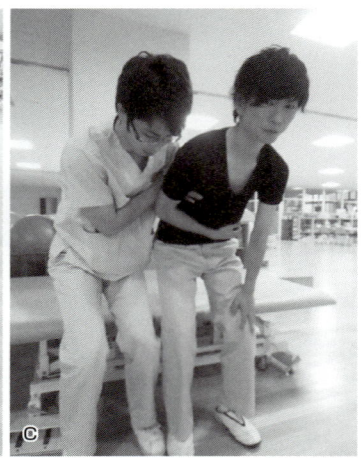

図6 立ち上がり動作の例
a：脳血管障害患者によく見られる立ち上がり，b：麻痺側への荷重を促しながら殿部の離床の誘導の一例，c：最終肢位（立位）に到達するまでの頭頸部体幹の伸展活動の促しの一例．

ため，非麻痺側に重心が偏移しやすい．また麻痺側の肩甲帯や骨盤が後方へ偏移した非対称の不良姿勢になりやすい．非麻痺側優位の過剰な努力を必要としないよう姿勢アライメントを整え，麻痺側での荷重を促すようアプローチする．静的な立位が整ってから，目的とする立位活動や歩行につなげていく．

理学療法士の手は動作時のわずかな筋緊張の変化を捉えたり，導きたい動作へ誘導したりする際に重要である．しかし，立位や歩行時に全身に及ぶ筋緊張制御を行うには理学療法士の手だけでは足りない．

その場合は**長下肢装具や上肢装具を積極的に活用し，制御の手助けとする**（図7）．そうすれば，動的な立位練習においても，両下肢・体幹の支持性が保障されるため，両上肢が姿勢維持活動に参加しなくてもよくなり，立位での上肢活動練習をより効果的に行える．

● 歩行

歩行においては，まず開始肢位である立位での姿勢アライメントを整え，実際の歩行における歩容の観察を詳細に行い，筋緊張の問題が歩行にどのように影響するのかを把握する．

立位でも述べたが，歩行時のアプローチにおいても理学療法士の手だけでは足りないので，目的とする歩容を実現するための装具や歩行補助具を積極的に活用する（図8）．

装具を活用すれば各関節の自由度が調整でき，対象者に適した課題設定を段階的に行える．それにより歩行の獲得や歩容の改善，変形予防，異常な筋緊張の抑制にもつながる．

ただし，安易に支持性を高めることを意識した結果，例えば足関節の動きのない装具はかえって歩行周期を乱す．それが全身に影響して，過度な努力が生じれば異常な筋緊張を助長する．本来起こるはずの筋活動が行えず回復を阻害する．したがって不必要な動作は抑制する一方，必要な動作は許すことを心がけたい．また練習場面の歩行評価だけでなく，屋外や実際の生活場面で筋緊張が歩行にどう影響しているかを見ることで，より実用的な

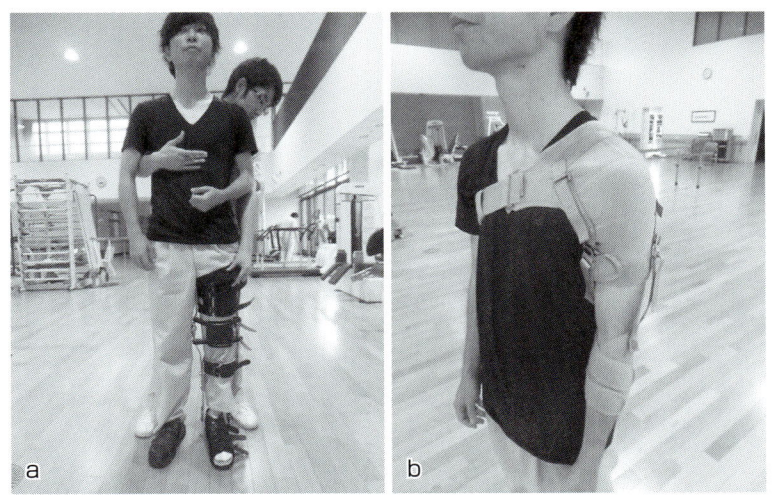

図7 立位や歩行時の装具の活用
a：長下肢装具を利用した立位練習の一例，b：上肢懸垂用肩関節装具．

歩行の獲得につながる．

> **Advice** 立位や歩行練習時に，転倒の恐怖心から，全身の筋緊張が亢進することがある．その場合は理学療法士の徒手的介助のほかに長下肢装具や歩行補助具，昇降式マットなどを使用する．また免荷装置があれば，対象者・理学療法士ともに転倒の恐怖心が減り，より目的とする練習に専念しやすい（図9）．

> **メモ** 立位や歩行訓練へのアプローチでは，全身の状況が確認しにくい．鏡台やビデオカメラを利用し，評価や，対象者へのフィードバックに活用するとよい．

> **Advice** 筋緊張異常に対する治療・動作練習・生活支援に限らず言えることだが，ポジショニングクッションや，車椅子などの福祉用具，義肢装具などといった「道具」を活用する技術は理学療法士にとって必要なスキルである．これら「道具」を作製するメーカーや義肢装具士の思いや考えは非常に参考になるため，理学療法士主催の学会だけでなく，義肢装具士主催の学会や国際福祉機器展にも積極的に参加し，作り手側とディスカッションしてほしい．

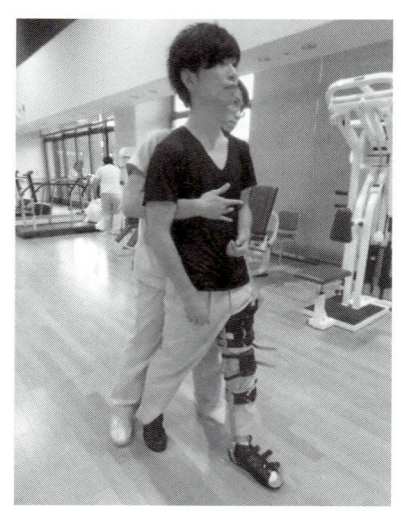

図8　長下肢装具を使用しての歩行練習の一例

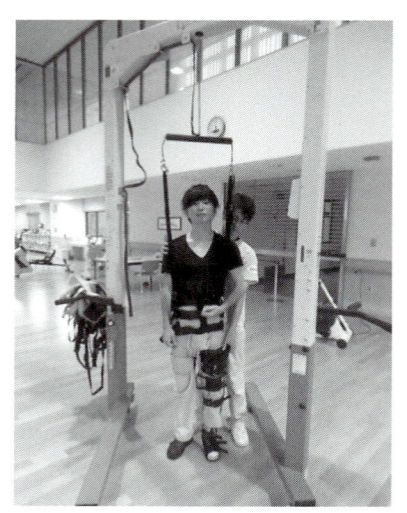

図9　免荷装置の活用例

筋緊張に対するチームアプローチ

　対象者とその家族，介護者を，多職種で構成されたチームの中心に据えて，ADL上のアドバイスや自主練習方法，家族指導などをチーム間で統一することで，理学療法士がかかわらずとも筋緊張に対する継続的なケアが可能となる．

　急性期・回復期においては対象者の状態が常に変化するため，生活動作に影響を与える筋緊張の定期的な評価が必要となる．その結果に基づき，**ケアの方法や注意点を常にチーム内で共有・統一し，継続的なチームアプローチを展開する**．またその情報は生活期のチームへもつなげていく．

▶若手理学療法士へひとこと◀

　脳血管障害に対する理学療法の目的は，筋緊張を治すことではない．100％治せる治療が現れない限り，脳血管障害患者は，人生を全うするまで多様な障害と付き合うことになる．そのことを忘れず，対象者の毎日が筋緊張との闘いに費やされることなく，その人らしく笑顔で暮らせる生活を支援する理学療法士であってほしい．

Further Reading

脳卒中理学療法の理論と技術　原　寛美，吉尾 雅春 編，メジカルビュー社，2013
　▶筋緊張を含め脳卒中の病態を広く把握したうえで，最新の知見に基づいた技術論を展開している一冊．

実践Mook理学療法プラクティス これだけは知っておきたい脳卒中の障害・病態とその理学療法アプローチ　嶋田 智明，大峯 三郎 編，文光堂，2008
　▶ 新人理学療法士に対して基本となる知識・技術を段階的に整理している一冊．

エルゴノミック・シーティング　ベンクト・エングストローム 著，桂　律也 訳，ラックヘルスケア，2003
　▶ 車椅子と人との適合にとどまらず，「人がどのように座っているのか」「なぜそう座るのか」を理解するのに最適な一冊．

Safe Patient Handling and Movement　Audrey Nelson 編，前田 千穂，羽佐田 和之，松井 由紀子，他 訳，パシフィックサプライ，2010
　▶ 筋緊張に問題のある患者の介護には，対象者・介護者双方に危険が潜んでいる．患者の安全な介助と移動を科学的根拠に基づき紹介している．

MEMO

ミニレクチャー

筋緊張が功を奏する場合もある

加藤勝利

1. チームアプローチによる対応

　筆者が勤務している法人では，病棟というケアの現場にチームマネジャー制という制度を導入して，患者を中心とした徹底したチームアプローチを行っている．そのため，理学療法士も専門職種の部署ではなく，各々が所属する病棟に専従配置（病棟配属）している．患者にかかわる職種すべてが病棟を拠点として最初からチームを組んでいることで，目的の共有がなされ，直接的かつ具体的に患者の課題や目標に対する取り組みが実践される[1]．入院当日から，安全かつ活動的に生活が送れるように，各職種が実際の生活場所となる病室に集まり，患者の状態（病状，障害像，身体機能，ADL，心理状態，リスクなど）を確認し，介助方法，環境設定，コミュニケーション方法，転倒リスク，リハビリテーションの処方や具体的な目標設定がされるまでの方針などを検討し決定していく．そして，筋緊張の異常については，抗重力肢位での姿勢保持や姿勢変化における筋の調整が困難となり，アプローチの仕方によって介助量に変化が現れる．そのため，ADL場面での対応は，チームでアプローチすることでよい影響がもたらされるような設定を検討し実践している．

2. 期待される効果

　筋緊張が低い場合は適切な介助で動作を誘導することで，下肢なら荷重を行うことによって刺激となり筋緊張が上昇し支持性が高まる可能性が高くなる．それが，病棟での生活場面でのアプローチによりさらに機会が増え，より効果が期待される．

　筋緊張が高い場合は不十分な荷重，不適正な動作によって，より筋緊張が高まることが知られている．四肢の異常緊張，拮抗筋の過度な同時収縮によりリラックスできない状況が継続するため，臥位や車椅子座位のポジショニングを行いながらADL場面での介入を行っている．移乗動作や基本動作などを，主に理学療法士が評価・検討し，看護師やケアワーカーなどのケアスタッフに介助方法を伝達することで，かかわるすべてのスタッフがAFO（ankle foot orthosis）やKAFO（knee ankle orthosis）を使用し適切な荷重方法を行いながらADL場面で多くの時間にアプローチすることができ，異常な筋緊張が抑制され，機能障害やADLの改善に効果が現れた経験をしている．

3. 筋緊張に対する装具

　ADL場面で他職種も含めて使用する場合は，装着が簡単なAFOとして使用することが多いが，理学療法の練習場面では，身体機能によってKAFOとして使用することがよくある．そのため，脱着式のKAFOを作製し，ADL場面と練習場面を使い分けて使用する．

MINI LECTURE

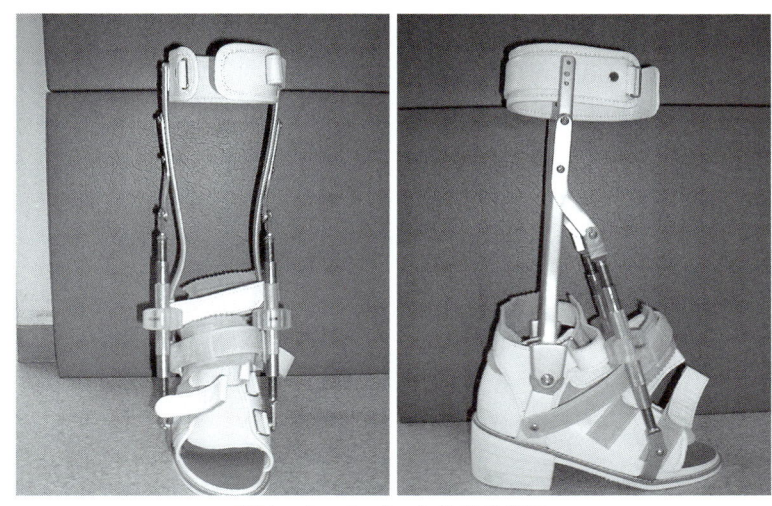

図1　ターンバックル付き装具

　病棟ではケアスタッフが，AFOを使用し病棟生活でのアプローチに加え，自主トレーニングとしてベッドからの立ち上がり動作なども実施する．理学療法ではKAFOを使用することで，早期から立位，歩行練習が可能であり，アライメントを意識しながら股関節伸筋や体幹筋の筋収縮を促して練習を行うことができる．脳卒中ガイドラインでは，起立-着座練習や歩行練習など下肢練習の量を多くすることは，歩行能力の改善のために強く勧められる（グレードA）[2,3]．として強く推奨されている．
　筋緊張が亢進し下肢の支持性はあるが，内反尖足が強い場合には，装具の足関節にターンバックルをつけることがある（図1）．それにより，内反尖足を矯正しながらADL場面での多くの活動を確保することが可能となる．理学療法でより難易度の高い練習を実施した後には，筋緊張がさらに亢進し関節可動域制限を増悪させる危険性がある．そのため，練習後の休息時間に，本人の状況に合わせてターンバックルを締めて背屈角を大きくしていき，内反尖足の矯正を数十分〜1時間程度の時間をかけて持続的な伸張を行う．筋緊張を活かし，活動的な動作を行うことで起こるリスクも踏まえてマネジメントすることが重要となる．

4. おわりに

　筋緊張が亢進していることで，多職種による活動的なADLの設定が可能になることを経験してきた．理学療法士は，ADL改善に向けてリハビリテーションの練習時間だけでなく，環境・心理面も含めた生活全般に目を向けて，それぞれの活動によって起こる身体的・精神的な変化を予測，リスクも含めてマネジメントを行い，より効果的な方法を提案する必要がある．奈良[4]は，中枢神経系の障害により，異常筋緊張，陽性支持反射，共同運動などの徴候が現れるのは，正常という視点からすれば異常であるが，ないよりもましであるとの視点に立てば，「異常事態時の正常な現象」である．そうであれば場合によっ

て意図的にそれらを誘発し，患者の運動・動作遂行に少しでも役立つように活用すべきではないか考える．さらに代償動作は，一般的に望ましい現象ではないが，本来の運動機能が失われた場合には，むしろそれを活用することも有用であることを認識しておく必要である，と述べている．

　専門職の判断ひとつで，できるはずのものができなくなる可能性もあるし，できないと思われていたことができるようになる可能性もある[5]．重要なことは，筋緊張の異常は，マイナスな問題点として目が向けられがちであるが，理学療法士の評価と判断で活かせる可能性があるということである．そのためわれわれ理学療法士は，患者の能力を信じてその可能性を引き出せるような知識と技術に加えて，柔軟に対応ができることが重要である．

● 文献

1) 山中誠一郎：回復期における理学療法①，理学療法MOOK10 高齢者の理学療法 第2版（黒川幸雄，森本榮，他 編），p135, p138, 2011, 三輪書店
2) 江藤文夫，他：Ⅶ．リハビリテーション 2-1. 運動障害・ADLに対するリハビリテーション，脳卒中治療ガイドライン2009（篠原幸人，他 脳卒中合同ガイドライン委員会 編），p296, 2009, 協和企画
3) 江藤文夫，他：Ⅶ．リハビリテーション 2-2. 歩行障害に対するリハビリテーション，脳卒中治療ガイドライン2009（篠原幸人，他 脳卒中合同ガイドライン委員会 編），p300, 2009, 協和企画
4) 奈良 勲：脳血管障害をどうとらえるか，PTマニュアル脳血管障害の理学療法―片麻痺患者の運動療法を中心に―，p40, 2000, 医歯薬出版
5) 八重田 淳：できないことを「障害」のせいにしない，リハビリテーションの哲学，p52. 2001, 法津文化社

MINI LECTURE

ミニレクチャー

除脳硬直とは？

野中一成

　姿勢保持や動作遂行のためには，中枢・末梢からの情報を統合し筋緊張の出力と抑制を適切に行うことが必要である．脳血管障害などの中枢性の運動障害を呈すると，痙縮や固縮など特異的な異常筋緊張が生じる．この状態を理解し治療するためには脳の構造などの特徴を理解し障害部位を同定し，その背景を知ることが治療選択のカギになる．

1. 脳幹部の構造

　脳幹（brain stem）は大きく延髄（medulla oblongata），橋（pons），中脳（midbrain）を総称しており，それぞれが多数の核を備えて情報の中継核の役割をしている．上行性・下行性伝導路，小脳求心・遠心路やそれらの起始，停止核の一部があり，脳と脊髄，小脳とを相互に結びつけている．

　延髄は大後頭孔の高さで橋から移行し，下方は錐体交叉の下端で脊髄に移行する．錐体路（皮質脊髄路：脊髄前角細胞へ至る経路であり骨格筋の収縮を制御する）は，延髄下部で約85％が交叉（錐体交叉）し，残りは同側を下行する．延髄で交叉した運動線維は外側皮質脊髄路，残りは前皮質脊髄路を下行する．

　橋は延髄の吻側に位置し，背側の被蓋と腹側の橋腹側部に分けられ，多数の横行線維束が走行し，側方で中小脳脚を経て小脳に至る強い連結を持っている．

　中脳は橋と間脳の間に存在し，中脳蓋，被蓋，黒質，大脳脚（腹側で橋へ向かう左右2本の線維束）に分けられ，立ち直り反射や姿勢筋緊張の調節などの姿勢制御，γ運動ニューロンの活動抑制，眼球運動反射などにも関与している．

2. 除脳とは

　中脳や橋が部分的ではあるが両側性に障害を受け，それより上位の脳との連結が断たれた状態であり，除脳硬直（decerebrate rigidity）は上下肢の伸展・内旋などの弓なり様の姿勢反応を示しやすいのが特徴である．実際の動物実験でも中脳上丘と下丘で離断することでその状態を起こすことができる．

3. 外側運動制御系と内側運動制御系

　脳が脊髄の運動ニューロンと連絡するためには，外側運動制御系〔背外側経路（lateral pathway）：遠位筋の随意運動にかかわり，大脳皮質からの直接的な制御〕と内側運動制御系〔腹内側経路（ventromedical pathway）：姿勢や歩行の制御にかかわり，体幹筋などの近位筋を制御し脳幹による制御〕の2つの主要な経路が存在している．

　背外側経路は主に脊髄側索を下行する線維群で，外側皮質脊髄路と赤核脊髄路がある．主に対側の四肢遠位筋群の運動ニューロンに投射し，屈筋群には興奮性，伸筋群には抑制

性に作用する．

　腹内側経路は皮質から脳幹を介し，脊髄前索を下行し主に脊髄前角の腹内側部に終止する線維群である．視蓋脊髄路，前庭脊髄路（vestibulospinal tract），橋（内側）網様体脊髄路（pontine reticulospinal tract），延髄（外側）網様体脊髄路（medullary reticulospinal tract）などがあり，主に体幹筋や四肢近位筋群の運動に関与する．ここでは除脳硬直の要因になると考えられる2つの脊髄路について述べる．

　網様体脊髄路は，主として網様体（脳幹中心部にあり，中脳水道と第四脳室の真下を走行し，ニューロンと神経線維の複雑な網目構造で多くの場所から入力を受け，覚醒や睡眠などにも影響し，さまざまな機能に関与している）から起こり延髄内の腹側を同側下行し，頸髄から仙髄に至るほぼすべての髄節に情報を伝達しているため，四肢近位筋や体幹筋などを制御し，姿勢維持や歩行時の運動制御にかかわっている．また網様体脊髄路には橋（内側）網様体脊髄路と延髄（外側）網様体脊髄路がある．前者は同側を下行して伸筋群に対し興奮性に作用し，後者は両側性に下行して屈筋群に対し興奮性に作用し，この相反する働きにより姿勢保持や歩行などの筋緊張の調節に寄与している．橋（内側）・延髄（外側）網様体には大脳基底核からの入力などが収束するため，大脳皮質や小脳，大脳基底核などからの出力は網様体脊髄路を介して姿勢や筋緊張の調節に影響し，それらの領域の病変に伴う異常筋緊張も，網様体脊髄路を介して誘発されている可能性がある．

　前庭脊髄路は，外側前庭神経核から起始し同側を下行する外側前庭脊髄路（主に下肢伸筋群に対して直接興奮性に，屈筋群には介在ニューロンを介して抑制性に作用）と，内側前庭神経核から起始して両側性に下行する内側前庭脊髄路（主に体幹，頸部の筋群に対して興奮性，抑制性の両方に作用）がある．前者は同側のすべての髄節との連絡があり頸部，腰背部，下肢筋を支配し同側の下肢伸展筋への興奮作用がある．後者は頸部，上位胸髄に終わるため頭頸部の運動に重要で頭部の定位を行う．前庭器官からの情報や視覚，固有感覚情報など反射的に身体のバランスを保つ役割を持つ．

4. メカニズム

　除脳硬直は中脳以上からの入力が制限されることで，体幹筋や伸筋群の抑制性入力が相対的に弱まった状態と考えられ，筋紡錘を支配するγ運動ニューロンの活動が亢進し，持続的にα運動ニューロンを興奮させ筋緊張が亢進している状態であるといえる．前述したような網様体脊髄路の相互作用や外側前庭脊髄路の機能が破綻した状態と捉えることができ，また大脳皮質からの抑制性の作用が遮断されることから赤核脊髄路，皮質脊髄路などによる抑制性の支配も障害されていると考えられ，結果的に全身性の伸展活動が高まっている状態と考えられる．

5. おわりに

　脳に障害を受けることで身体を取り巻く環境は一変する．除脳硬直に限らず脳血管障害では中枢，末梢からの情報が入力されがたく，脳と身体が混乱している状態と考えられる．日々の臨床で遭遇する異常筋緊張もその結果であり，その症状は多岐にわたる．われわれ

はその状態に陥った患者を目の前にしたとき，些細な症状，表情，すべての反応を敏感に感じ取り，その状況を共有できるような姿勢が必要である．

目の前の患者の回復の可能性は無限に秘められており，その回復の手助けができるよう日々のわれわれの努力が必要となる．

●─文献

1) Duus P, Bähr M, Frotsher M：脳幹，神経局在診断─その解剖，生理，臨床 改訂第5版（花北順哉 訳），pp109-224，2010，文光堂
2) M.F.ベアー，B.W.コノーズ，M.A.パラディーソ：脳による運動制御，カラー版神経科学─脳の探求（加藤宏司，他 監訳），pp351-372，2007，西村書店
3) Cramer GD, Darby SA：脊髄の神経解剖，基礎・臨床解剖学 脊柱/脊髄/自律神経（早川敏之 訳），pp241-295，2000，エンタプライズ

MINI LECTURE

ミニレクチャー

低緊張とは？

小芝　健，荒木友希

1. 低緊張とは

　低緊張（low tone）という言葉をみなさんはどのように使っているだろうか．「あの患者の体幹は低緊張だ」など，臨床において日常的に口にする言葉である．しかし，ついつい弛緩（hypotonia）という言葉と同じ意味で使ってしまっている人も多いのではないだろうか．

　筋緊張は「1つの筋が伸張されたときの抵抗力」を表す．通常，骨格筋は筋の粘弾性や筋紡錘を介した神経系の制御により一定の緊張を維持している．また私たちは，安静にしていても抗重力筋が絶えず一定の緊張を保ち，姿勢を保持している．これを姿勢筋緊張という．姿勢筋緊張は運動を開始するための準備状態と言い換えることもできる．

　姿勢筋緊張はわれわれ健常者においても環境や精神状態などによって変化する．また，個人によっても差がみられる．この正常範囲内での筋緊張亢進を高緊張，筋緊張低下を低緊張という．脳血管障害などの中枢神経障害によって自身の姿勢が保てない場合や，動こうとするとバランスを崩してしまうような病的な筋緊張低下を弛緩という（図1）．

　低緊張と弛緩の境界については不明瞭な部分があるかもしれないが，低緊張は「個体差の範疇に収まる正常範囲の筋緊張低下，または何らかの疾患に起因する軽度な筋緊張低下」と説明することができる．そして弛緩については「何らかの疾患に起因し，姿勢を保つことが困難なほどの重度な筋緊張低下から静的な姿勢をある程度は維持できる軽度な状態」までを示す広い意味での筋緊張低下と捉えると2つの言葉の使い方が整理されてくる．

2. 筋緊張低下の原因

　前述したとおり通常，骨格筋は筋の粘弾性や筋紡錘を介した神経系の制御により一定の緊張を維持している．そのため，脳血管障害や脊髄損傷，小脳疾患，大脳基底核疾患，脳性麻痺などの中枢神経障害やギラン・バレー症候群などの末梢神経障害により筋緊張は低下する．また，不活動による非神経的な変化として筋萎縮や筋節数の変化が生じ，二次的な筋力低下や筋緊張の変化をもたらす．神経筋接合部の障害でも筋緊張の低下が起こる．これを治療に応用しているのがボツリヌス療法である．A型ボツリヌス毒素が神経伝達物質であるアセチルコリンの放出を抑制することで結果的に筋を弛緩させる．これを痙性斜頸や上下肢の痙縮，小児脳性麻痺患者の下肢痙縮に伴う尖足の治療などに用いている．

図1 姿勢筋緊張
「真鍋清則：姿勢トーンの評価と治療，理学療法学，24(3)：104，1997」より一部改変して引用

3. 筋緊張低下に対する治療アプローチ

　筋緊張が低下している患者は姿勢の維持や随意的な運動の障害だけでなく感覚情報も減少する．また，代償的な姿勢の固定が生じやすく，身体アライメントの不良も引き起こす．これらが長期にわたることで筋の短縮や，粘弾性の低下などの非神経的な要素にも変化が生じ，筋活動はさらに非効率なものになっていく．

　筆者の場合，脳血管障害や脊髄損傷，整形外科疾患患者の治療を行うことが多いのだが，ほとんどすべての人において筋緊張が低下している部位と筋緊張が高くなっている部位が混在していることを経験している．それは患者だけでなく健常成人においても同様である．そのため，一人ひとりに触診や姿勢の評価，動作分析を行い，それらの関係性を考察するとともに，原因として考えられる問題点について治療アプローチを行っていく必要がある．

　例えば肩甲骨周囲筋の筋緊張低下を呈している患者において，頸椎は下制した肩甲骨と反対側に側屈し，僧帽筋や肩甲挙筋の筋緊張が高くなっていたとする．このとき下制している肩甲骨周囲筋の活動を高めることで反対側の僧帽筋や肩甲挙筋の筋緊張が緩和するのであれば，肩甲骨周囲筋の筋緊張の低下が反対側の僧帽筋・肩甲挙筋の筋緊張を高めていたことがわかる．

　上記の例とは反対に，筋緊張が高くなることによって拮抗筋の筋緊張低下が惹起されている症例や，胸椎・腰椎の屈曲変形によって腹筋群の短縮と不活動に伴う筋緊張低下を引き起こしている症例など，原因はさまざまであり，問題点・治療方針も原因に合わせて変化させていくことになる．

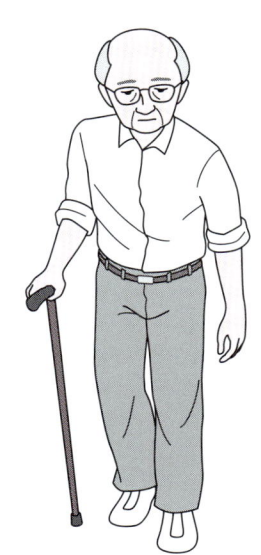

MINI LECTURE

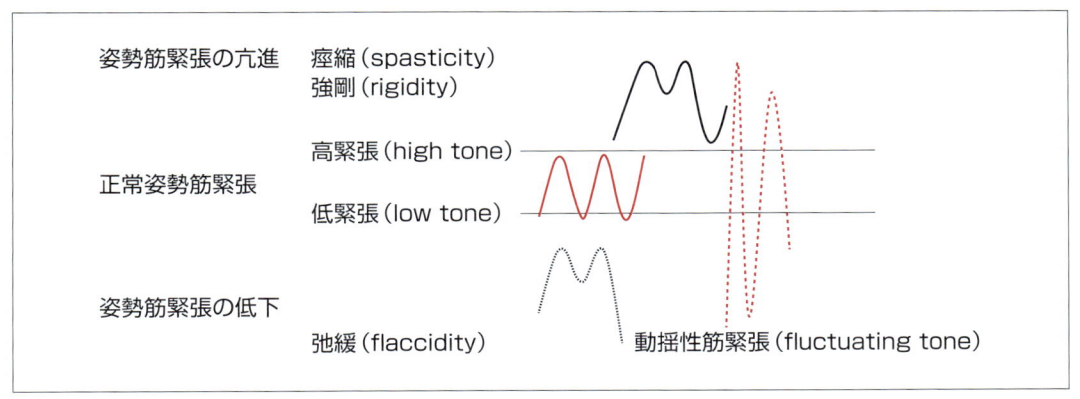

●―引用文献

1) 真鍋清則：姿勢トーンの評価と治療，理学療法学，24(3)：102-108，1997

●―参考文献

1) 工藤典雄，彦坂興秀：運動機能，標準生理学 第6版（本郷利憲，他 監，小澤瀞司，他 編），pp319-393，2005，医学書院
2) 田中勵作：姿勢調節にかかわる脊髄機構，姿勢調節障害の理学療法 第2版（奈良 勲，内山 靖 編），pp82-88，2012，医歯薬出版
3) 藤本健一：筋緊張，老年精神医学雑誌，24：258-264，2013
4) 田崎義昭，斎藤佳雄：運動機能の診かた，ベッドサイドの神経の診かた 改訂16版（坂井文彦 改訂），pp31-66，2004，南山堂
5) 堀口 信：脳卒中リハビリテーションに必要な知識，脳卒中リハビリテーション（近藤克則，大井通正 編），pp79-91，2000，医歯薬出版
6) 鈴木俊明，谷万喜子，他：筋緊張検査における検査のポイント，関西理学，12：1-6，2012
7) 正門由久：痙縮の病態生理，Rehabil Med. 50(7)：505-510，2013
8) Berta Bobath：姿勢反射とトーヌス，脳損傷による異常姿勢反射活動 原著第3版（梶浦一郎，他 訳），pp5-9，1988，医歯薬出版

III. 疾患別の筋緊張の特性と治療

②脊髄損傷における筋緊張の特性と治療

江口雅之

脊髄損傷では，損傷した髄節以下の知覚系や運動系が障害される．このため上位運動ニューロン症候群である痙縮や病的共同運動などの陽性徴候と，筋力低下や麻痺といった陰性徴候が出現する．症候について理解するには，まず脊髄の損傷程度を知る必要がある．脊髄の状態を正確に捉えることが障害像を理解しアプローチを考えるうえで重要となる．

完全損傷と不全損傷

完全損傷では，損傷した髄節よりも下位で上位中枢と末梢の連絡がすべて遮断された状態となり，損傷髄節と症候がほぼ一致するため障害像が理解しやすい．また筋緊張の変化を誘発する事象も，姿勢の変化による麻痺筋の伸張や皮膚の接触刺激などを予想しやすい．しかし不全損傷では脊髄の損傷の程度により症候が多岐にわたる．損傷髄節よりも下位では麻痺の程度がさまざまであり，随意運動が麻痺筋の緊張にどのように影響するかの予想は難しい．そのため脊髄損傷の症候を理解するには，まず損傷の程度が完全損傷か不全損傷なのかを判断することが必要である．

予後を推測するには？

患者にとって予後判断は，その後の生活に最も影響を及ぼす重大な事柄である．脊髄損傷では，脊髄を損傷した時点でほぼ機能的予後は決定される．そのため理学療法は不可欠で，正確な評価と治療技術が求められる．まず，脊髄の損傷部位と脊髄横断面上の損傷範囲を把握しなければならない．完全損傷では，損傷した髄節の高位で獲得可能な動作能力をおおよそ予想できる．しかし不全損傷では仙髄レベルの知覚がわずかに残存するものから歩行可能なものまで，獲得できる機能は幅広く，予測は難しい．**歩行獲得の可能性は神経学的評価と経過観察から慎重に判断しなければならない．また脊髄ショックから離脱した後に評価しなければ正確な情報は得られない．**

表1　ASIA impairment scale (AIS)

A：Complete	仙髄領域S4〜5に運動・知覚ともに機能は全く残存していない
B：Incomplete	仙髄領域S4〜5を含む神経学的レベルよりも下位に知覚は残存しているが運動は完全麻痺
C：Incomplete	運動機能は神経学的レベルより下位に残存し，神経学的レベルよりも下位の主要筋群の半分以上は筋力3未満である
D：Incomplete	運動機能は神経学的レベルよりも下位に残存し，神経学的レベルよりも下位の主要筋群の半分以上は筋力3またはそれ以上である
E：Normal	運動・知覚ともに正常な機能を有する

「Ditunno JF Jr, Young W, Donovan WH, et al：The International Standards Booklet for Neurological and Functional Classification of Spinal Cord Injury. Paraplegia. 32(2)：76, 1994」より引用，著者訳

メモ　脊髄ショックの離脱を判断するには

脊髄損傷では損傷した髄節が完全損傷であっても，損傷部位よりも下位の髄節では反射などは脊髄レベルでの中枢機能は温存されている．しかし受傷後に脊髄ショックといわれる状態になるため脊髄反射は消失し筋緊張は低下する．脊髄ショックからの離脱の判断は諸説あるが，肛門反射の回復が指標となる．

損傷高位の目安は骨傷から推測する

損傷髄節は骨自体の傷害部位よりも高い位置にある．頸椎部では棘突起で1つ上，胸椎の上半分では2つ上，胸椎の下半分では3つ上，脊髄は第12胸椎から第1腰椎の棘突起レベルで円錐として終わり第2腰髄以下の神経根は馬尾神経となる．

完全麻痺と不全麻痺の鑑別

完全麻痺か不全麻痺かの判断は，仙髄部の機能が残存しているかどうかで行う．損傷髄節よりも下のレベルで運動や知覚が温存されていても，仙髄部の機能が失われていれば完全損傷と判断する．不全損傷では麻痺の程度を示す分類としてAIS (ASIA impairment scale, 表1)[1]を用いる．

麻痺と筋緊張の所見

脊髄損傷は中枢神経疾患であり，表2のようなさまざまな徴候が現れる．

脊髄損傷の痙縮の病態

痙縮は脊髄を損傷することにより生じる上位運動ニューロン症候群の一徴候である．一般的に腱反射亢進を伴った緊張性伸張反射の速度依存性増加を特徴とする運動障害で，伸

表2 脊髄損傷による徴候

陽性徴候	・筋緊張の亢進 ・腱反射の亢進 ・伸張反射の他筋への波及 ・屈筋反射の亢進 ・クローヌス ・痙縮 ・病的共同運動
陰性徴候	・筋力低下 ・麻痺 ・巧緻性の低下

表3 アシュワース尺度変法

グレード0	筋緊張亢進なし
グレード1	軽度の筋緊張の亢進 　最終可動域でわずかな抵抗感
グレード1+	軽度の筋緊張の亢進 　可動域1/2以下でわずかな抵抗感
グレード2	明確な筋緊張の亢進 　全可動域で抵抗感を受けるが運動は容易
グレード3	著しい筋緊張の亢進 　全可動域で抵抗感を受け運動は困難
グレード4	屈曲または伸展でかたまり運動はできない

「Bohannon RW, Smith MB：Interrater reliability of a modified Ashworth scale of muscle spasticity. Phys Ther. 67(2)：207, 1987」より引用，著者訳

張反射亢進の結果として生じる．特徴は腱反射の亢進，筋緊張の増加，クローヌスなどの所見と異状姿勢，病的共同運動，屈曲反射の亢進である．また運動麻痺による筋骨格系の二次的変化に筋粘弾性の変化，筋硬直，拘縮などがあり，痙縮に影響を与える．脊髄障害では，下肢の伸筋に強い筋緊張が生じやすくクローヌスやはさみ足歩行が出現する．これらの徴候すべてを含み広義の意味で痙縮と表現している．

脊髄では上位中枢からの抑制と興奮性入力のバランス，脊髄内の介在ニューロンの活動により脊髄反射の興奮性は保たれている．その興奮性が高まるのは，上位中枢からの連絡が絶たれ脱抑制になるためと考えられる．

筋緊張の評価

一般的にアシュワース尺度変法(表3)[2]を用いる．この評価法は関節の他動運動時の抵抗を6段階に分類し実用的で簡便なため臨床で広く使用されている．

脊髄損傷の痙縮について (表4)[3]

- 脊髄損傷の痙縮の発生頻度は受傷からの経過に伴い増加し，受傷後1年でピークに達し，2～3年でプラトーに達する．
- 性差については女性50％に対し男性62％と男性で優位に高い．
- 麻痺別の発生率では，完全四肢麻痺74％，不全四肢麻痺64％，完全対麻痺49％，不全対麻痺37％である．
- 合併症との関連は，自律神経過反射，尿路感染，麻痺域の痛み，褥瘡などが挙げられ，特に自律神経過反射では高頻度で共存合併する傾向を示す．

痙縮の発生や増悪は麻痺の程度や合併症による影響を受ける．脊髄損傷では受傷からの

表4　脊髄損傷による痙縮と麻痺の発生頻度

	痙縮発症数	集計数	頻度（%）
性差			
男性	1,469	2,356	62.4　＊
女性	241	477	50.5
損傷レベル			
四肢麻痺	1,351	1,998	67.6　＊
対麻痺	349	778	44.9
退院時麻痺カテゴリー			
完全四肢麻痺	372	504	73.8
不全四肢麻痺	851	1,321	64.4
完全対麻痺	186	378	49.2　＆
不全対麻痺	131	350	37.4　＆＆

＊：$p<0.0001$
＆：$p<0.001$　完全対麻痺 vs 不全四肢麻痺
＆＆：$p<0.05$　不全対麻痺 vs 完全対麻痺

「富永俊克：合併症の予防と管理［筋骨格系］，脊髄損傷の治療から社会復帰まで（独立行政法人 労働者健康福祉機構 全国脊髄損傷データベース研究会 編），p45，2010，保健文化社」より引用

経時的変化を予想し合併症の予防や管理が必要である．

治療は何を目指すのか

　痙縮は患者のポジショニングやセルフケアを困難にし，さらに上肢の巧緻性や歩行，起立・移乗動作の問題の原因になっていることが多い．これらの問題を改善することが目的となる．本項ではセルフケア，歩行にてアプローチの進め方について概説する．

歩行再建の可能性を探る

● 脊髄損傷の運動麻痺と歩行の可能性は？

　脊髄損傷では受傷後3ヵ月までに活発な運動機能回復が起こり，9ヵ月後にはほぼ終息する[4]．受傷後の下肢筋力（ASIA motor sore，図1）の変化は麻痺の程度が軽い者のほうがより改善傾向を示す．初回評価時がAIS：Cであれば，退院時51%の者がAIS：Dへ改善し歩行再建の可能性が高い（表5）[5]．つまり完全損傷に比べ不全損傷のほうが歩行獲得の可能性は高く，四肢麻痺よりも対麻痺のほうが有利である．脊髄の損傷高位と損傷の程度により全身の麻痺域と麻痺の程度が決められる．運動機能の障害が少なければ歩行獲得の可能性が高い．しかし歩行の獲得が可能か否かを判断するには，残存する随意性や筋力だけでなく病的協調運動や痙縮の影響を考慮しなければならない．

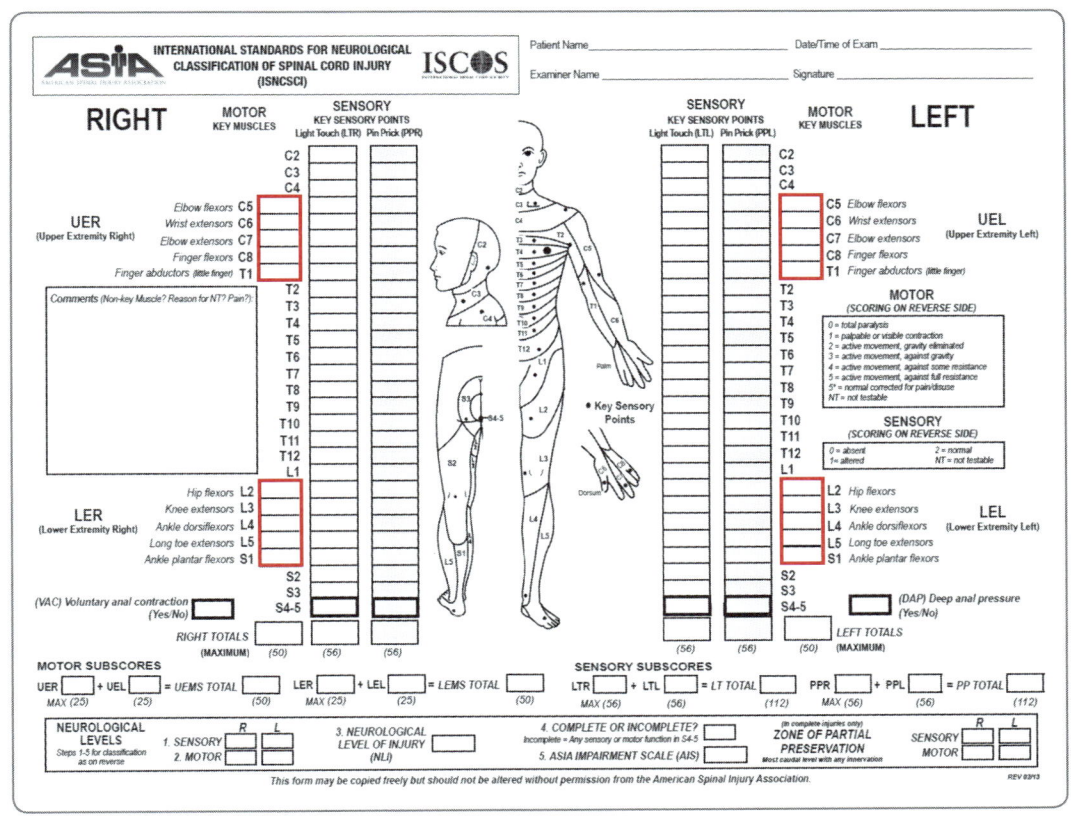

図1 ASIA

「ISNCSCI Exam Worksheet［internet］．http://www.asia-spinalinjury.org/elearning/ISNCSCI.php［accessed 2015-04-28］．AMERICAN SPINAL INJURY ASSOCIATION」より引用

> **メモ ASIA motor sore とは**
>
> American Spinal Injury Association（ASIA，図1）の評価基準は，旧国際パラプレジア医学会（IMSOP）で承認されてから，世界中に広まった国際的に標準化された脊髄損傷の評価法である．この評価法では筋力・感覚の検査により脊髄の障害の程度や損傷高位を定量的に評価する．ASIA motor sore は，この評価表の上肢5髄節（C5〜T1）下肢5髄節（L2〜S1）の筋力を髄節ごとに5段階で数値化し合計した値のこと．

● 歩行獲得を目的としたアプローチと痙縮の抑制

1）歩行の意義

　脊髄完全損傷者にとっての歩行の意義は，骨萎縮や骨粗鬆症の予防，関節拘縮や筋痙攣の軽減，下肢の血行改善，膀胱・直腸機能の改善，体幹バランスの向上などが挙げられ，麻痺域の機能退行や痙縮の軽減がみられたとする報告は散見される．脊髄不全損傷者にも同様の効果が期待され，さらに麻痺の改善についても効果が期待できる．不全損傷者では歩行獲得の可能性が高く，早期からの介入が必要である．**歩行のアプローチは実用的歩行獲得が困難な場合であっても，座位活動や症上動作の安定に効果が期待でき，全身活動の**

②脊髄損傷における筋緊張の特性と治療

表5 入院時と退院時AISの比較（%）

		退院時				
		A	B	C	D	E
入院時	A	91.3	3.6	3.8	1.1	0.2
	B	1.1	58.1	21.9	17.7	1.1
	C	0.2	0.8	45.6	51.0	2.4
	D			0.2	86.6	13.2

「河津隆三：脊髄損傷のFunctional outcome［脊髄損傷のFunctional outcome動向調査］．脊髄損傷の治療から社会復帰まで（独立行政法人 労働者健康福祉機構 全国脊髄損傷データベース研究会 編），p92，2010，保健文化社」より引用

向上を目的とし取り組む意味は十分にある．
2）不全損傷者の歩行障害

　不全損傷の歩行では，痙性歩行，弛緩性歩行，感覚性の失調歩行，間欠性破行，またはこれらを混合した歩行が特徴である．

3）確認すべき歩行に必要な運動機能

　立脚相では体幹の支持性とバランス機能，股関節の支持性とバランス機能，膝関節の支持性と制動能力，足部の支持性と推進力を評価する．

　遊脚相では体幹の下肢荷重の吊り下げ能力，股関節の下肢振り出し能力，膝と足関節の屈曲運動によるクリアランスを確認する．

4）バランス制御に必要な運動と評価

　歩行は支持基底面が狭く，進行方向に交互に変化させながら重心を移動させる必要がある．この複雑な動作を理解するには姿勢制御とバランス能力を分けて考える必要がある．まず重要な要素として体幹・骨盤帯の分節運動と股関節，膝関節の支持制動能力がある．歩行は一連の運動の総合的評価な運動評価であり，個別の運動機能を確認するにはそれぞれの動作場面を選択する必要がある．このことは特別な動作を意味することではなく基本動作であり，評価と同時に介入する動作でもある．

5）座位での動作

　座位では骨盤帯と下肢の協調運動を評価する．体幹の屈伸に伴う骨盤の前後傾運動では，腸腰筋，大殿筋の活動を評価する．またこの動作では，立ち直り反応で活動する腹部や背部の筋，体幹の可動性を確認する．体幹・骨盤帯の分節運動が低下していると姿勢保持能力が低下した結果として，上下肢の痙縮が亢進しやすい．次にリーチ動作では荷重側の股関節周囲筋の支持性動力と，反対側（非荷重側）の股関節外転に伴う骨盤帯と下肢の協調運動を確認する（図2）．座位保持能力は体幹下肢の協調した運動とバランス能力を評価することができる．

6）四つ這い動作

　四つ這い動作では，体幹，下肢に加え上肢の支持性を必要とする総合的な運動能力を評

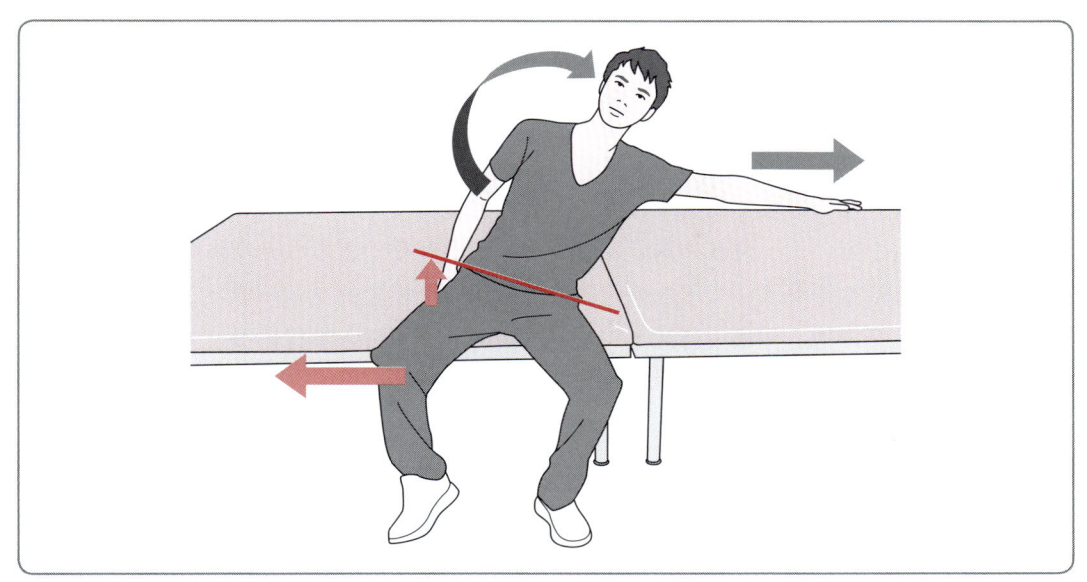

図2　座位での協調運動の例

価する．まず姿勢保持が可能かを確認し体幹の屈伸運動を確認することで，ある程度の体幹機能は把握できる．次に四肢を一側ずつ水平位に挙上し，可能であれば対角線上の上下肢を挙上する運動を行いバランス能力を評価する．

7）歩行再建に必要な運動要素

　脊髄損傷では，残存する力源を効率よく運動に変える必要がある．エネルギー消費を抑えるために柔軟性の確保は重要である．歩行では足関節の背屈や股関節の伸展可動域とバランス機能に影響する脊柱の柔軟性が必要である．

　脊髄損傷者の運動では筋活動の不均衡が生じやすい．このことは麻痺により筋出力が低下しているため過剰に努力し動かそうとし，代償運動を誘発することから使いやすい筋の使用頻度が上がり，筋出力の小さい筋はより使われない傾向になる．筋活動の不均衡を改善するには，過剰な筋活動により動かしにくくなった関節を他動的に動かし，自動介助運動など必要最低限の力で関節運動ができるよう練習し運動を自覚させる必要がある．

8）痙縮を助長させない歩行練習

　歩行は安定した立位姿勢から一側の下肢へ身体重心を移動することにより始まる動作である．つまり片脚立位を交互に繰り返し前方に身体重心を移しながら推進している．脊髄損傷では，下肢伸展パターンの痙縮により前方への身体重心移動が制限される．この状態で一側下肢を振り出そうとすると，荷重側の股関節が屈曲し体幹が倒れ後退してしまう．下肢を振り出す動作は，反対側の下肢に重心が移り，荷重側の股関節が伸展する際のクリアランスを確保することであり，足を前に出そうとする努力は，痙縮を助長し協調した運動を阻害する．このような場合は，身体各部の機能を以下の動作進行の順にチェックする．
①立位姿勢から一側の下肢に身体重心を移すことができるか確認する．

②非荷重側の膝のロッキングが随意解除できるか確認する．
③非荷重側の足関節が十分に背屈可能か確認する．
④荷重側の下肢が伸展しても膝折れが起きず推進に耐える支持性があるか確認する．

　歩行に必要な①〜④の問題を効果的にアプローチするには，まず身体を安定した状態にして過緊張にならない環境で練習を行う．下肢の荷重練習や膝のロッキングを解除する練習には，斜面台を用いる．角度の調整により荷重量が調整できるうえ身体の接触面が大きく体制感覚の代償も得やすい．また練習時に鏡を用いた視覚的フィードバックを加えると効果的である．その他，体重免荷式トレッドミルやサドル付き歩行器などで身体機能に合わせ下肢の支持力や推進力を練習することを勧める．

9）セルフケア

　セルフケアを考えるうえで，まず上肢機能に左右差がある場合は，受傷前の利き手と総合的に判断し利き手を決定する．脊髄損傷では，損傷高位によって起こしやすい拘縮があり，必要な自助具や装具は異なる．

10）食事動作

　食事動作では，口へのリーチを確保することが必要である．リーチに必要な関節運動は，主に前腕回内，肘屈曲，肘伸展である．第6頸髄節まで残存であれば自助具のフォークやスプーンの角度を調整し食事は自立できる．動作の阻害因子となるのは，上肢の屈筋痙縮である．肩は挙上位となり肘屈曲，前腕は回内となり食事動作時の食物へのリーチが阻害される．また上腕三頭筋が機能しないレベルでは，肩の内外旋により肘の伸展運動を代償するため肩の可動域も重要である．

　上肢屈筋の筋緊張が亢進しやすい理由として，上腕二頭筋の随意収縮は実感しやすいことが考えられる．通常の上肢動作では，肘の屈伸を中心とした運動が多く，肘をロックし荷重する動作は少ない．肩を意識することは少なく肘を動かす意識が高いといえる．このため運動の実感が得られやすい上腕二頭筋の収縮が通常化し，脱力することが困難となる．この過緊張状態が痙縮を助長する原因の1つと考えられる．上腕二頭筋の脱力を実感するには，まず肘を伸展位に保ち前腕回外位で自重を認識する．次に上肢を水平位で上腕を介助し軽く上下に振る．このとき肘関節がロック（伸展制限）される感覚を学習する．

　脊髄損傷では上肢の筋緊張の不均衡が起こりやすく，また体制感覚も低下していることが多い．このため随意収縮が得られやすい筋が頻回に使用されることとなり，疲労や痛みを誘発しさらに痙縮を助長する．セルフケアを獲得するうえで上肢のリーチの確保と肩を主体とした上肢の運動を学習することが不可欠である．

痙縮筋に対するアプローチ

● 関節運動の確保と筋のコンディショニング

1）徒手療法

　脊髄損傷では損傷レベルごとに制限されやすい運動方向がわかる．損傷高位が第6頸髄節であれば，肩甲帯挙上位，肘関節屈曲位，手関節背屈位である．他動運動と個々の筋のストレッチが重要である．第5胸髄以上の損傷の場合は，自律神経系の障害が起こるため麻痺域での循環の低下や浮腫が起こりやすく筋の粘弾性が上がりやすい．筋の線維に直角にストレスを加えることで筋と表面の皮膚の柔軟性を改善する．

2）振動刺激

　骨格筋への振動刺激は，拮抗筋への抑制や腱反射の伸張反射の抑制に効果がある．脊髄損傷者では，痙縮の抑制や痛みの軽減に効果が期待できる．上肢の痙縮筋や下肢の内転筋群，下腿三頭筋などを刺激することで姿勢や歩容の改善を経験するが，長期的な持続効果は確認できていない．

3）電気刺激

　機能的・治療的電気刺激は随意収縮の促通や痙縮の抑制に効果があるとされる．脊髄損傷者の動作時に通電することで運動の改善をみることはあるが，痙縮の持続的な抑制効果は確認できていない．しかし麻痺筋に対しトリガーとして運動を促通し，筋力の改善や運動を実感することでボディーイメージの再建に効果が期待できる．

Advice

- 脊髄損傷は身体の横断的障害である．損傷部位以下の感覚，運動の麻痺の程度を正確に把握し障害を理解することが重要である．
- 四肢麻痺・対麻痺の動作を理解する．
- 動作獲得には十分な可動域が必要となる．
- 損傷高位と麻痺の程度から筋力の不均衡を予測する．
- 体幹機能と下肢の分節運動を整える．
- 動作練習時に過度な努力は避ける．

▶若手理学療法士へひとこと◀

　脊髄損傷は受傷直後からショック状態となり，損傷髄節以下の機能を失う．このことは身体環境のあまりの変化に，誰もが戸惑うであろうことが予想できる．機能の残存する部位では，より多くの感覚を自覚しようとし過度に筋を収縮させたりする．このことで筋力の不均衡が協調され，痛みや痙縮の原因となりうる．残存する機能をより効果的に効率よく運動させることが過度な筋緊張を抑制することになる．

Further Reading

脊髄損傷理学療法マニュアル 第2版　岩﨑　洋　編集　文光堂，2014
▶ 脊髄損傷者の基本動作をわかりやすく図説し，損傷高位や麻痺の程度に合わせた動作獲得の方法を理解するには参考になる一冊といえる．

●─文献

1) Ditunno JF Jr, Young W, Donovan WH, et al：The International Standards Booklet for Neurological and Functional Classification of Spinal Cord Injury. Paraplegia. 32(2)：70-80, 1994
2) Bohannon RW, Smith MB：Interrater reliability of a modified Ashworth scale of muscle spasticity. Phys Ther. 67(2)：206-207, 1987
3) 富永俊克：合併症の予防と管理[筋骨格系]．脊髄損傷の治療から社会復帰まで(独立行政法人 労働者健康福祉機構 全国脊髄損傷データベース研究会 編)，pp44-57，2010，保健文化社
4) Fawcett JW, Curt A, Steeves JD, et al：Guidelines for the conduct of clinical trials for spinal cord injury as developed by the ICCP panel：spontaneous recovery after spinal cord injury and statistical power needed for therapeutic clinical trials. Spinal Cord. 45(3)：190-205, 2007
5) 河津隆三：脊髄損傷のFunctional outcome[脊髄損傷のFunctional outcome動向調査]．脊髄損傷の治療から社会復帰まで(独立行政法人 労働者健康福祉機構 全国脊髄損傷データベース研究会 編)，pp91-97，2010，保健文化社

③痙直型脳性麻痺における筋緊張の特性と治療

濱岸利夫

> 痙直型脳性麻痺における筋緊張の特性は，成長に伴って変化すると考えていなければならない．このことは，厚生労働省が定めた脳性麻痺（cerebral palsy：CP）の定義による「受胎から新生児期（生後4週間以内）の間に生じた脳の非進行性病変に基づく，永続的な，しかし変化しうる運動と姿勢の異常である」からも推測することができると思う．そして痙直型CPは運動時のみならず，安静時でも筋緊張が亢進することが多い．その筋緊張に大きな影響を及ぼしているのが痙縮である．

痙縮？　そして痙直型CPとは？

痙縮はCPや脳血管障害，頭部外傷や脊髄損傷などの中枢神経の損傷によって上位運動ニューロン障害で生じる症候群の1つで[1]，深部腱反射の亢進を伴う骨格筋の筋緊張が異常に亢進した状態である．中でも，痙直型CPはCPの運動障害の分類では最も多く，痙縮が特徴的に現れるタイプである．

われわれ理学療法士が痙直型CP児とかかわる際は，その多くが成長過程にあることが大きな特徴である．CPは，①聴覚障害，②視覚障害（斜視），③知的障害，④知覚障害，⑤てんかん発作，⑥呼吸・摂食嚥下障害などを合併することにより，さまざまな臨床症状を示す[2,3]．また痙直型CP児は運動発達過程にもある．運動発達過程において痙縮が大きな影響を与えることがある．例えば，①変形・拘縮，②脱臼（特に股関節），③脊柱側弯，④関節痛などが二次障害として発生する[1,2]．

さらに痙直型CP児の生活環境が発達過程（ライフステージ）により変化することもある．例えば，親あるいは本人が医療型児童発達支援センター（旧 肢体不自由児通園施設）や地域の幼稚園や保育所を選択することにより集団での生活が始まる．特別支援学校（学級）や地域の小学校への入学などによる生活の変化も同様である．

いずれにしても，痙直型CP児は成長あるいは発達過程によりさまざまに，その病態像が変化することを十分に把握しておく必要がある．

痙直型CPの筋緊張は変化する！

痙直型CP児は永続的な特徴として筋緊張亢進を示し，幼少期より年齢を増すごとにそ

の異常性が明らかになってくる．筋緊張が亢進する原因としては，痙直型CP児が成長過程にあること，さらに運動発達過程にあることはすでに述べたとおりである．具体的には以下によることが挙げられる[3]．

①姿勢変化

②過剰な動作時における連合反応

③動作時の痛み

④さまざまな原因による痛み

⑤筋疲労による筋攣縮（スパズム）

⑥痙攣発作

⑦摂食・嚥下障害

⑧胃食道逆流症

⑨換気障害などの呼吸機能障害

⑩感染・発熱

⑪体温コントロールの未熟性

⑫便秘などの排泄障害

⑬情動の変化や精神状態

これらのことから，痙直型CP児の状況に応じた個別の対応が必要になる．

痙直型CPの痙縮に対する治療法は変わってきている

松尾[4]によれば，近年は痙直型CPの痙縮に対して選択的脊髄後根切除術（selective dorsal rhizotomy：SDR）などの脳神経外科治療の導入，ボツリヌス治療（botulinum toxin type A：BTX-A），さらに整形外科的選択的痙縮コントロール手術（orthopaedic selective spasticity-control surgery：OSSCS）などにより，整形外科分野でも痙縮を確実に安全にゆるめることが可能になっている．

歴史的に振り返れば，日本における痙直型CPの痙縮に対する治療は1990年代前半までは，①装具療法，②経口筋弛緩薬（薬物療法），③四肢軟部組織に対する整形外科的手術，④理学療法を中心に取り組まれてきた経緯がある．さらに1990年代後半以降は，先の4つの取り組みに加えて，⑤SDR，⑥バクロフェン持続髄腔内投与治療（intrathecal baclofen therapy：IBT），⑦BTX-Aが取り入れられるようになってきた[5,6]．

メモ 選択的脊髄後根切断術（SDR）

脊髄後根を選択的に切断することで，下肢の痙縮を軽減させる外科手術で，Peacockらにより1980年代以降に南アフリカで始められ，その後北米などで広く行われるようになった治療法である．

表1 脳性麻痺の痙縮に対する各介入方法のエビデンスレベルと推奨レベル

介入方法		エビデンスレベル	推奨レベル	備考
ボツリヌス治療	下肢	高い	強い推奨	効果的で安全である
	上肢	中等度	強い推奨	
SDR		中等度	強い推奨	効果的である
IBT	下肢	低い	肯定的な弱い推奨	介入効果の大きさはさまざまである
	上肢	低い	否定的な弱い推奨	上肢に対するIBTの効果は下肢に対する効果よりも少なく，上肢の痙縮の減少を目的にIBTを使用することに疑問を持つ数名の報告者あり
経口バクロフェン		低い	肯定的な弱い推奨	
マッサージ		低い	肯定的な弱い推奨	効果があったとする報告と，効果がなかったとする報告がある
ギプス療法		低い	否定的な弱い推奨	痙縮の最新の理解では，末梢局所への介入が，速度依存性の伸張反射亢進における中枢の状態を改善しないと考えられており，痙縮軽減の目的でギプス療法を使用しないほうがよいだろう

強い推奨：行うべきである．
肯定的な弱い推奨：おそらく行ったほうがよい．
否定的な弱い推奨：おそらく行わないほうがよい．

「石原美智子，藪中良彦：脳性麻痺児/者の痙縮に対する理学療法．理学療法，31（6）：605，2014」より引用

メモ ボツリヌス治療（BTX-A）

1977年，米国の眼科医Alan B Scottoがボツリヌス毒素を初めて斜視で臨床応用し，その後，眼瞼痙攣，片側顔面痙攣，痙性斜頸，上肢痙縮，下肢痙縮への治療に用いられるようになった．わが国では2009年2月にA型ボツリヌス毒素製剤（ボトックス®）の「2歳以上の小児脳性麻痺における下肢痙縮に伴う尖足」への適応に続いて，2010年10月に「上肢痙縮，下肢痙縮」への適応が追加承認されている．A型ボツリヌス毒素は神経筋接合部で神経終末に作用し，アセチルコリンの放出を抑制する．これにより，アセチルコリンを介した筋収縮が阻害され，筋の攣縮および緊張を改善する．

メモ 整形外科的選択的痙縮コントロール手術（OSSCS）

CP児に対する整形外科的手術には，筋解離術や腱解離術，骨切り術，関節固定術などがある．その中で筋解離術が痙縮筋の治療の1つとして行われている．

メモ バクロフェン（baclofen）

内服薬として用いられている抗痙縮薬バクロフェン（baclofen：ギャバロン®，リオレサール®）は中枢神経系の抑制物質であるγ-アミノ酪酸（GABA）誘導体で，主として脊髄のGABA_B受容体に作用する薬剤である．脊髄の多シナプスおよび単シナプス反射を抑制することで痙縮を軽減させる．

さらに石原ら[5]は，2013年10月に発表された系統的レビューを参考に，CPの痙縮軽減のための介入に関するエビデンスと推奨レベルをわかりやすく示している．それによれ

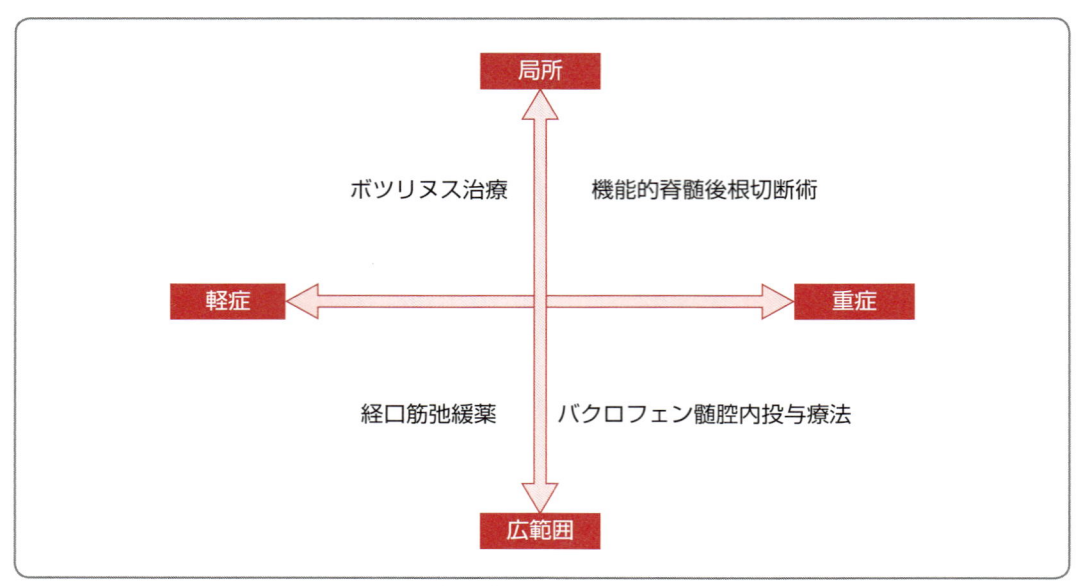

図1 病状に応じた痙縮治療法の選択
関節拘縮を認めない場合，痙縮の範囲と重症度に応じて選択する．

「根津敦夫：小児へのボツリヌス治療総論．小児脳性麻痺のボツリヌス治療 改訂第2版（梶 龍兒総監），p28，2012，診断と治療社」より引用

表2 痙縮治療の適応年齢

痙縮治療	適応年齢	注意事項
IBT	4歳以上	・埋め込みポンプを装着するために十分な体格をしていることが必要 ・7歳未満の小児には慎重に投与する
BTX-A	2歳以上	・18ヵ月未満では異常姿勢が顕在化しておらず，運動も未熟な段階であるため，安易に開始する時期ではないが，重度の痙縮による股関節脱臼や後弓反張に対しては施注も必要 ・年長児ですでに筋の萎縮や線維化や関節可動域の著しい制限がみられる場合は改善が難しい
SDR	2歳前半〜8歳	・8歳以下では術後の感覚障害の出現が少なく，安全に手術を行える ・腱の短縮や関節の拘縮が完成していない6歳以前に行うほうが効果は大きい ・重度関節拘縮がなければ，10歳代以降の年長児でも可能* ・入院が長期にわたる場合，その間に積極的な病棟訓練の提供がなされるため，手術に対する家族の理解と積極的な支援が必要*

「石原美智子，藪中良彦：脳性麻痺児/者の痙縮に対する理学療法．理学療法，31（6）：607，2014」，
*「廣田俊之：機能的脊髄後根切断術に対する理学療法．理学療法，24（3）：446，2007」より引用
*オリジナル「師田信人：機能的脊髄後根切断術．日本脳性麻痺の外科研究会誌，16：3-12，2006」

ば，IBT（上肢）とギプス療法が「おそらく行わないほうがよい」という否定的な弱い推奨レベルであったとまとめている（表1）．また日本リハビリテーション医学会がガイドラインをまとめている[7]．

　今後も薬物などによるCPの痙縮治療は，年齢，原因疾患，痙縮の範囲，重症度の4項目が重要な基準になると指摘されている（図1）．そして各治療には適切な開始年齢があり，それに準じて実施されなければならない（表2）[5,10]．

CPに対する評価法はどんどん増えてきている

痙直型CP児の場合も成人の中枢神経疾患と同様に陽性徴候（positive symptom）と陰性徴候（negative symptom）が現れてくる．陽性徴候には，①痙縮，②共同運動，③連合反応がある．そして陰性徴候には，①筋力低下，②感覚障害，③協調運動障害がある．

> **メモ 陽性徴候**
> 大脳皮質などの高次機能によって統合されていた原始的な姿勢反射などの低次機能が，中枢神経系の病変により抑制から解放されて現れる徴候．伸筋突出や屈筋逃避反射などが現れる．

> **メモ 陰性徴候**
> 通常あるべき機能が減弱あるいは喪失した状態．上位運動ニューロンの障害による立ち直り反応や平衡反応の減弱，巧緻動作の障害，運動麻痺，感覚障害，寡動などが含まれる．

痙直型CPに対する痙縮の評価は，一般的に用いられているmodified Ashworth scale（MAS）に加えて，近年modified Tardieu scale（MTS）を使用するようになってきており，筋の伸張速度に関する評価項目があり，痙縮評価との親和性が高いと考えられてもいる．さらに痙縮に関与する非反射性要素を評価すべきであるという意見もあり，被検筋の伸張速度の違いによる変化を評価可能なMTSが優れていると報告がある[11]．さらに痙縮に対する治療を行った結果，運動機能や日常生活動作がどのように変化したかを評価することも大切である．石原ら[5]は，反応性のある評価法の選択が必要であることを指摘しており，粗大運動能力分類システム（gross motor function classification system：GMFCS）のレベル別にその治療目的と評価法をわかりやすくまとめている（表3）．中でも，選択的に痙縮を軽減することが可能であるBTX-Aに関しては，痙直型CPの運動に制限を与えている筋の痙縮の程度をきちんと評価することで，施注部位や施注量を設定することがより効果的な治療につながることを指摘している．

痙直型CPに対する治療アプローチはハイブリッド？

● 理学療法～セルフケア（ポジショニング）～

痙直型CPに対する理学療法では，過去に痙縮軽減のために多くの時間を必要としてきた．中でも構築学的変形を予防するためのポジショニング（positioning）は，痙直型四肢麻痺児などの比較的重度なCPに対して基本的なプログラムとして重要な位置を占めていた．多くの痙縮に対する治療方法が確立されつつある現在に至っても，その大切さにおいて変わりはない．その理由として，ポジショニングは「姿勢をとる」「姿勢を調整する」などの意味で使用されており，運動機能，精神発達機能，呼吸機能，言語聴覚機能などを含

表3 GMFCSレベル別の痙縮治療の主な目的と評価法

GMFCSレベル			I, II	III	IV	V
痙縮治療の目的			・立位, 歩行の安定	・歩行能力の向上 ・PCW歩行 ・クラッチ歩行 ・室内の数歩の独歩	・座位の安定 ・四つ這い移動 ・つかまり立ち ・介助歩行	・股関節脱臼予防 ・反り返りの改善 ・痛みの軽減
評価法	筋緊張	MAS, MTS	○	○	○	○
	変形拘縮	ROM	○	○	○	○
		レントゲン画像（股関節脱臼, 側弯）		○	○	○
		Gold-Smith指数			○	○
	筋力	MMT	○			
	持久力	6分間歩行テスト	○	○[注]		
	運動機能	GMFM	○	○	○	
		MACS	○	○	○	
	姿勢/運動分析	Chaniley姿勢能力発達レベル		○	○	○
		FCS	○	○[注]		
	ADL	PEDI	○	○	○	
		Wee-FIM	○	○	○	○
	目標設定/治療効果判定	COPM	○	○	○	○
		GAS	○	○	○	○

MAS: Modified Ashworth Scale, MTS: Modified Tardieu Scale, GMFM: Gross Motor Function Measure, MACS: Manual Ability Classification System, FCS: Foot Control Scale[12], PEDI: Pediatric Evaluation of Disability Inventory, COPM: Canadian Occupational Performance Measure, GAS: Goal Attainment Scaling.
注) 歩行補助具を使用.
「石原美智子, 藪中良彦: 脳性麻痺児/者の痙縮に対する理学療法. 理学療法, 31 (6): 608, 2014」よりGold-Smith指数・MACS・Wee-FIMを追加して引用

めた全体的な発達を促進する働きがある[13, 14]. そして, ポジショニングは筋緊張を抑制する目的も含まれており, 過緊張な状態にある筋緊張をさらに悪化させないためにも実施している[15].

メモ ポジショニングの3つの基本原則

①異常な姿勢, 肢位のままで放置しない. また左右どちらかに優位な非対称姿勢をできる限りとらせない.
②頭部, 体幹, 上肢, 下肢の抗重力要素の発達を促す.
③目と手の協調, 上肢の使用を促す.

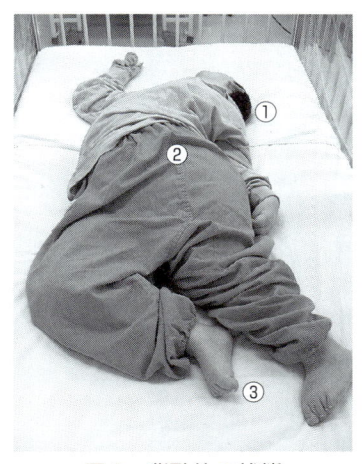

図2　背臥位の状態

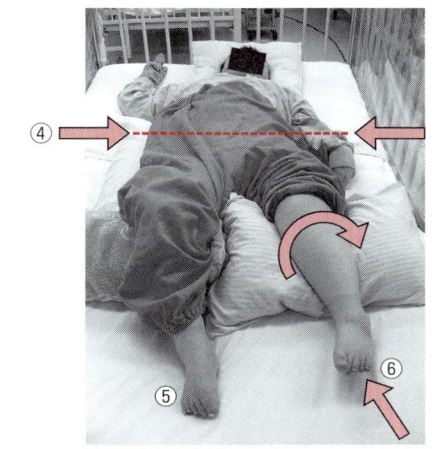

図3　ポジショニングを実施

以下に症例を通じてポジショニングとその配慮した点を紹介する[13]．

【症例1】

● 背臥位の場合（図2）

背臥位姿勢の場合には，枕やクッションを使用しなければ，以下のようなことが起こる．

①図のように頸部の後方伸展や体幹のそり返りが強くなることがある．

②体幹のそり返りに伴って体幹と骨盤との間にもねじれが生じてくる．

③骨盤の回旋により左側股関節は内旋し，左足が内側に向く姿勢になる．

● 修正された背臥位の場合（図3）

枕やクッションを使用する場合は，以下のようにする．

④骨盤を水平位に保つように右側骨盤の下に枕あるいはクッションを置く．

⑤次に両膝の下に枕あるいはクッションを置く．この際，右側の踵はなるべく床に接地させる．

⑥左下肢はできる限り外側を向くように配慮する．

● 痙縮治療と理学療法の併用

痙直型CPの痙縮に対して多くの治療法が取り入れられるようになっている．かつての装具療法，経口筋弛緩薬（薬物療法），四肢軟部組織に対する整形外科的手術，理学療法を中心に取り組まれてきた時代とは異なり，多くの治療法と理学療法を併用することが多くなっている．廣田[16]は，「SDRは手術による侵襲は回避できないが，運動神経，筋，腱などの運動器を温存することが可能である．さらに整形外科的手術による術後のギプス固定や装具装着による筋萎縮を可能な限り防ぐことができる利点がある」と指摘している（図4）．さらにIBTも増えてきている．

しかしながら，各医療機関・施設などでの痙縮に対する治療内容に違いはみられるものの，理学療法実施に関して重要なのは基本的には，治療前と治療経過中あるいは治療終了

術前：正面　　術前：横　　術後：正面　　術後：横

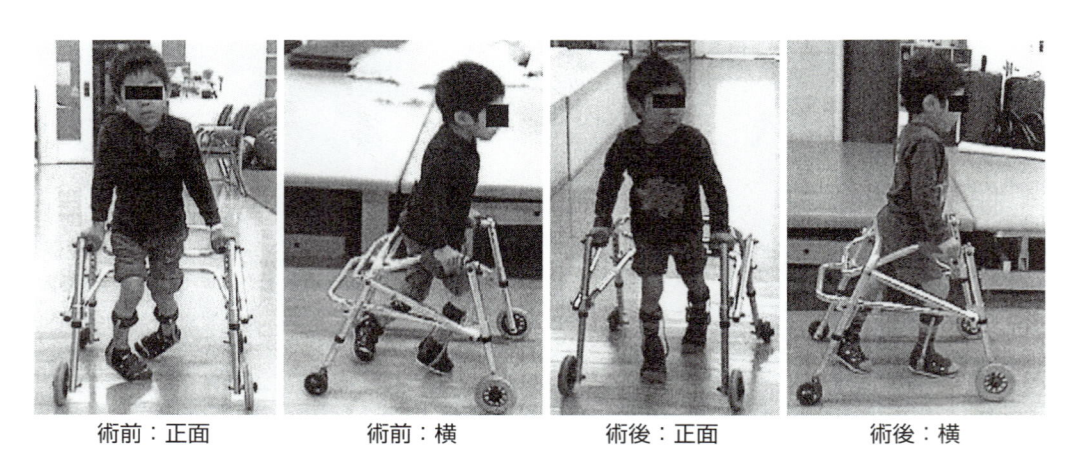

図4　術前・術後のPCW歩行

「廣田俊之：機能的脊髄後根切断術に対する理学療法．理学療法，24(3)：451，2007」より引用

後とに評価を正確に実施することである．評価項目に関しては，腱反射，筋緊張，日常生活動作，GMFCS，粗大運動能力尺度（Gross Motor Function Measure：GMFM），可能であればビデオ撮影などによる姿勢・動作分析などが挙げられる．その他，各病院や施設などで独自に決められている項目を加える必要がある．

CPに対する痙縮治療は完全に治せる時代がくる？

　今後，痙縮に対する治療法は以前から取り組まれてきたOSSCSをも加えて，理学療法と併用されて実施されていくものと思われる．これから痙直型CPの理学療法に携わる人は，それぞれの痙縮に対する治療法の適応などを十分に理解したうえで取り組まなければならない．

　しかしながら，日本では2011年までにBTX-A治療を受けている国内のCP児が20％未満という報告があり，ノルウェーの2003年までに約70％のCP児がBTX-A治療を受けている実態と比較して，さらなる国内の普及を考えていかなければならないとの指摘もある[8,9]．また，痙縮に対するすべての治療を国内の各医療機関においては受けることができない現実もある[5]．

　松尾[4]は，多くの治療法が確立されてくる中で，CPの機能障害について医療として治せる部分がかすかに見えてきており，幼少期〜学童期，あるいは重度CP，二次障害を持つCPと，あらゆる側面を持つCPに対して有力な手技を持つことが明らかになってきていると述べている．

　さらに松尾[4]は理学療法士に対して，次の3点を望むと述べている．

①理学療法士はCPの人生のすべての面をサポートする立場にある．どのライフステージであれ，あらゆる患者の支持者，アドバイザー，治療者であることが求められている．

②理学療法士は治療手段を駆使して機能を上げていく立場にある．
③CPのどの時期であれ，理学療法のみで痙縮が軽減できない状態にあるとき，痙縮を除いてくれる医師，変形・脱臼をきちんと矯正してくれる整形外科医と協力しながら，CPの身体に内包されている抗重力性や随意性などのさまざまな能力を育てていき，痛みのない理学療法を提供することである．

現在と将来，痙直型CPに携わる理学療法士あるいは理学療法に向けられた課題でもあるだろう．

POINT

CPに対する評価項目は，以前と比較して多くの方法が開発されてきている．だから，新しい評価法が開発されたときには信頼性がまだ確立・確認されていない時期であっても，一度は使用してみる価値はあると思う．

Advice

筆者がかつて担当していたCP児は，幼少期には大きな変形・拘縮が見当たらないケースであった．その後，再会した際には，筆者の想像をはるかに超えるくらいの変形・拘縮が悪化していた．だから，担当したCP児が成長や発達によりどのように変化してくるかを注意深く見守っていく必要がある．

▶若手理学療法士へひとこと◀

われわれが痙直型CPの筋緊張（特に過緊張状態）に対して理学療法を実施する際に苦労する場面がある．それでも，簡単にあきらめないで取り組む必要がある．それは，理学療法士とっては多くの患者の1人かもしれないが，両親やその子どもにとってはすべてだからである．

Further Reading

1) 脳性麻痺リハビリテーションガイドライン　第2版　日本リハビリテーション医学会監修，金原出版，2014
   ▶ わが国で脳性麻痺のリハビリテーションに携わる多くのリハビリテーション専門医あるいは整形外科医の長年の経験と最近の知見をまとめたものであり，エビデンスレベルまで詳細に記述してある．
2) 小児脳性麻痺のボツリヌス治療　改訂第2版　梶　龍兒総監修，診断と治療社，2012
   ▶ ボツリヌス治療に関して詳細にまとめてあるので一読を勧める．
3) 脳性まひの療育と理学療法　上田法およびボツリヌス療法による筋緊張のコントロールと評価　東

條　惠, 診断と治療社, 2015
▶ 理学療法士が実施可能な上田法（1988年報告）とその後に導入されたボツリヌス治療についての経験が述べられており，上田法と比較されているのは興味深い．

●―文献

1) 中村潤二：電気療法, 最新物理療法の臨床適応（庄本康治 編）. p118, 2012, 文光堂
2) 藪中良彦：脳性麻痺・脳性麻痺の概略, イラストでわかる小児理学療法（上杉雅之 監修）, pp41-48, 2013, 医歯薬出版
3) 平井孝明：理学療法臨床のコツ26 脳性麻痺児に対する理学療法のコツ―筋緊張緩和のコツ, PTジャーナル, 46(4)：356-358, 2012
4) 松尾　隆：脳性麻痺治療の現状と課題, 理学療法, 24(3)：419-420, 2007
5) 石原美智子, 藪中良彦：脳性麻痺児/者の痙縮に対する理学療法, 理学療法, 31(6)：604-613, 2014
6) Novak I, McIntyre S, Morgan C, et al：A systematic review of interventions for children with cerebral palsy：state of the evidence. Dev Med Child Neurol. 55(10)：885-910, 2013
7) 中寺尚志, 他：痙縮の治療法（まとめ）, 脳性麻痺リハビリテーションガイドライン 第2版（水間正澄, 日本リハビリテーション医学会 監修）, pp152-170, 2014, 金原出版
8) 根津敦夫, 岩崎信明：小児脳性麻痺のボツリヌス治療, 脳と発達, 45(2)：147-149, 2013
9) Elkami AI, Andersen GL, Skranes J, et al：Botulinum neurotoxin treatment in children with cerebral palsy：a population-based study in Norway. Eur J Paediatr Neurol. 16(5)：522-527, 2012
10) 根津敦夫：小児へのボツリヌス治療総論, 小児脳性麻痺のボツリヌス治療 改訂第2版（梶 龍兒 総監）, pp23-36, 2012, 診断と治療社
11) 竹内伸行, 田中栄里, 桑原岳哉, 他：Modified Tardieu Scaleの臨床有用性の検討：脳血管障害片麻痺患者における足関節底屈筋の評価, 理学療法学, 33(2)：53-61, 2006
12) 根津敦夫：第5章 下肢痙縮の治療, 小児脳性麻痺のボツリヌス治療 改訂第2版（梶　龍兒 総監）, p95, 2012, 診断と治療社
13) 濱岸利夫：重症心身障害（重度脳性麻痺）, イラストでわかる小児理学療法（上杉雅之 監修）, pp130-133, 2013, 医歯薬出版
14) 田原弘幸：重症心身障害児, 小児理学療法学テキスト（細田多穂 監修）, pp193-195, 2010, 南江堂
15) 大須田祐亮：重症心身障害児, 小児理学療法学テキスト 改訂第2版（細田多穂 監修）, pp213-215, 2014, 南江堂
16) 廣田俊之：機能的脊髄後根切断術に対する理学療法, 理学療法, 24(3)：446-453, 2007

III. 疾患別の筋緊張の特性と治療

4 二分脊椎における筋緊張の特性と治療

石川公久

脊髄髄膜瘤の筋緊張は発生の要因がさまざまある．そのため理学療法評価は髄膜瘤の位置だけではなく，水頭症やキアリⅡ型奇形の有無および筋短縮に留意して全身的に行うことで的確に原因と症状を見極めることができる．また，脊髄は係留症候群の発生の危険性，水頭症やキアリⅡ型奇形は増悪の危険性があることを知っておくことが重要である．したがって，脊髄髄膜瘤は下肢のみに注目するのではなく全身を評価すること，および経年変化を考慮し長期にわたる評価の継続が，重要となる．

全体像評価に筋緊張治療へのヒントがある！

　脊髄髄膜瘤の患者への治療にあたる際に，髄膜瘤の位置のみにとらわれて，対麻痺症状と思い込むことは危険である．多くの患者は水頭症とキアリⅡ型奇形を合併する．このために，上肢に麻痺が出現する場合や認知機能の低下，小脳症状や四肢に痙性麻痺を認める場合がある．さらには，筋力のアンバランスにより筋短縮を起こすことが多く，二次的な筋緊張異常を認め，筋緊張の原因評価は非常に困難である．また，水頭症やキアリⅡ型奇形は増悪する危険性があり，脊髄は成長に伴い係留症候群を引き起こす危険性もある．したがって，運動麻痺や筋緊張は変化および増悪することを念頭に置き治療にあたることが肝要である．これらの病態変化を早期に発見することが，さらなる増悪の予防やその後の治療に大変重要となるため，継続的な理学療法を実施しよう．図1に原因と症状との関係を示す．

> **メモ　認知機能まで含めた全身の評価こそ適切な治療のカギ**
>
> 　脊髄髄膜瘤だけでは，対麻痺症状と膀胱直腸障害が主となり，筋緊張も髄膜瘤の位置が腰髄レベルに好発するために筋緊張に異常はみられない．しかし，このような症状に限局された二分脊椎患者はむしろ少なく，臨床所見は複雑である．まず，一次的な筋緊張異常はみられないが，筋力のアンバランスによる二次的な緊張異常がみられることが多くある．また，多くの患者は水頭症やキアリⅡ型奇形を合併するために，一次的筋緊張異常や上肢障害，失調症状，脳幹機能障害など，さまざまな症状を合併する場合を多く認める．したがって，それぞれの疾患の特徴を理解しておくことが肝要である．また，症状は成長や経年により変化する．例えば，新たに係留症候群の症状が発生する場合もある．評価の積み重ねにより，変化を早く捉えることが適切な治療へのカギとなる．

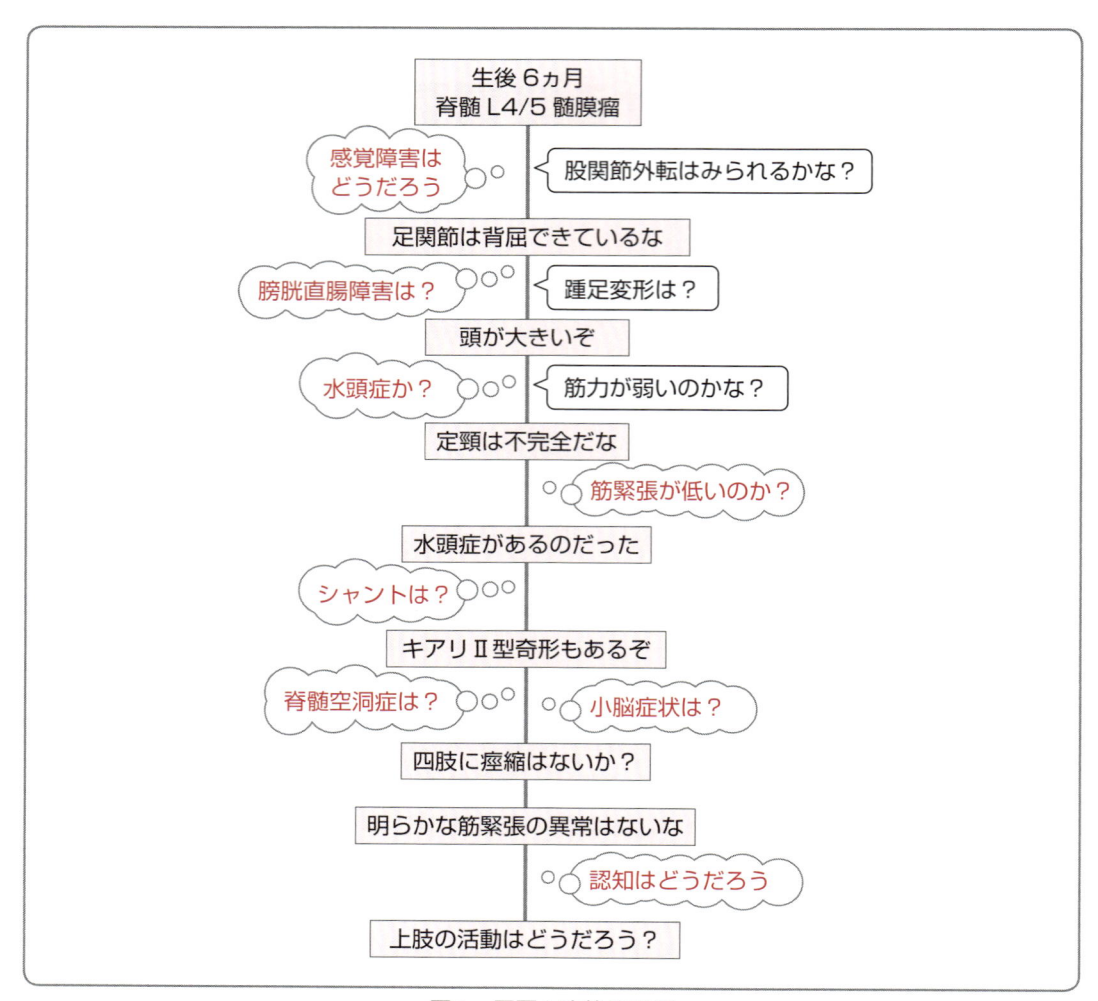

```
                    生後6ヵ月
                  脊髄 L4/5 髄膜瘤
      感覚障害は     ○
      どうだろう    ○ < 股関節外転はみられるかな？
                   │
                足関節は背屈できているな
                   │
      膀胱直腸障害は？ ○○ < 踵足変形は？
                   │
                 頭が大きいぞ
                   │
      水頭症か？   ○○ < 筋力が弱いのかな？
                   │
                定頸は不完全だな
                   │
                      ○○ 筋緊張が低いのか？
                   │
              水頭症があるのだった
                   │
      シャント？    ○○○
                   │
              キアリⅡ型奇形もあるぞ
                   │
      脊髄空洞症は？ ○○○  ○○ 小脳症状は？
                   │
              四肢に痙縮はないか？
                   │
           明らかな筋緊張の異常はないな
                   │
                       ○○ 認知はどうだろう
                   │
             上肢の活動はどうだろう？
```

図1　原因と症状の関係

評価を上手に行うには？

　身体機能障害の要因が多岐にわたる場合には，評価は仮説を立てることから始まる．そのためには，病歴および検査歴から髄膜瘤の位置および範囲，水頭症の有無および手術歴，キアリⅡ型奇形の有無および程度，手術歴から脳障害の程度，さらには出生時の状況や発育歴を把握する必要がある．

　例えば，軽度の上肢障害は，評価が出生後間もない場合では，そこに障害があるかもしれないと予測しないと見逃す危険性がある．突然発覚したとなると，急性増悪を疑う．もともとあった障害が月齢とともに顕在化したとなれば，経過を観察すればよいことになる．

治療の前に

　筋緊張に異常が発生しているということは，一次的には，脳，脊髄に障害があるわけだが，二分脊椎はいずれにも障害のある場合が多い．さらに筋力のアンバランスによる筋短縮により，二次的な筋緊張異常も起こりやすい．これは，筋緊張異常の要因を見極めることが非常に困難であることを意味する．しかし，それでも可能な限り発達を促すために，また，変形拘縮を引き起こさないためには，筋緊張の異常を抑制する姿勢を見つけ出すことや，二次的筋緊張異常には関節可動域の維持が有効な治療となる．

評価の手順

● 筋緊張の異常と姿勢・動作の異常との関係を評価する

　とれる姿勢に制限があることはないか，また，とりやすい姿勢があるかを評価する．あわせて，姿勢変換時に異常な運動パターンや偏った運動が起こっていないかも評価することが重要である．その他，移動時の上肢下肢の分離運動が獲得されているか，左右の分離動作が獲得されているかを評価する．これらの異常が筋緊張とどのような関係にあるのかを検討する．

　また，逆に姿勢の変化や動作が筋緊張に変化を及ぼさないかをあわせて評価する．

● 筋緊張の異常原因を明らかにする

　どこにどのような筋緊張の異常があるかによって，障害部位がある程度特定できる．また，障害部位が及ぼす臨床所見を明らかにすることができる．脊髄髄膜瘤の障害のみでの筋緊張は，髄膜瘤が下位胸髄以下であれば下肢に筋緊張の異常は起こらない．下肢に痙縮がある場合には上位胸髄以上の脊髄障害あるいは脳障害が疑われる．次に上肢の障害程度を確認する．上肢に筋緊張の異常がある場合は，脊髄障害としては頸髄以上の障害があることが推察できる．また，頸髄障害の発生要因は水頭症およびキアリⅡ型奇形による脊髄空洞症が最も疑われるため，筋力低下の有無をあわせて評価する．また，キアリⅡ型奇形が症状に強く関与している場合は，小脳症状の有無を確認する．水頭症の関与が大きい場合には，認知機能の低下の評価が重要となる．

　脊髄髄膜瘤の場合，二次的な筋緊張異常も起こりやすいため，筋緊張異常が一次的なのか二次的なのかの判別を行うことが，その後のアプローチには重要である．

　一次的な筋緊張亢進がある場合には，歩行は脳性麻痺評価に準じた評価が必要となる．そうでない場合は，筋力の不均衡が主な歩容異常の原因となる．実用歩行の推察は，Hofferによる分類が広く用いられている．麻痺の分類と歩行能力との相関が高いことも知られている．Lindsethの分類ではL4とL5では歩行能力に大きな違いがある．これはL5領域では，股関節外転筋が作用していることが大きいといわれている．また，大腿四頭筋筋力と体重との関係も大きく関与する．

> **Advice** 脊髄髄膜瘤の治療は他の先天性疾患同様，成長を考慮することが重要だが，脊髄障害は成長に伴い障害が変化することが，他の疾患と異なる．その理由は次の点からなる．
> 　○脊髄の成長よりも脊椎の成長のほうが早く，最終的には長くなる．
> 　　脊髄髄膜瘤は手術により脊髄と硬膜の癒着が起こらないように留意されているが，脊髄が脊椎よりも成長が遅く最終的にも短く終わることに加え，加齢に伴い脊髄や脊椎の可動性が低下することで脊柱の活動による機械的ストレスも加わり，二次的な癒着症状である脊髄係留症状の出現を完全には止められない．このため，成長に伴い，下肢の運動麻痺や感覚障害，膀胱直腸障害の新たな出現や，元の症状が増悪する危険性がある．これを知っておくと，症状変化に早く気づき，早期の癒着解離実施に役立つ．

● 筋力低下と筋緊張低下

　脊髄髄膜瘤の場合は，定頸が遅れることが多い．この主な原因は，水頭症により頭部が身体に比して大きいことにあるが，この大きな頭部を支える筋力が弱く定頸が遅れているのか，筋緊張が低下しているため支持能力が低下しているのか，それとも2つの要因が重なっているのか，いずれかは判断に時間を要することが多い．また，下肢障害のみの場合でも，筋力が低下しているのか筋緊張が低下しているのかは，出生後早期の段階では判断に迷うことが多くあるので注意が必要である．

● 屈曲運動パターンが有意なのか，伸展筋の筋力低下か

　月齢が半年未満で屈曲運動が有意な発達段階で，足関節背屈運動が著明な場合には，発達段階の一過程なのか，運動麻痺のため底屈が困難なことによる二次性の筋緊張異常の要因が強いのかを判断することは困難である．

● 見逃されやすい二次的筋緊張異常

　見逃されやすい二次的筋緊張異常としては足趾の異常伸展がある．屈曲筋が弱いあるいは効かないために屈曲制限が起こりやすく，ハンマートゥや前足部の横アーチの減弱を招きやすい．発見が遅くなり介入が遅れると，可動性の改善が困難となりやすいので注意が必要である．また，歩行時に短下肢装具を使用する頻度が高い．変形は踵足変形をきたしやすいため，当院では湯の児式装具を多く用いている．

> **Advice**　脊髄髄膜瘤の一次的筋緊張異常の原因は，以下のように分類できる．異常を引き起こしている要因を推論するためには解剖学的知識が必要となる．
> 1. 高位脊髄髄膜瘤
> 2. キアリⅡ型奇形
> 3. 水頭症
> 4. 脊髄空洞症
> 5. その他の脳障害の合併（多少脳回や脳梁形成不全）
>
> 病態を観察しながら，「どこに，どのようなときに，どのような活動が起こるか」を評価し，筋緊張異常の誘因を推察しよう．

▶若手理学療法士へひとこと◀
脊髄髄膜瘤の病態を把握することが適切な治療への道

　脊髄髄膜瘤は病態が多岐にわたり，かつ成長での変化も大きい疾患である．その分，症状に応じる対応力が求められている．現在の活動障害の要因を明らかにするよう努めよう．

● 文献

1) 松本　悟，山内康雄 監修：水頭症・二分脊椎ハンドブック，2010，公益財団法人 日本二分脊椎・水頭症研究振興財団
2) 信太奈美：二分脊椎の理学療法，小児・発達期の包括的アプローチ（新田　收，竹井　仁，三浦香織 編），pp250-261，2013，文光堂
3) 兒玉妙子：二分脊椎の作業療法，小児・発達期の包括的アプローチ（新田　收，竹井　仁，三浦香織 編），pp262-274，2013，文光堂

5 低酸素脳症における筋緊張の特性と治療（脳損傷・意識障害含む）

皿田和宏，西川裕一

> 低酸素脳症は，なんらかの原因で脳に酸素が行き届かなくなる疾患である．脳血流の低下の程度と持続時間により障害の程度は多岐にわたるが，いったん回復した神経症状が回復した後2〜10日で再度症状の増悪がみられることもあるなど，注意深く評価を行う必要のある病態を呈する．したがって，理学療法を行ううえで神経症状の評価を適切に行い，症状の経時的な変化を把握することがポイントとなる．

低酸素脳症とは？

低酸素脳症（hypoxic ischemic encephalopathy）とは，心肺疾患などによる心肺停止，呼吸不全，溺水，高度の貧血，一酸化炭素中毒などにより，中枢神経系への酸素やグルコースの供給が一過性に途絶えることによって脳に生じる機能障害を総称したものである[1]．脳の重さは体重の2％程度しかないのに対し，酸素消費量は全体の20％にも及ぶ．それゆえ脳への酸素供給が断たれると，脳への障害は大きく，また進行も速いといわれている．その病理学的な変化は数日〜数週後の脳で顕著で，一般的に白質に比較して酸素消費量が多い灰白質が侵されやすく，特に大脳皮質，他に基底核，視床，海馬，脳幹がしばしば障害される[2]．大脳皮質では，第Ⅲ層および第Ⅴ層が選択的に障害されやすい．脊髄や脳幹の運動神経に投射する出力線維の多くは，中心前回にある一次運動野から起こり，この領域の錐体細胞層（第Ⅲ層，第Ⅴ層）は著しく厚く，第Ⅴ層には非常に大きな錐体細胞（Betz cell）が認められる[3]．それゆえ，この領域の障害により錐体路障害が生じることは容易に考えられる．

低酸素または虚血が神経・血管に及ぼす影響は？

血管内皮細胞が虚血の程度や血管新生の要因と関連し，基底膜の変性をきたし，グリア細胞神経終末を腫脹し，上皮細胞の結合を変化させる．このような反応は，血管の再構成，浮腫，出血，血管透過性を亢進させ，血管新生を引き起こす．低酸素による血管内皮細胞増殖因子（VEGF）への影響に関しては，種々の報告がなされているが，正常な血管新生にかかわるのみならず，血管形成の悪性化にも関与していると言われており，有害な変化を起こす可能性も指摘されている[4]．

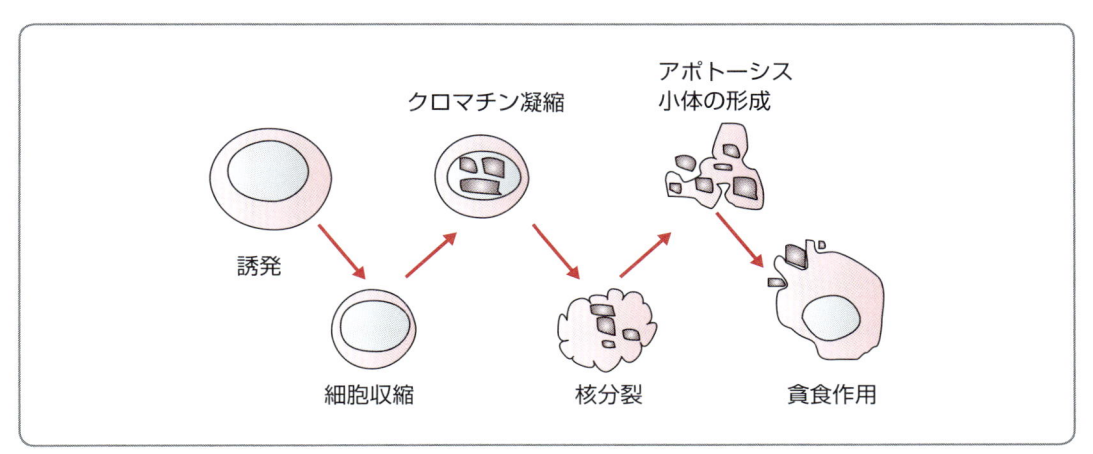

図1 アポトーシスの形態学的進行
アポトーシスは核から変化が始まり，最終的にはアポトーシス小体を形成し，貪食される.
「井上聡己，川口昌彦，古家　仁：脳虚血とアポトーシス．Anesthesia 21 century, 14(1-42)：28(2710)，2012」より引用

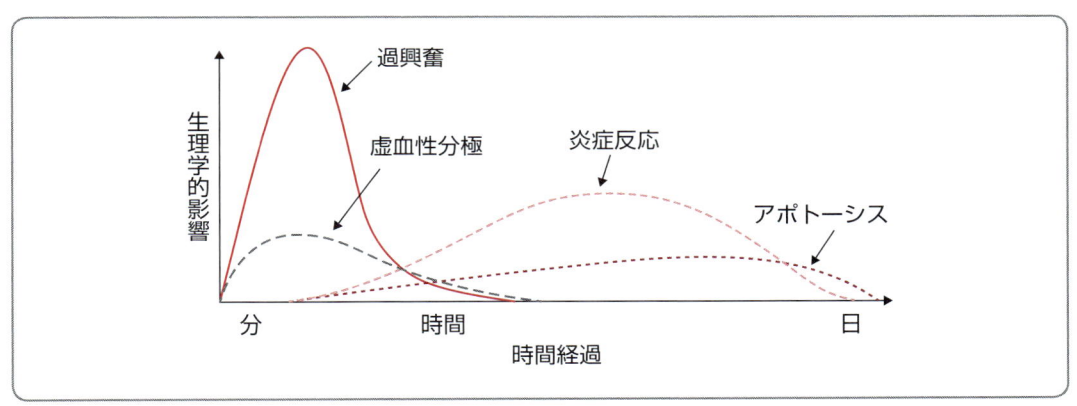

図2 脳虚血後の病理生理学的プロセス
「Dirnagl U, Iadecola C, Moskowitz MA：Pathobiology of ischaemic stroke：an integrated view. Trends Neurosci. 22(9)：393, 1999」より引用，著者訳

　低酸素または虚血が神経細胞に及ぼす障害としては，神経細胞死（ネクローシス）と遅発性細胞死（アポトーシス）に大きく分けられる．ネクローシスは，細胞質の変化が先行して最終的に細胞膜が破裂し細胞融解を起こす．一方アポトーシスは核から変化が始まり，最終的にアポトーシス小体を形成し貪食される（図1）．低酸素または虚血後の神経細胞は，きわめて初期には興奮性アミノ酸による過興奮，虚血性脱分極による障害により数時間内に死に至る[5]．このようなcoreな部分の細胞死はネクローシスの形態をとる．また，時間が経過するにつれての周辺領域の炎症に伴い進行性の細胞死が生じるが，この過程にはアポトーシスが関与していると考えられ（図2），数日～数週間のスパンで進行していく[6]．

> **POINT**
> 図2に示すように，低酸素・虚血後の神経細胞は，症状出現から数分〜数時間かけて興奮性アミノ酸による過興奮・虚血性脱分極が生じるが，その後はいったん神経細胞への影響が落ち着き，神経症状の改善を認める．しかしながら，2〜10日程度かけて遅発性細胞死が出現することが指摘されており，それに伴い症状の増悪を認めることがあるため，適宜神経症状の変化を観察していくことが必要である．

患者を受け持った際に

　冒頭でも述べたように，低酸素脳症患者は発症から数日の期間で症状の変動が生じる．そのため，理学療法にあたるうえで，患者がどのような状態にあるのかを十分に把握しておく必要がある．また，低酸素脳症では障害の程度によって，急性期に症状の増悪などのイベントが生じやすい．**特に，発症時に何分間脳に血液が流れていなかったのか，脳のどの部位に血液が流れなかったのかということは非常に重要な情報となる．それによって，身体機能障害および高次脳機能障害の内容，また回復の速度が異なってくる**．それゆえ，急性期においては身体的な特性のみでなく，高次脳機能障害や予後も含めて評価をしておく必要がある．それらを踏まえたうえで，どのような理学療法が適切か，またどの時点から有害事象が生じたのかを適宜把握・検討することが重要となる．

　急性期における予後評価尺度としては，The Glasgow Pittsburg Outcome Categoriesの脳機能・全身機能カテゴリーが用いられている（表1）[7]．一方，身体機能評価としての筋緊張の評価では，一般的にはmodified Ashworth scaleと深部腱反射でその程度を評価する（表2）[8]．高次脳機能障害は障害部位により多岐にわたる症状がみられるが，一般的には損傷されやすい海馬，大脳皮質，小脳の機能不全から，記憶障害や知能低下，失調などがみられやすい．

> **Advice**　低酸素脳症患者では，症状の変化がいつ，どのようなタイミングで生じるのかというのは予測しにくい．理学療法時はもちろんのこと，病室に寄る機会があれば積極的に四肢，体幹部などに触れ，観察し変化を把握できるようにすることが重要である．

表1 The Glasgow-Pittsburg Outcome Categories

	脳機能カテゴリー
1)	CPC1：機能良好 意識は清明，普通の生活ができ，労働が可能である．障害があるが軽度の構音障害，脳神経障害，不完全麻痺などの軽い神経障害あるいは精神障害まで
2)	CPC2：中等度障害 意識あり．保護された状態でパートタイムの仕事ができ，介助なしに着替え，旅行，炊事などの日常生活ができる．片麻痺，痙攣失調，構音障害，嚥下障害，記銘力障害，精神障害など
3)	CPC3：高度障害 意識あり．脳の障害により，日常生活に介助を必要とする．少なくとも認識力は低下している．高度な記銘力障害や認知症，Looked症候群のように目でのみ意思表示ができるなど
4)	CPC4：昏睡 昏睡，植物状態．意識レベルは低下，認識力欠如，周囲との会話や精神的交流も欠如
5)	CPC5：死亡，もしくは脳死
	全身機能カテゴリー
1)	OPC1：機能良好 健康で，意識清明．正常な生活を営む．CPC1であるとともに脳以外の原因による軽度の障害
2)	OPC2：中等度障害 意識あり．CPC2の状態．あるいは脳以外の原因による中等度の障害，もしくは両者の合併．介助なしに着替え，旅行，炊事などの日常生活ができる．保護された状況でパートタイムの仕事ができるが，厳しい仕事はできない．
3)	OPC3：高度障害 意識あり．CPC3の状態．あるいは脳以外の原因による高度の障害，もしくは両者の合併．日常生活に介助が必要
4)	OPC4：昏睡 CPC4に同じ
5)	OPC5：死亡，もしくは脳死 CPC5に同じ

「Cummins RO, Chamberlain DA, Abramson NS, et al：Recommended guidelines for uniform reporting of data from out-of-hospital cardiac arrest：the Utstein Style. A statement for health professionals from a task force of the American Heart Association, the European Resuscitation Council, the Heart and Stroke Foundation of Canada, and the Australian Resuscitation Council. Circulation. 84（2）：967, 1991」より引用，著者訳

表2 modified Ashworth scale

0	筋緊張の亢進なし
1	動作時に引っかかるような感じの後にその感じが消失する．また最終伸展域ではわずかな抵抗感を認める
1+	筋緊張は軽度亢進し，可動域の1/2以下の範囲で引っかかる感じの後にわずかに抵抗感を認める
2	可動域全域で筋緊張は亢進するが，他動運動は簡単に可能である
3	筋緊張はさらに亢進し，他動運動は困難である
4	四肢は固く他動運動が不可能である

「Bohannon RW, Smith MB：Interrater reliability of a modified Ashworth scale of muscle spasticity. Phys Ther. 67（2）：207, 1987」より引用，著者訳

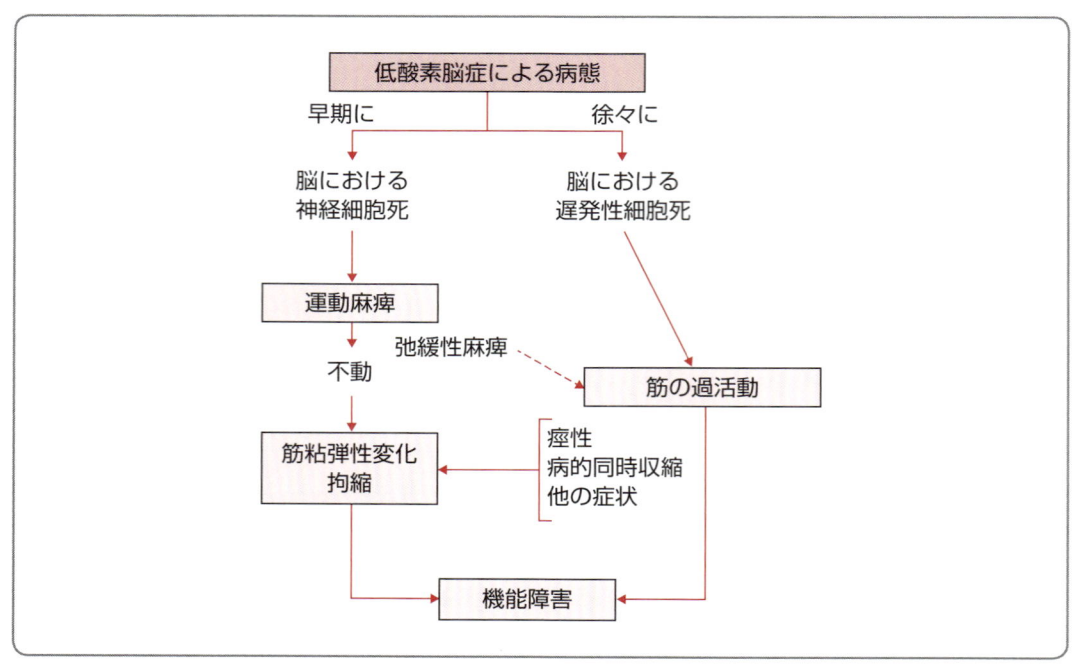

図3　低酸素脳症による病態図

治療の前に

　低酸素脳症患者は，障害の重症度により，意識清明から昏睡状態まで幅広い病態を呈する．また，筋緊張においても，完全に弛緩性の状態から，過緊張状態まで幅広い症状を呈する．症例の理学療法を考える前に，まず患者に生じている機能障害が低酸素脳症によって生じた器質的な問題なのか，または運動麻痺などに伴う不動の結果生じた筋の粘弾性の変化や拘縮などの問題なのかを判断する必要がある（図3）．つまり，筋の過活動を抑制する手段（神経ブロックや脳神経外科的治療など）を選択するのか，筋短縮などの治療のための手段（理学療法や整形外科的治療）を選択するのか，または同時並行で治療を行うのかを主治医とも確認をとりながら検討していく必要がある．

　低酸素脳症の症状として，身体障害は約80％にみられ，高次脳機能障害は約35％にみられるとも指摘されている．それゆえ意識レベルが保たれていても，認知機能の低下や注意障害などによりセルフケアや日常生活，そして社会復帰の際に難渋する症例も少なくない．また，発症時には昏睡状態の患者であっても理学療法から半年～1年かけて症状の改善を認めたとの症例報告もみられており[9]，早期理学療法の必要性および長期的理学療法を継続する重要性が指摘されている．これらを念頭に置き，理学療法の方法を実践する必要がある．

表3 Japan Coma Scaleによる意識障害の分類

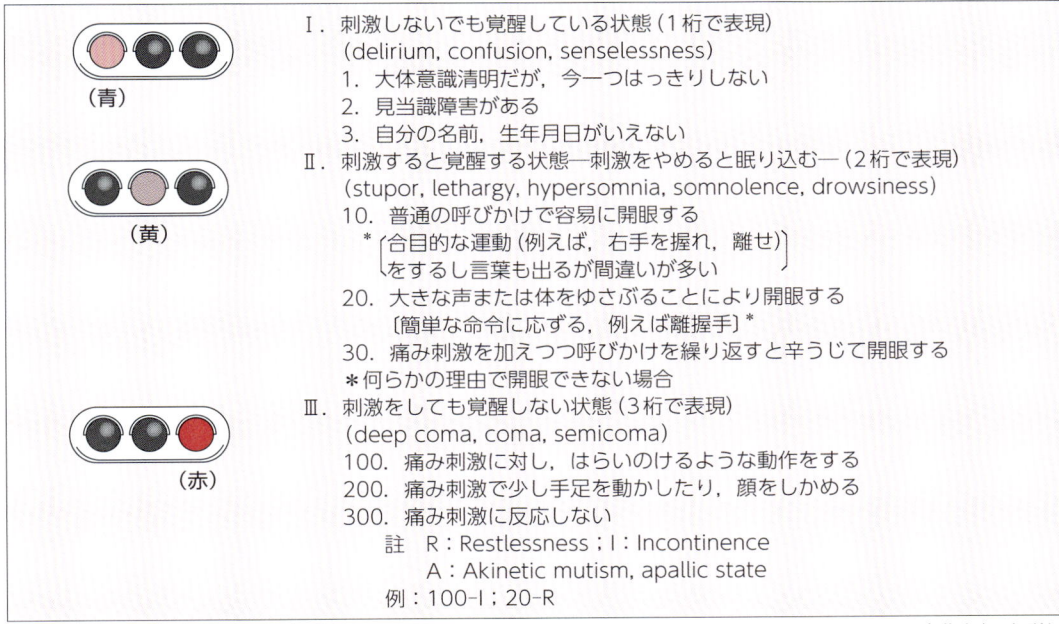

（青）	I．刺激しないでも覚醒している状態（1桁で表現） (delirium, confusion, senselessness) 1．大体意識清明だが，今一つはっきりしない 2．見当識障害がある 3．自分の名前，生年月日がいえない
（黄）	II．刺激すると覚醒する状態―刺激をやめると眠り込む―（2桁で表現） (stupor, lethargy, hypersomnia, somnolence, drowsiness) 10．普通の呼びかけで容易に開眼する ＊〔合目的な運動（例えば，右手を握れ，離せ）をするし言葉も出るが間違いが多い〕 20．大きな声または体をゆさぶることにより開眼する 〔簡単な命令に応ずる，例えば離握手〕＊ 30．痛み刺激を加えつつ呼びかけを繰り返すと辛うじて開眼する ＊何らかの理由で開眼できない場合
（赤）	III．刺激をしても覚醒しない状態（3桁で表現） (deep coma, coma, semicoma) 100．痛み刺激に対し，はらいのけるような動作をする 200．痛み刺激で少し手足を動かしたり，顔をしかめる 300．痛み刺激に反応しない 註　R：Restlessness；I：Incontinence 　　A：Akinetic mutism, apallic state 例：100-I；20-R

「太田富雄：3章 意識障害，脳神経外科学I 改訂11版（太田富雄 総編集），p238, 2012, 金芳堂」より引用

意識障害の評価

　低酸素脳症患者では意識障害を伴う患者が多い．障害の重症度によって意識レベルの変化が顕著な患者や意識障害が遷延する患者がいるが，いずれにしても毎日評価を行い意識レベル変化の有無を捉える必要がある．評価ツールとして最も利用されているのが，Japan Coma Scale（JCS，表3）とGlasgow Coma Scale（GCS，表4）である．評価方法は簡便ではあるが，熟練の理学療法士と新人の理学療法士では評価結果に差が生じることを経験する．その原因は疼痛刺激の与え方にあり，しっかりと疼痛刺激を与えないと正確な反応（best motor response）を得られず，評価の信頼性は低いものとなる．

　疼痛刺激方法としては，径が1cm程度の鈍的器具や近位指節間関節を屈曲した状態の第3指で胸骨体を強く圧迫する方法が簡便である．また爪の内側のやわらかい爪床を強く圧迫することでも十分な疼痛刺激を与えることが可能である．いずれの方法においても，検者は健常者を対象として十分に練習し，意識障害患者に対して過剰な疼痛刺激を与えないように留意することが必要である．

　またGCSを利用した意識レベル評価の注意点は，「最良運動反応：M」の構成を理解しておくことである．2点は疼痛刺激に対する異常伸展反応であり，3点は同刺激に対する異常屈曲反応である．どちらも「異常」な反応であり，徐脳姿勢や徐皮質姿勢の症状を呈する場合に観察されることが多い．まったく自動運動を認めない0点ではないが，疼痛刺

表4 Glasgow Coma Scale (Teasdaleら, 1976)

大分類	小分類	スコア
A. 開眼 (eye opening)	自発的に (spontaneous) 言葉により (to speech) 痛み刺激により (to pain) 開眼しない (nil)	E4 3 2 1
B. 言葉による応答 (verbal response)	見当識あり (orientated) 錯乱状態 (confused conversation) 不適当な言葉 (inappropriate words) 理解できない声 (incomprehensible sounds) 発声がみられない (nil)	V5 4 3 2 1
C. 運動による最良の応答 (best motor response)	命令に従う (obeys) 痛み刺激部位に手足をもってくる (localises) 四肢を屈曲する (flexes) 　　逃避 (withdraws) 　　異常屈曲 (abnormal flexion) 四肢伸展 (extends) 全く動かさない (nil)	M6 5 4 3 2 1

「太田富雄：3章 意識障害, 脳神経外科学 I 改訂11版（太田富雄 総編集）, p242, 2012, 金芳堂」より引用
「Teasdale G, Jennett B：Assessment of coma and impaired consciousness. A practical scale. The Lancet. 2 (7872)：83, 1974」および
「Teasdale G, Jennett B：Assessment and prognosis of coma after head injury. Acta Neurochirurgica. 34 (1-4)：46, 1976」を参考

激に対して屈曲による逃避反応（4点）が観察されないからといって，安易に2点や3点と評価することは間違いである．適切な疼痛刺激を与えることができれば，正確な評価が行えるはずである．

理学療法の進め方〜早期からの離床の必要性〜

　病院へ緊急搬送された低酸素脳症患者は，重度意識障害を呈している場合が圧倒的に多い．重症度が高い患者は，リスク管理の面で危険なことはしないというのであれば，離床を避けることになってしまうが，それは本末転倒であり，重症度が高い患者こそ急性期リハビリテーションを実践しなければならない．筋緊張異常である痙縮に対するリハビリテーションは，急性期から慢性期まで，長時間・高負荷の運動を継続する必要がある．意識障害がある場合は随意的な運動は困難だが，端座位練習（図4）や介助下での立位練習（図5）さらにはtilt table（図6）などを用いることで早期から足部に荷重感覚を促通し，臥床期間の短縮を図る必要がある．また，運動療法において，痙縮筋の使用や反復する荷重が筋緊張を増悪させることなく，むしろ随意運動の回復とともに痙縮の改善が期待できる．それゆえ理学療法は意識障害が重度な状態から開始する必要があり，人工呼吸器装着下でも積極的に端座位・立位練習を行うことで，「廃用の予防」というより，むしろ機能を良くするという視点を持つことが重要である．

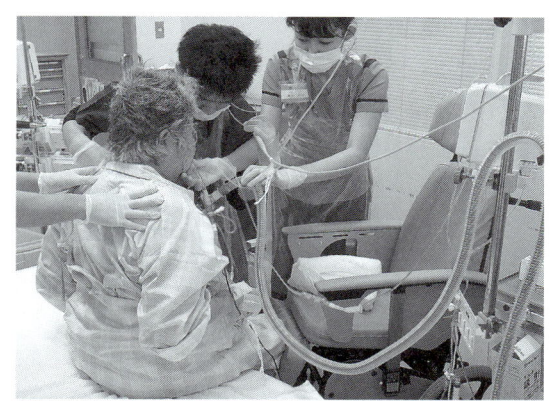

図4　人工呼吸器装着下での端座位練習

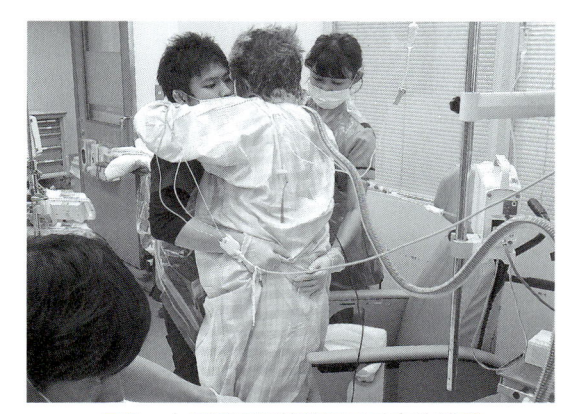

図5　人工呼吸器装着下での立位練習

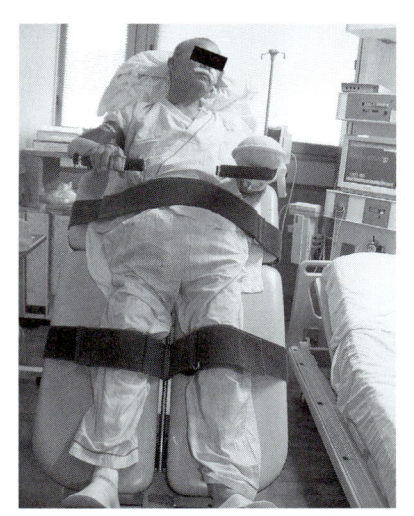

図6　tilt tableを用いた立位保持練習

　さらに，意識障害が重度な患者ほどリハビリテーション以外の時間にどのような状態にあるのかを把握しておく必要がある．不適切なベッド上の肢位や車いす上での不安定な座位保持などは，筋の過活動を増悪し，痛みやスパズムを引き起こす危険がある．逆に座位保持装置により安定して座位姿勢をとらせることで，筋の過活動が軽減することも報告されている[8]．それゆえ，**1日の中で理学療法としてかかわる以外の約23時間をどのような姿勢や環境で過ごしているのかを把握することは非常に重要である**．そのためには病棟看護師などにも協力を仰ぎ，多職種にて症例をフォローしていく環境を構築し，患者を多角的に診るという姿勢を忘れてはならない．

⑤低酸素脳症における筋緊張の特性と治療（脳損傷・意識障害含む）

> ▶若手理学療法士へひとこと◀
>
> **低酸素脳症患者への理学療法は，コンスタント＋チームアプローチで**
> 　低酸素脳症患者の回復進度は緩徐であることが多い．このため，毎回コンスタントに理学療法を継続することが重要である．また高次能機能障害を合併していることが多いため，作業療法士や看護師などと連携したチームアプローチが必要である．

Further Reading

低酸素の分子生物学　Helmut Acker 編著，堀　均，宮原正信，中條信義，他 訳，シュプリンガー・フェアラーク，1991
　▶ 低酸素状態が神経，細胞および循環にどのような影響を及ぼすのかが詳細に記載されている．低酸素による病態の理解には有用な一冊．

●─文献

1) Fitzgerald A, Adiya H, McNeill E, et al：Anoxic brain injury：Clinical pattern and functional outcomes. A study of 93 cases. Brain Inj. 24(11)：1311-1323, 2010
2) 浦上裕子：低酸素脳症者のリハビリテーション　1疫学・病理・症状・予後．JOURNAL OF CLINICAL REHABILITATION, 22(6)：580-586, 2013
3) 八木沼洋行：終脳．プロメテウス解剖学アトラス 頭部/神経解剖，坂井建雄（監訳），pp200-201, 2009, 医学書院
4) Baburamani AA, Ek CJ, Walker DW, et al：Vulnerability of the developing brain to hypoxic-ischemic damage：contribution of the cerebral vasculature to injury and repair? Front Physiol. 9(3)：424, 2012
5) 井上聡己，川口昌彦，古家　仁：脳虚血とアポトーシス．Anesthesia 21 Century, 14(1-42)：27-32(2709-2714), 2012
6) Dirnagl U, Iadecola C, Moskowitz MA：Pathobiology of ischaemic stroke：an integrated view. Trends Neurosci. 22(9)：391-397, 1999
7) Cummins RO, Chamberlain DA, Abramson NS, et al：Recommended guidelines for uniform reporting of data from out-of-hospital cardiac arrest：the Utstein Style. A statement for health professionals from a task force of the American Heart Association, the European Resuscitation Council, the Heart and Stroke Foundation of Canada, and the Australian Resuscitation Council. Circulation. 84(2)：960-975, 1991
8) Bohannon RW, Smith MB：Interrater reliability of a modified Ashworth scale of muscle spasticity. Phys Ther. 67(2)：206-207, 1987
9) 竹本雄一郎，前田淳一，糟谷　深，他：重症低酸素脳症患者の歩行獲得へのアプローチに関する一考察．静岡理学療法ジャーナル，(16)：59, 2008

6 パーキンソン病における筋緊張の特性と治療

山本ともみ

> パーキンソン病の筋緊張＝筋強剛（固縮）というイメージの人が少なくないと思われるが，筋強剛が日常生活動作を制限しているとは必ずしも言い切れない．パーキンソン病の筋緊張の左右差は，初期から晩期まで逆転することはないが，異常姿勢とは一貫性がないため必ず触診をして確認する必要がある．

筋強剛と動作能力は直結しない

　パーキンソン病（PD）は大脳基底核を中心とする神経変性疾患であり，日本における有病率は人口10万人当たり130～150人といわれている．緩徐進行性で，治療の中心はL-dopaやドパミンアゴニストなどの薬物療法である．予後は，近年では平均余命を全うできるようになっているが，死因は肺炎などの感染症が多く一般人口と異なる．

メモ　PD症状の左右差は一定
PDは一側上肢もしくは下肢から発症し，晩期に至るまで初発側のほうが症状が強い．そのため，筋緊張などの症状の左右差が逆転した際には，他の疾患の出現も考え，評価することが必要である．

　PDの四大徴候は，振戦，筋強剛，寡動・無動，姿勢反射障害であり，PDの筋緊張は高い（筋強剛）ことがすぐにイメージされると思われる．しかし，筋緊張が高くても日常生活が自立している症例や，筋緊張が低くても日常生活に介助を要する症例を多く経験する．そこで，当院に入院中のPD患者35名（男性14名，女性21名，Hoehn-Yahr stage：Ⅱ2名，Ⅲ7名，Ⅳ13名，Ⅴ13名）を対象とし，Unified Parkinson Disease Rating Scaleの筋強剛の重症度ついて，χ^2検定とKruskal Wallis検定を行った．その結果，座位・立位姿勢，10m歩行速度・歩数，起居動作所要時間，Functional Reach Test，30秒間椅子起立試験の結果は，四肢および頸部の筋強剛の強さで有意差はみられなかった（図1）．このことからも，筋強剛の程度と動作能力とは関連があるとは言い切れない．

　しかしながら，不動により関節拘縮が生じてしまうと，筋緊張が高い状態では他動運動を行っても十分な改善が得られず，日常生活動作の制限を助長する危険性は高い．筋強剛とは，安静にした状態で筋を他動的に伸張した際に一様に生じる硬い抵抗（筋活動）であることを念頭に，他動運動では十分な伸張が得られないときには自動介助運動も取り入

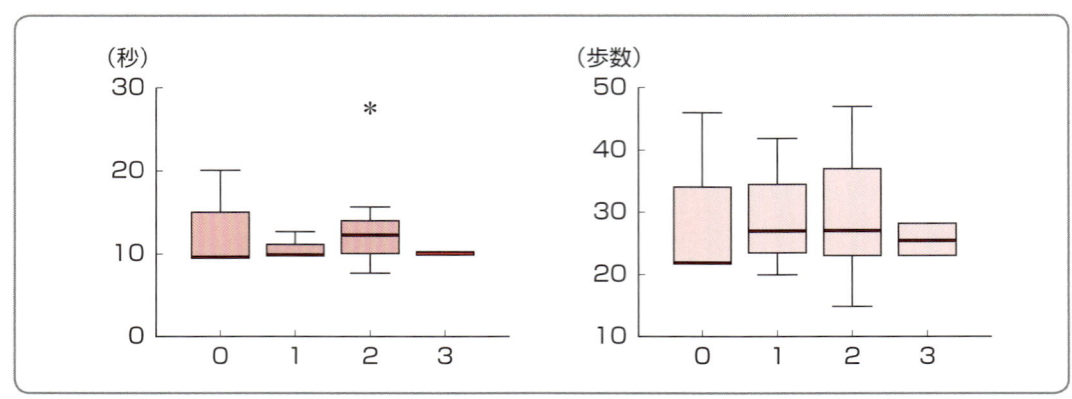

図1　UPDRSの下肢筋強剛の重症度
UPDRS：Unified Parkinson Disease Rating Scaleの下肢筋強剛の重症度（0：軽度〜4：重度）．いずれも $p \geq 0.05$ となり，有意差は示されなかった．

れ，随意収縮と合わせた伸張や動作を行うことで，可動性を確保する工夫が必要である．

PDの異常筋緊張は筋強剛のみではない

　PDの重要な異常筋緊張としてジスキネジアとジストニアがある．これらは日常生活へも影響するため，必要不可欠な知識である．

　ジスキネジアは，ミオクローヌス様，舞踏運動様，アテトーゼ様などの不随意運動の概念名である．PDでは，L-dopaの長期服用による薬物性ジスキネジアがwearing offにやや遅れて発現することが多く，L-dopa服用4〜6年で約40％の患者に出現するといわれている．PD治療薬が効いているときに現れるpeak dose dyskinesia，効果が切れたときに現れるoff period dyskinesia，効き始めと切れ始めに現れるdiphasic dyskinesiaがある．L-dopaの減量により軽減することがあるが，peak dose dyskinesiaの場合は，ジスキネジアの軽減とともに動き全体が悪くなってしまい，日常生活に支障をきたすこともあるため，その患者が必要としている動作や役割により主治医に投薬調整を依頼することが望ましい．

　ジストニアは，骨格筋の不随意で持続のやや長い収縮による異常姿勢と異常運動で，拮抗筋間で同時活動がみられることがある．PDでは，wearing off現象のoff時に現れるoff period dystoniaと，早朝に現れるearly morning dystoniaがあり，足趾が強く屈曲し，痛みを伴うことも少なくない．日常生活の阻害となる際は，主治医に薬物療法の見直しを依頼するとよい．

　PDの特徴的な異常姿勢として，下位胸椎ないし腰椎で体幹が前屈する腰曲がり（camptocormia）や，頸椎が前屈し，高度の場合は顎が前胸部についてしまうほどになる首下がり，体幹が側方に傾くPisa徴候があり，座位または立位で出現するが臥位では消失する．

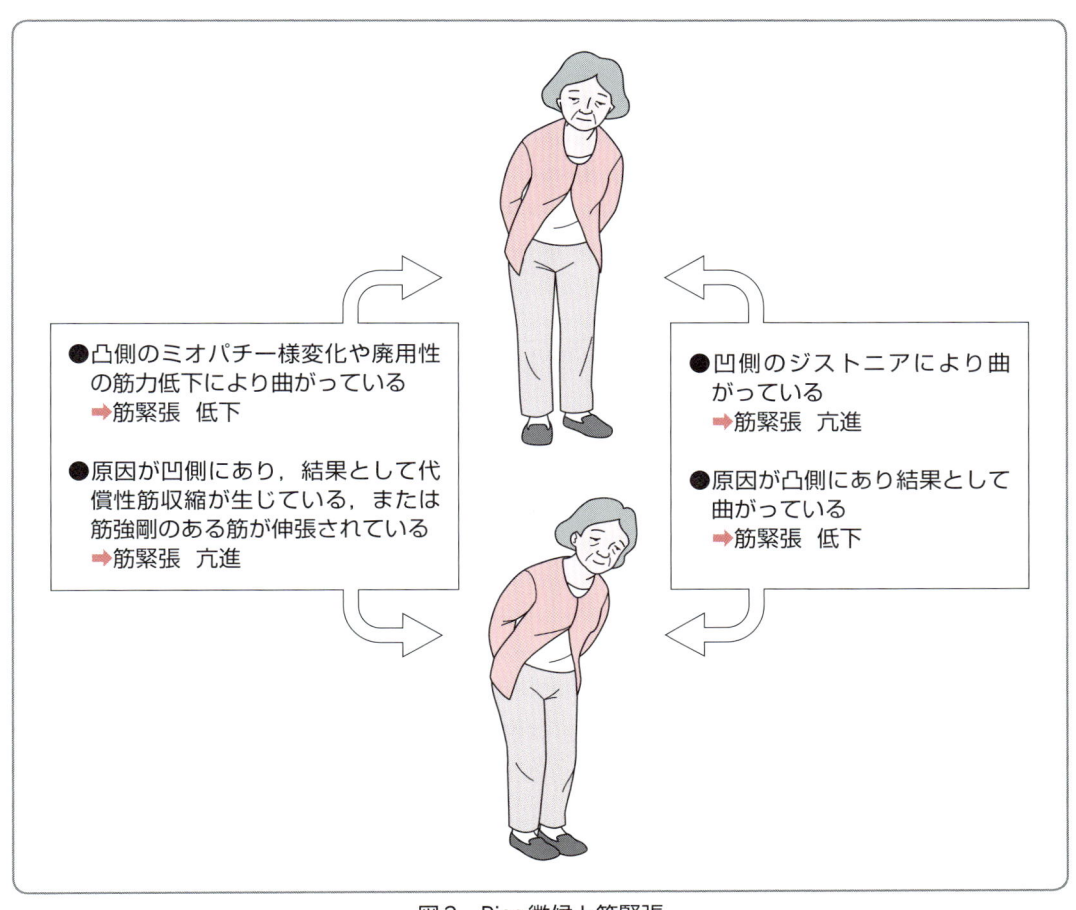

図2　Pisa徴候と筋緊張

- 凸側のミオパチー様変化や廃用性の筋力低下により曲がっている
  ➡筋緊張　低下
- 原因が凹側にあり，結果として代償性筋収縮が生じている，または筋強剛のある筋が伸張されている
  ➡筋緊張　亢進

- 凹側のジストニアにより曲がっている
  ➡筋緊張　亢進
- 原因が凸側にあり結果として曲がっている
  ➡筋緊張　低下

いずれもL-dopaの長期服用者にみられることが多く，ドパミンアゴニストの副作用で生じることもあり，PD治療薬や定位脳手術には抵抗性である．

　腰曲がりや首下がりの原因は，体幹や頸部前面の屈筋群のジストニアと考えられているが，後方の姿勢反射障害により身体重心が後方に偏移しているため，代償として頸部や体幹を前屈しているという考えもある．また，伸筋群の筋力低下も指摘されており，ミオパチーにより一次的に筋の萎縮と脂肪変性が生じている患者と，異常姿勢の持続により二次的に廃用性筋萎縮が生じている患者がある．表面筋電図で伸筋群の持続的な収縮が確認される患者では，前屈した頭部を支えるための代償的な収縮とも解釈されている．

　Pisa徴候は，体幹の側屈と屈曲が合わさった「ねじれ」の姿勢をとることが少なくない．傾く方向は初発側であることが多いが，対側の場合もある．凹側の腹筋群の筋緊張亢進が原因と考えられがちであるが，その際，体幹の傾きを戻そうと代償的に凸側の筋収縮が生じていることや，筋強剛が存在する凸側の筋が伸張され一層筋緊張が高くなっていることもある．また，原因が凸側の筋緊張の亢進である場合は凹側の筋緊張は相対的に低く，凸

側の筋緊張の低下が原因の場合は凹側の筋緊張が相対的に高くなっている（図2）．側屈に関与する筋も一定ではないため，骨盤を起始としている筋の影響で見かけ上の脚長差を生じることもある．また，立位での重心は凹側の下肢に偏移していると考えられがちであるが，PD患者では初発側への荷重能力が低下していることが少なくないため，初発側が凹側の場合，重心は凸側に偏移している．その結果，歩行時には凹側の下肢への重心移動が十分に行えず，凸側の下肢の振り出しが小さくなることもある．

POINT

> PDの異常姿勢の原因はさまざまで，筋緊張の程度は見かけでは判断できない．そのため，必ず触診し，身体重心移動やストレッチなどのアプローチを加えながら原因を特定する考察が必要である．

　PD患者は自らの異常姿勢に気づいていないことも少なくないため，理学療法では第一に，姿勢鏡や写真・動画などで，適切な目印を用いて自分の姿勢を認識してもらうことが重要である．そのうえで，筋緊張や筋力のアンバランスが持続し異常姿勢が固定化することや，二次的な疼痛の誘発を避ける必要がある．体幹の筋緊張の改善に対しては振動（vibration）が有効な例もあるが，どのような手段を用いたとしても，過剰な代償性収縮を伴わない抗重力伸展方向の十分な筋力強化を行わない限り，姿勢や歩容の改善は望めない．

　また，PD患者では二重課題が困難になることが多いため，作業中の不良姿勢や歩容の悪さに注意を払うことができない場合は，椅子の肘かけや靴のインソールの調整も有効である．

寡動・無動・動作緩慢は筋強剛を伴わなくても起こりうる

　若手理学療法士が「動作の遅さ・範囲の狭さ＝筋強剛」と考え，「ストレッチをして動作速度を上げる」などと発言することをよく耳にする．PDの運動症状は，大脳皮質-大脳基底核ループの運動系ループから強力な抑制性出力がなされることによるが，動作の「下手さ」や「遅さ」は運動・動作の準備と遂行の問題によるものであり，効果器としての筋緊張の高さとは大きく関連しないことが少なくない．現に，薬物療法で筋強剛が改善しても寡動は残存する患者や，教示の入れ方により運動の速度や範囲に大きな差異が生じる患者も多い．また表面筋電図でも，反応時間の遅延は動作開始後の速度が正常であっても生じる[1]と報告されているほか，歩行速度が改善しても，歩行率が向上するのみで歩幅は変化しないともいわれている．筋強剛とそれに伴う動作の緩慢さなどのL-dopaにより改善する症状と，随意運動の開始から発現のプロセスの異常である寡動は別個のものと考えられているため[2]，運動・動作の「遅さ」のすべてを筋強剛によるものと考えるのは危険である．

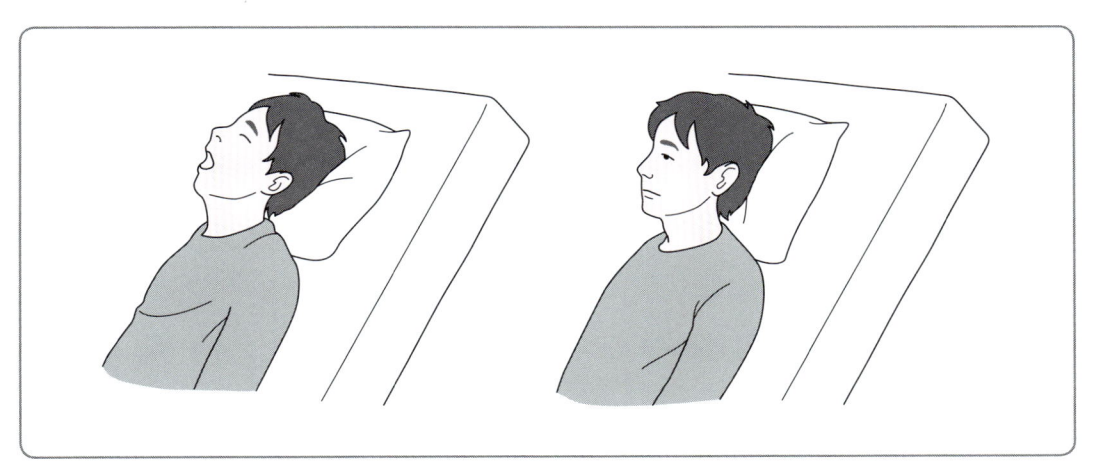

図3　ギャッチアップ角度と頸部のアライメント
同じギャッチアップ角度でも，頸部の角度を調整しなければ誤嚥のリスクは軽減しない．下顎（オトガイ）と胸骨柄の距離が三横指程度となるように，顎をひくことが望ましい．

> **メモ　寡動・無動・動作緩慢という言葉に紛らわされずに評価する**
>
> 寡動や無動，動作緩慢はakinesia, hypokinesia, bradykinesiaの意味で使用されており，定義は成書により一定ではない．前二者は，運動開始の遅延やアクセサリー動作の欠如，運動プランニング・プログラミングの障害，運動範囲の狭小化，動作の切り替えの障害として，後者は開始された運動・動作全体の遅さとして扱われることが多い．PD患者の動作分析を行う際は，動作の開始の遅延と開始された動作の遅さ，および範囲の狭さは分けて評価する必要がある．

すくみ足と筋強剛は無関係

　PDの代表的な異常歩行の1つであるすくみ足は，筋強剛や寡動などの他のPD症状とは相関しないことや，出現には，筋紡錘からの求心性入力などが主体となる末梢性の相反抑制ではなく，運動のプログラムやリズム形成の障害が関与していることなどが報告されているため[3]，筋緊張の緩和のみですべてのすくみ足が改善すると考えることは妥当ではない．

日常生活において

　嚥下障害を有するPD患者に対し，誤嚥のリスクを軽減する目的でリクライニング位での食事を勧めることがある．しかし背もたれの角度のみを調整しても，頸部が過伸展し下顎が突出したままでは誤嚥のリスクは軽減されないため，あくまでも身体の評価を行うことが重要である（図3）．

在宅生活において，自分でできることは自分で行ってもらうという姿勢は非常に重要である．しかし，動作のすべてを長時間かけて行うよりも，寝返りや起き上がりなどの動作の方向や開始のタイミングについて最小限の介助をする方が，患者・家族のストレスが抑えられることもある．理学療法士の理想を押しつけるばかりでなく，無理なく生活に取り入れられるような手段の提供が必要である．

> **Advice**　PD患者については運動症状のみに目が行きがちであるが，自律神経症状や精神症状，遂行機能障害を主体とする高次脳機能障害などの非運動症状が，必ずといってよいほど合併している．運動症状とあわせて日常生活を妨げる要因となるため，常に配慮をする必要がある．

▶若手理学療法士へひとこと◀

　PDという診断名にとらわれ，すべてをPDの運動症状として理解しようとしてしまうのではなく，PDの非運動症状や一高齢者としての合併症の存在も十分に考慮すべきである．筋緊張だけをみても，高さや左右差はもとより，除重力姿勢でも変化のないアライメント不良や歩容のタイプなど，PDの症状とは言い切れないヒントとなる症状を見逃さず，評価と考察を繰り返すことが日常生活の制限を解決する糸口になると考える．

Further Reading

パーキンソン病の理解とリハビリテーション　山永裕明，野尻晋一 著，三輪書店，2010
　▶ パーキンソン病の病態生理から運動療法，在宅生活支援まで，主に運動症状についての幅広い知識を得る手がかりとなる．

●―文献

1) Evarts EV, Teräväinen H, Calne DB：Reaction Time in Parkinson's Disease. Brain. 104(1)：167-186, 1981
2) 横地正之：パーキンソン病における中脳辺縁皮質経路．Brain and Nerve, 59(9)：943-951, 2007
3) 阿部和夫：パーキンソン病におけるすくみ足と両下肢協調運動障害．リハビリテーション医学，43(5)：315-321, 2006

ミニレクチャー

固縮と筋短縮

佐々木嘉光

1. はじめに

　固縮を伴う代表的な疾患としてパーキンソン病，痙性脳性麻痺など大脳基底核の病変を主体とする特殊な疾患が挙げられる．これらの疾患は理学療法によって進行を抑えることはできないが，二次的な機能障害に対する理学療法は有効である．「パーキンソン病治療ガイドライン」[1]によると，無動・強剛型の各要素を持つものは，持たないものに比べQOLが低く，運動症状や全般障害度の点で予後が悪い傾向があるとされている．また姿勢異常に対する理学療法の有効性についての高いエビデンスはないが，自動的あるいは他動的な関節可動域運動やストレッチなどの理学療法を行うことは有用であるとされており，特に重症の場合には，関節拘縮の予防や，呼吸筋の伸展運動なども推奨されている．

　本項では，固縮と筋短縮の定義・特性について，パーキンソン病を中心に解説する．

2. 固縮と筋短縮の定義

　固縮は神経生理学的に緊張性筋伸張反射の病的亢進状態として定義され，大脳基底核変性疾患などによる，錐体外路障害で認められる[2]．他動的に筋を伸張しているとき，伸展の速度ではなく伸展長の度合いにつれて抵抗感を増す状態である．そのメカニズムについては，γ運動ニューロンとα運動ニューロンの興奮性の上昇，Ⅰb抑制介在ニューロンの変化などによる脊髄反射回路異常，上位脳からの下行性経路障害，筋線維特性の変化などがその要因と推測される．筋短縮は，不動によって筋の弾力性が低下し，加えて粘性力の増加も生起し，筋線維特性の変化（筋線維自体の短縮）に伴い筋長が短縮した結果，伸張性が低下した状態である．

　病態的生理学的機構の面からみれば，パーキンソン病の固縮とは，①黒質緻密帯の細胞変性によりドパミンが枯渇し，この伝達物質が調整していた基底核出力系に自己増強性の機能亢進が生じ，その結果として，②本来は正常である脊髄反射回路に，α運動ニューロンとstatic γ運動ニューロンの活動の増強，およびdynamic γ運動ニューロンの活動低下の状態をもたらしたために生ずる，③進行性の持続性筋伸張反射亢進状態である[3]．

3. 固縮と筋短縮の特性

　関ら[2]は，「筋緊張亢進状態に反映する痙縮・固縮に対する，筋・関節の構造的要因ならびに生体力学的要因の関与，いわゆる非反射性要素にも焦点が当てられている」としている．また「固縮は，筋の短縮を併発していることが多く，特に二関節筋（例えば，下腿三頭筋群では膝伸展位での腓腹筋の筋短縮）には注意を要する」と述べている．発症からの固縮の変動などにより，筋・腱・結合組織および関節構成組織における特性（粘弾性）

の変化が，筋活動・筋抵抗に影響する点で重要であり，具体的には，筋の異常活動，不動，筋短縮や拘縮，関節構成体の異常，筋線維タイプの変化などにより，筋硬度の増大を引き起こして，筋緊張の亢進を形成していくものである．

パーキンソン病における筋固縮は，初期より手首（手首固化徴候），頸部（頭落下試験）にみられ，近位部に移行する．体幹にも筋固縮はみられ，これは仰臥位で被検者の膝を立て，左右に検者が倒し，肩の上がり具合を評価することで知ることができる（膝倒し試験）．筋固縮がある場合には回転方向に肩がついて大きく持ち上がるのが見られる[4]．

南雲ら[5]は，膝倒し法を電気生理学的に検討すると，四肢筋と同様に体幹筋に持続性伸張反射の亢進が認められ，膝倒し法施行時の抵抗には胸椎レベルの体幹筋の筋強剛が大きく関与していると報告している．パーキンソニズムにおいては体幹の筋強剛が軽い場合は膝倒しの際に軽い抵抗を感じ，筋強剛が強くなるとその抵抗は強く，体幹のねじれが少なくなり肩の挙上を認め，YahrⅠ度では体幹筋から筋放電は認められず，異常筋放電はYahrⅡ度以上で認めたとしている．

木村ら[6]は，血管性パーキンソニズムの例において伸張反射性放電の亢進およびトルクが認められ，動的伸張開始から持続的伸張終了までの経時的変動特性では，動的伸張時よりも持続的伸張開始時に筋放電量および中間パワー周波数成分が増加したとしている．これは，パーキンソニズムにおける伸張反射亢進の神経機序が，伸張される筋の長さや，伸張の持続時間に依存する持続性要素の亢進に起因していることを示唆している．また，他動的伸張時の筋放電量が上腕三頭筋よりも上腕二頭筋で多く，上下肢ともに伸筋よりも屈筋のほうが障害されやすいことを述べている．パーキンソニズムに対する治療プログラムとして，①60秒程度の持続伸張では，屈筋・伸筋ともに伸張反射の抑制は成立しにくく，屈筋に対してはかえってその持続性伸張反射を誇張してしまっている可能性がある，②パーキンソニズムにおいては，短縮されている側の筋にも反射性放電が出現するため，その点に考慮して，筋伸張は姿勢変化を実施していく必要があるとしている．

● 文献

1) 日本神経学会：第1章 治療総論，第2章 運動症状の薬物治療，第3章 運動症状の非薬物治療，パーキンソン病治療ガイドライン2011（「パーキンソン病治療ガイドライン」作成委員会 編），pp63-140，2011，医学書院
2) 関　勝，寺本洋一，村上理子：障害からみた臨床神経生理検査の組み立て方 痙縮・固縮（筋緊張亢進），J Clin Rehabil, 15(11)：1068-1075, 2006
3) 大島知一：固縮の発現機構 仮説，神経研究の進歩，34(6)：1011-1017, 1990
4) 平山恵造，篠遠　仁：パーキンソン病 振戦・筋固縮とアキネジア，綜合臨牀，39(10)：2393-2396, 1990
5) 南雲清美，平山恵造：パーキンソニズムにおける体幹筋強剛の研究 診察手技と電気生理学的検討，臨床神経学，33(1)：27-35, 1993
6) 木村貞治，田中尚喜，金　景美，他：中枢神経疾患における筋緊張異常の解析，厚生年金病院年報，16(1989)：447-472, 1990

MINI LECTURE

Ⅲ. 疾患別の筋緊張の特性と治療

7 筋強直性ジストロフィーにおける筋緊張の特性と治療

安井　健

> 筋強直性ジストロフィーは，文字どおり筋強直（ミオトニア）と呼ばれる筋緊張異常や進行性の筋萎縮・筋力低下をきたす遺伝性筋疾患であるが，筋以外にも多臓器の障害を合併し，症状や進行度に個人差が大きいことが特徴である．理学療法では，筋症状の特徴とそれによる各種機能や動作への影響に着目するとともに，多彩な合併症を加味した個別対応が必要となる．

疾患の概要

　筋ジストロフィーは，筋線維の変性や壊死を主病変として，進行性の筋萎縮と筋力低下を呈する遺伝性の疾患である．代表例には小児期に発症するデュシェンヌ型筋ジストロフィー（Duchenne muscular dystrophy：DMD）があるが，ここで述べる筋強直性ジストロフィー（myotonic dystrophy：MyD）は成人での有病率が最も高い．筋強直（ミオトニア）をはじめとした多彩な臨床像を持ち，筋疾患の中では筋強直症候群というジャンルに分類されることもある．

　MyDは，原因遺伝子の違いから1型と2型に分けられるが，わが国には2型の報告はほとんどないため，ここでは1型を中心に述べる．1型は，成人期に発症する古典型と，重症例が多い先天型に分けられる．その大まかな臨床像を，DMDと対比させて表1に示す．定型的な経過をとるDMDに対し，患者によって症状や進行度の差が大きく，医療機関を受診することなく天寿を全うする例，白内障のみを示すような軽症例から，出生時より人工呼吸器管理を要する重症例まで幅広い．

メモ

筋強直性ジストロフィーは，以前は筋緊張性ジストロフィーとも呼ばれていたが，"筋緊張"では正常の筋緊張と混同される場合があるため，日本神経学会編集の『神経学用語集』では，病的な意味を持つ"筋強直"が採用されている[1]．

メモ

MyDの2型は第3染色体に原因遺伝子があり，1型と比較して，近位筋優位の筋力低下，筋痛を伴うこと，先天型はみられず総じて軽症であることなどが特徴である．

表1　筋強直性ジストロフィーとデュシェンヌ型筋ジストロフィーの臨床像の対比

	筋強直性ジストロフィー（1型）		デュシェンヌ型筋ジストロフィー
	古典型（成人発症）	先天型	
性	男・女　女性のほうが軽症		男
患者数	全体として5人程度/10万人，先天型はそのうちの7〜8％．古典型のごく軽症例，未診断の小児期死亡例を鑑みると真の頻度はより高いとされる		出生男子1人/3,000〜3,500人，本邦には約5,000人
遺伝形式	常染色体優性遺伝（表現促進現象あり＝代を重ねるほど重症）		伴性劣性遺伝
責任遺伝子	第19染色体の塩基反復配列の異常伸長		X染色体のジストロフィン遺伝子異常
筋生検	type2→1線維への変換とtype1線維の小径化．著明な壊死や線維化はみられない		筋線維の壊死，非代償的再生，線維化・脂肪化の進行
筋電図の特徴	ミオパチー所見＋ミオトニア放電		ミオパチー所見
進行	緩徐進行，個人差あり	新生児期はfloppy infant，徐々に改善　ミオトニアの出現は5歳以降	常時，定型的に進行
	20〜30歳頃に発症		胎児，生下時は臨床上問題なし．定頸や処女歩行は遅れがち，3〜6歳で臨床的発症
転帰	50〜60歳	新生児期の危機を乗り切ると生命予後良好，次第に古典型の症状を呈する	30歳前後
主な死因	呼吸器感染症		心不全
血清CK	正常〜軽度上昇		著明に高値，進行するほど低下
心障害	伝導障害（房室ブロックなど），不整脈		心筋障害（拡張型心筋症様所見）→心不全
呼吸障害	拘束性＋中枢性		拘束性（筋力低下＋胸郭変形）
嚥下障害	嚥下の各相に障害が生じうる		比較的保たれる
平滑筋	食道入口部弛緩，消化管蠕動運動の低下		正常
眼症状	白内障，眼瞼下垂，瞬目や衝動性眼球運動の低下，外眼筋麻痺		特になし
性腺萎縮	あり		なし
骨密度	高い		低い
知能と情緒	進行性の知的障害，性格変化	精神発達遅滞，発達障害	約1/3に非進行性の知的障害
容姿の特徴	前頭部禿頭，斧様顔貌	逆V字の上口唇	特になし
関節硬縮・変形	比較的生じにくい		生じやすい
筋の仮性肥大	なし		あり
歩容（歩行可能時）	鶏歩など		動揺性歩行

多彩な臨床症状

特徴的な筋症状とともに，多系統の障害を合併することが特徴である（表2）．その主なものを以下に解説する．

●筋強直（ミオトニア）

筋強直とは，筋収縮が過度に持続し，円滑に弛緩しない状態を指す．随意運動や筋の叩打によって誘発され，寒冷で悪化し，反復運動で改善する．また，筋萎縮が進行すると目立たなくなる．針筋電図では，針を動かすことによって誘発される持続性・減衰性のミオトニア放電が出現することが特徴である．原因は，筋イオンチャネルの異常によるとされる．

●筋力低下・筋萎縮

他の筋ジストロフィーに比べ，特徴的な筋萎縮，筋力低下の分布をとる（表3）．ただし，個人差に加え，"筋力低下"には個々の筋力から動作上問題となる拮抗筋や周囲筋との相対的な筋力比較まで多面的な要素が含まれるため，一元的に表現することには限界があることを留意してほしい．教科書的には"遠位筋優位の障害"といわれるが，手足の内在筋は比較的保たれるため，"前腕・下腿優位の障害"といったほうがより適切であろう．一般的な筋ジストロフィーの運動機能障害度のstage分類はDMDをモデルとしており，当疾患にはそのまま当てはまらない．

筋生検では，筋線維におけるtype2からtype1への変換とともに，type1線維の選択的萎縮がみられる．

> **メモ 筋萎縮の筋線維タイプ別分類**
>
> type1線維の選択的萎縮は，MyD，先天性ミオパチー全般，強直性脊椎症候群，不動性萎縮，微小重力状態など，特定の疾患や状態でみられる．
> type2線維（特に2B線維）の選択的萎縮は，中枢神経障害での麻痺筋，ステロイドミオパチー，廃用性萎縮，低栄養，老化など，非特異的で多くの場合でみられる[2]．

●呼吸機能

DMDでは，歩行不能となる10〜15歳頃から呼吸障害が目立ち始めるが，MyDでは，運動機能障害が比較的軽度の時点から出現する例，肺活量に比して低酸素血症や高二酸化炭素血症が目立つ例が多く，また呼吸困難感などの症状を訴えることが少ないのが特徴である．

呼吸筋自体はDMDほど高度に侵されないが，脳幹部障害による横隔神経誘発電位の振幅低下や潜時遅延，延髄網様体の神経細胞脱落，呼吸筋のミオトニアなど，呼吸調節システムの複数のレベルに異常を呈することが指摘されており，低酸素血症や高二酸化炭素血症に対する換気応答が低下している．

非侵襲的陽圧換気療法（noninvasive positive pressure ventilation：NPPV）の普及により，DMDでは生命予後は延長し，死因も呼吸器合併症から心不全にシフトされた一方，

表2 筋強直性ジストロフィーにおける多系統の障害と多彩な臨床症状

障害部位	臨床症状
筋・骨格系	筋：ミオトニア，選択的な筋萎縮と筋力低下 骨格：頭蓋骨肥厚，後縦靱帯骨化症，顎関節脱臼など
神経系	脳：神経原線維変化，脳萎縮，脳室拡大，認知症や精神発達遅滞，性格変化や発達障害，過眠症，呼吸調節障害など
皮膚・感覚器系	皮膚：若年性の前頭部禿頭など 眼：白内障，眼瞼下垂，眼球運動障害，瞬目反応の低下など 耳：感音性難聴
消化器系	咬合不全，咀嚼・嚥下障害，食道拡張，イレウス，便秘など
呼吸器系	拘束性換気障害
循環器系	心伝導障害，心不全など
内分泌・生殖器系	糖尿病，脂質異常症，精巣萎縮，流産，月経異常など

表3 筋強直性ジストロフィーに特徴的な筋力低下の分布

低下しやすい筋	上眼瞼挙筋，咀嚼筋，胸鎖乳突筋，前腕の筋（回外筋，手関節背屈筋，指屈筋など），下腿の筋（足関節背屈筋など）など
比較的保たれる筋	下肢帯筋，上肢帯筋，ハムストリングス，内転筋群，手足内在筋など

MyDでは生命予後に変化がなく，死因も依然として呼吸器合併症が第1位を占めている．

● 摂食・嚥下，構音障害

DMDでは摂食・嚥下機能は比較的保たれるが，MyDでは先行期～食道期までのすべての過程に障害が起こりうる．

MyD患者の咀嚼障害の原因として，不正咬合と咀嚼力の低下がある．不正咬合の多くは，前歯と小臼歯が噛み合わない開咬の状態を呈している．またCT所見では，他の病型の筋ジストロフィーと比べても咀嚼筋の萎縮が著しく，咬合力は健常者の1/10ともいわれる[3]．咀嚼と食塊形成が不十分な場合，"丸呑み"傾向となる．咽頭収縮力や咳嗽反射の低下，食道入口部の弛緩と食道筋蠕動運動の低下による胃食道逆流の生じやすさもある．このように，MyDでは誤嚥性肺炎や窒息を起こしやすい要素を多く有している．

構音の面では，軟口蓋や舌などの筋障害により，開鼻声，声の大きさや高さの異常など，特徴的な不明瞭さがある．

● 循環器障害

突然死の原因となる洞不全症候群，高度の房室ブロック，心室頻拍，脚ブロックなどを生じ，ペースメーカー埋め込みやカテーテルアブレーションなどが適応となる場合がある．

● 中枢神経症状

成人発症の患者では進行性の知的機能低下や性格変化，先天型の患者では精神発達遅滞

や発達障害を生ずることがあるが，こちらも個人差があり，筋症状の程度とも無関係である．画像所見では，頭蓋骨肥厚を伴う脳室拡大や脳萎縮，MRIでのT2強調高信号として観察される大脳白質病変がみられる．また剖検例では，アルツハイマー病に特徴的な神経原線維変化，中枢性換気障害や過眠の原因となる脳幹部の網様体や縫線核の神経細胞脱落所見がある．

性格変化では，精神的不活発，注意力の低下などが特徴であるが，精神疾患や神経症様の症状は通常みられない．また病識に乏しい一方，頑固でこだわりが強い性格傾向が指摘される．

理学療法の実際

生命予後にかかわる問題とQOLを低下させる問題とに適切に対応することがポイントである．具体的なアプローチ方法は筋障害の程度や分布だけでなく，合併症の状況によってさまざまである．また，身体症状を訴えることが少なく，病識や意欲の低下がしばしば問題となる．

> **Advice** 多臓器に障害を有する疾患では，多くの専門診療科による縦割りの関与が必要である一方，疾患全体を理解する専門家の存在も重要である．継続的かつ横断的に対象者や診療科とかかわるリハビリテーション職種は両方の要素をもっており，そのメリットを十分に生かしたいものである．

●筋強直（ミオトニア）対策

寒冷で悪化し，反復運動で改善するという特徴がある．

手指の閉じ開き，足首の底背屈や足踏み，咬筋に対してはガムを噛むなど，スムーズな動作の開始には，筋の収縮と弛緩を繰り返すような準備運動を取り入れる．また，ホットパックなどの温熱療法や手袋などでの防寒対策をとる．それでも支障があるときには薬剤（フェニトイン，カルバマゼピンなど）が処方される場合もある．

●拘縮予防

関節拘縮はDMDに比して生じにくいが，筋力のアンバランスやミオトニア由来の特徴的な手の形（図1）や下垂足などによる可動域制限は生じうるため，適宜関節可動域運動を行う．

●呼吸，口腔・嚥下障害に対して

肺活量維持のため，深呼吸を合わせた胸郭ストレッチや徒手的呼吸介助などで胸郭の可動性を維持する．肺実質障害の合併は基本的にはないため，この方法による気胸のリスク

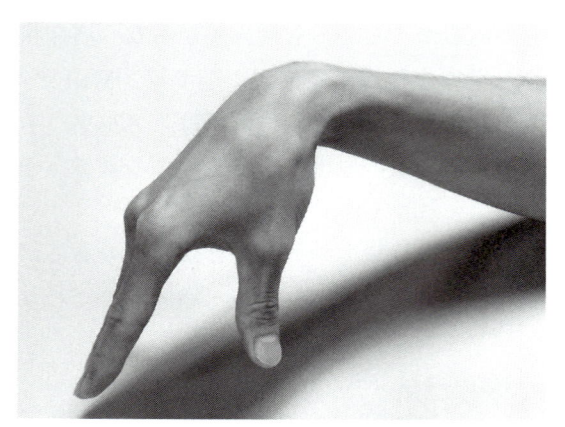

図1　よくみられる手の形（手内在筋優位＋拇指球ミオトニア＋下垂手）

は比較的少ないと思われる．DMDでは，吸気に合わせてバッグバルブマスクなどで強制送気する方法も行われるが，MyDの場合は，食道入口部の弛緩により胃に送気されやすく困難な場合も多い．

軟口蓋の閉鎖不全があると開鼻声となり，また口すぼめ呼吸は有効に行えないため，ストローを用いたブローイング練習などを行う．舌咽呼吸はDMDには有効であるが，MyDでは困難なことが多い．

過眠，傾眠傾向がある場合，活動の賦活により換気や酸素化が改善することがあり，覚醒時間の確保が重要である．

摂食の際の"丸呑み"傾向に対しては，食事を急がせず，食形態を少量一口大とするような配慮が必要となる．

POINT

胸郭に対する徒手的なアプローチを行う際には，間質性変化や気腫性変化などの肺実質障害の有無と程度を事前に把握し，手技を行うことによるメリットとデメリットを客観的に評価することがリスク管理上大切である．

● 歩行に関して

主動筋と補助筋，あるいは動筋と拮抗筋（屈筋と伸筋など）の筋力バランスやミオトニアによって，歩容や歩行バランスは影響を受ける．

独歩可能な例でも，体幹や股関節の屈筋と伸筋の筋力バランスにより，歩容もそれぞれ体幹前屈位，垂直位，伸展位となるなどさまざまである．筋力のバランスが保たれている体幹垂直位歩行ほど歩行能力は維持されやすいとの報告があり[4]，筋力のバランスが保たれるよう，廃用による筋力低下はできるだけ防止したい．

足関節背屈筋力低下による鶏歩はよくみられ，またミオトニアにより遊脚期の足関節が

底屈位で固定されている例もあり，短下肢装具が処方されることが多い．ただし，殿筋や大腿四頭筋の低下が目立つ患者もある．

歩行補助具では，しっかり握れない，また一度握ると離しにくい場合には，前腕支持ができるタイプの杖や歩行車が適切である．

ミオトニアには準備運動が有効だが，歩行補助具の使用も含めて病識欠如により定着せず，転倒を繰り返す例も多い．

● 移動手段

歩行時の転倒が目立ってくると車椅子が検討される．ハムストリングスの筋力は比較的保たれるため，車椅子の足こぎ移動が有効な場合がある．ただ，駆動力を得やすくするために車椅子の座面高をやや低めとすると，一方で起立しにくくなったり骨盤後傾姿勢が助長されるなどのジレンマも生じる．

電動車椅子の使用には判断力を踏まえた慎重な対応が望まれる．電動車椅子による事故に関して，DMDでは処方直後の操作に不慣れな時期に目立つが，MyDではいつの時期にも一定の割合でみられるとの報告がある[5]．

● セルフケアに関して

食事場面にて，手関節や手指筋力の低下に対しては，各種自助具で食器の工夫をする．肩や肘の筋力低下には，肘台やスプリングバランサーなどが適応となる．

移乗では，筋力に応じた適切な移乗方法（立位移乗か座位移乗か，手すりを引いて立つのかアームレストや座面を押して立つのか，トランスファーボードの使用など）を選択し，それに対応した車椅子の選択や手すりなどの設定が重要である．トランスファーボードの安全な使用には，ボード把持力と体幹の安定性がカギとなる．

洗面では，水道の栓をひねりにくい場合はレバー式やタッチセンサーのものを用いる．歯磨きでは電動歯ブラシが有用であるが，それでも磨き残しが多い場合は，誤嚥性肺炎予防のためにも仕上げを介助することが望ましい．

トイレ動作では，トイレットペーパーの扱いや拭き取りが困難となりやすく，温水洗浄便座が便利である．

更衣では，ボタンや衣服を指先でつまんだり，ズボンを引き上げることが難しくなった場合には，ボタンをマジックテープ式とする，ゆったりとした袖のシャツにする，ズボンにサイドループをつけ手首に引っかけて上げ下ろしするなどの工夫をする．肩の筋力低下でかぶりものが難しい場合は，前開きの衣服が適する．

拇指はミオトニアの影響を受けやすいため，リモコンなどの操作は拇指以外の指で行うほうがやりやすい．

● 性格傾向・特性への対応

自発性に乏しい，疲労や痛みなどに過剰に反応して運動を拒否するなど"リハビリテーションに乗りにくい"傾向があり，配慮を要する．

まず，患者が嫌がらないところから始め，ラポールを十分に築くことが肝要である．そ

して，生活の中に無理のない運動や楽しみのある活動を，同じ時間帯にルーチン化して導入するなどの工夫をする．過去に経験したことや単純作業への受け入れは良好なことがあり，習慣化すれば継続できる場合も多い．ボールやゴムバンド，プーリー，風船バレーなど，道具を使ったものを好む傾向がある．

先天型では，知能検査結果が低くとも情緒面が豊かであれば，社会性が高まるような働きかけで生活面の改善が得られる場合がある[5]．また，記憶力など特定分野の能力が高い場合には，発達障害に対する対応が参考となる．

▶若手理学療法士へひとこと◀

当疾患に限らず，多様な臨床症状を呈する全身性疾患に対しては，多職種と協力したチームアプローチが有効な場合が多い．チームアプローチでは，理学療法士である自分がどの部分を，他のどの職種が何を担うことが対象者にとって最も有益であるかを対等な視点で考えられることが大切で，また直接的な理学療法以外の知識が役に立つことも少なくない．自分の得意分野をさらに磨くだけでなく，周辺領域を含めた幅広い知識研鑽，多職種とのコミュニケーションなど"横方向の努力"も決して忘れてはならない．

Further Reading

1) 筋強直性ジストロフィーの治療とケア 厚生省精神・神経疾患研究委託費・筋ジストロフィー患者のQOLの向上に関する総合研究班（責任編集：川井 充），医学書院，2000
2) 筋強直性ジストロフィー―患者と家族のためのガイドブック― ピーター・ハーパー 著，川井 充，大矢 寧 訳，診断と治療社，2005

▶いずれも現在は絶版となっているが，図書館などに蔵書あり．1) は医療者向け，2) は一般向けに，多彩な臨床症状とそれに対する対策がわかりやすく網羅されている．

●―文献

1) 川井 充：筋強直性ジストロフィー総論，筋強直性ジストロフィーの治療とケア，厚生省精神・神経疾患研究委託費・筋ジストロフィー患者のQOLの向上に関する総合研究班（責任編集：川井 充），pp2-3，2000，医学書院
2) 埜中征哉：筋病理組織標本の読み方，臨床のための筋病理 第4版，pp33-35，2011，日本医事新報社
3) 中村広一：筋強直性ジストロフィー患者の咀嚼障害と口腔ケアの問題点，神経内科，60(4)：399-404，2004
4) 木村 隆：筋強直性ジストロフィーの骨格筋障害とリハビリテーション，神経内科，60(4)：394-398，2004
5) 大矢 寧：筋強直性ジストロフィーの中枢神経症状，神経内科，60(4)：411-420，2004

8 呼吸器疾患における筋緊張の特性と評価・治療

小金澤　敦，山﨑　忍，瀧澤弥恵，小林俊夫

> 本項では呼吸器疾患の中でも慢性閉塞性肺疾患（COPD）に焦点を当てる．COPDでは，呼吸困難により呼吸筋の過緊張および身体機能の低下が問題となる．COPDをみるうえで必要な呼吸筋の解剖を整理し，実際の症例を交えながらCOPDにおける筋緊張の特性と評価・アプローチについて述べる．

呼吸筋・胸郭の解剖

呼吸筋は収縮と弛緩を繰り返し，胸郭を広げたり縮めたりすることで呼吸運動を担っている[1]．安静時の呼吸では吸気時に吸気筋が働き胸郭を広げている．呼気時では呼気筋はほとんど働いておらず，広がった胸郭や肺が元に戻ろうとする弾性で呼気を行っている．努力呼気の際には呼気筋の収縮が確認される．一般的に，努力呼吸を行う際に働く呼吸筋を呼吸補助筋という．

● 呼吸筋（図1）[1]

1）横隔膜[2,3]

横隔膜は，胸腔側に膨らんだドーム状の膜状筋である．吸気時に横隔膜が収縮すると，胸腔側に膨らんだドームが下降し，胸腔の拡大と腹腔内圧の上昇をもたらす．このとき，胸腔内圧は陰圧となるので肺に空気が入る．横隔膜は最も重要な吸気筋であり，安静時の1回換気量の約2/3～3/4の換気を担う[4]．

2）肋間筋

外肋間筋と内肋間筋（傍胸骨部）は収縮すると上位肋骨は動かず，下位肋骨を引き上げる吸気筋である．内肋間筋（横・後部）は走行が外肋間筋と逆なため，内肋間筋が収縮すると上位肋骨が引き下げられ呼気に働く．

3）呼吸補助筋

・斜角筋群：第1・第2肋骨を挙上させ，胸郭を膨らます吸気筋である．
・胸鎖乳突筋：頭部を固定した状態で，胸骨を挙上し，胸郭を膨らませる吸気筋である．その他，吸気時の呼吸補助筋として僧帽筋や脊柱起立筋，腰方形筋などがある．
・腹筋群：腹筋には，腹横筋，内腹斜筋，外腹斜筋および腹直筋がある．中でも内側の筋ほど強い呼気活動が観察され，腹横筋と内腹斜筋は主要な呼気筋である[5]．

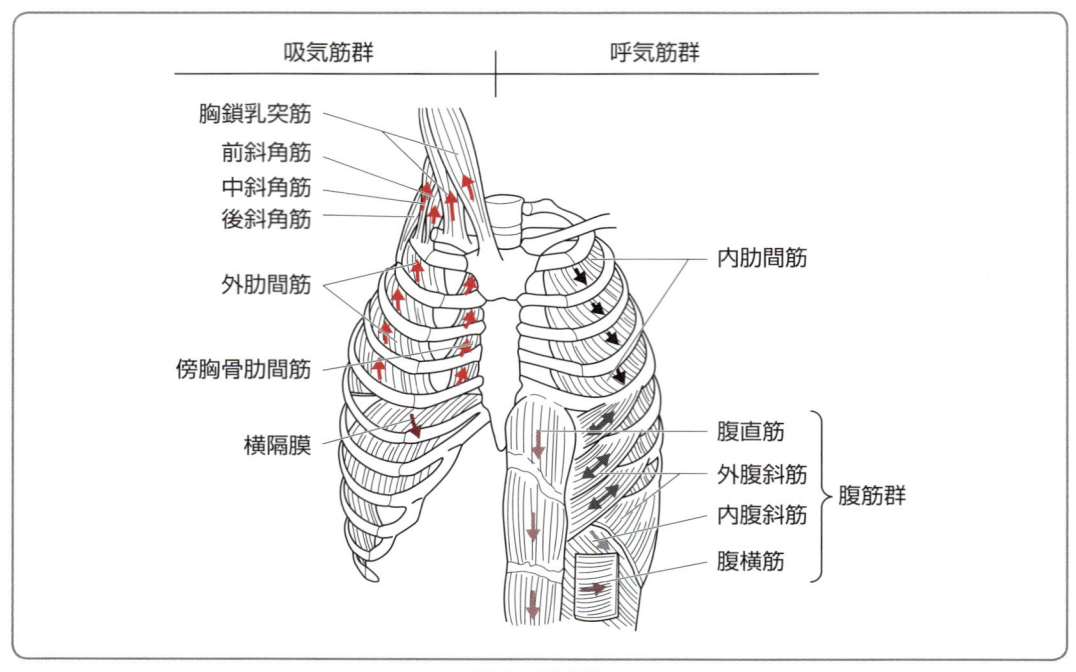

図1　呼吸筋

「横場正典, 阿部　直：2 呼吸療法に必要な解剖・整理の基礎知識　呼吸筋, 新呼吸療法テキスト（3学会合同　呼吸療法認定士認定委員会　編）, p24, 2012, アトムス」より引用

● 胸郭

　胸郭は，胸骨，肋骨，肋軟骨，胸部椎体から構成されている．吸気時，上位肋骨の動きは脊椎を支点に胸骨を前上方へ押し上げるように動く．この動きはポンプハンドル・モーション（pump-handle motion）と呼ばれる．下位肋骨は胸椎と胸骨を支点として上下の動きが大きくなる．この動きはバケツハンドル・モーション（bucket-handle motion）と呼ばれる（図2）[2,6]．

COPDにおける呼吸筋の病態

　COPDとは，タバコ煙を主とする有害物質を長期に吸入・曝露することで生じる肺の炎症性疾患で，気流閉塞を呈する状態である[7]．COPDでは呼気が十分に行えなくなるため，運動時など換気量の増加，呼吸数の増加により呼出できなかった空気が蓄積される．これにより肺の過膨張が起こる．病期が進行するとの横隔膜は平坦化し肺は常に吸気位の状態となっている．呼吸は「吸気位からのさらなる吸気」を強いられるため，主な吸気筋である横隔膜呼吸が行いにくく，呼吸補助筋である胸鎖乳突筋や斜角筋を過度に緊張させ，上部胸郭を拡張させて浅く速い呼吸を行っていることが多い[8,9]．以下に症例を呈示し，簡便な筋緊張の評価項目とポイントを述べる．

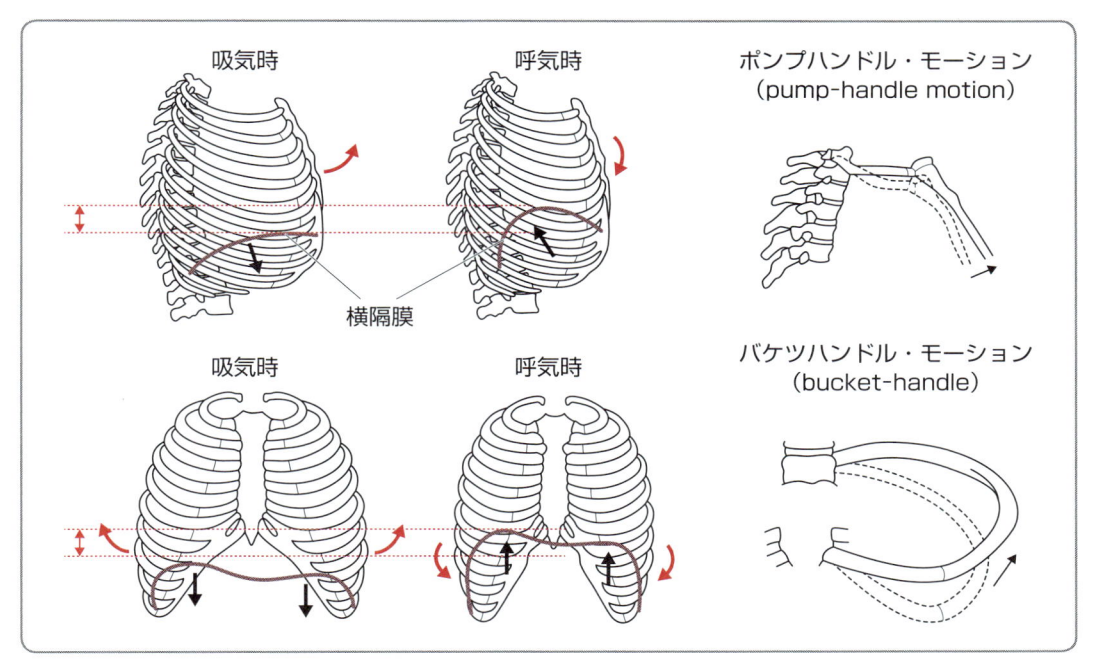

図2　胸郭の動き

左：「高橋仁美：2章 フィジカルイグザミネーションの実際 触診．フィジカルアセスメント徹底ガイド 呼吸（高橋仁美，佐藤一洋 編著），p32, 2009, 中山書店」より引用
右：「佐竹將宏，塩谷隆信：呼吸筋訓練．呼吸運動療法の理論と技術（本間生夫 監修，田中一正，柿崎藤泰 編），p143, 2003, メジカルビュー社」より引用

症例

75歳, 男性. COPD

- 主訴：呼吸困難感の増悪, 食欲不振.
- 既往歴：喫煙歴：喫煙係数1,000（50年間×20本/日）.
- 現病歴：6年前頃より労作時息切れが出現した. 5年前に肺炎となり入院し, COPDと診断された. 2年前より在宅酸素療法を開始し, 外来呼吸理学療法を開始した. 本年11月8日起床時から「呼吸がヒューヒューして苦しい」と訴え, 食事がほとんどとれなかった. COPDの急性増悪として緊急入院した.
- 画像検査：図3に示す.
- 動脈血ガス分析（室内気吸入下）：pH 7.409, PCO_2 40.2 mmHg, PO_2 57.3 mmHg, HCO_3^- 24.9 mmol/L.
- 肺機能検査：VC（努力肺活量）2.96 L, %VC（%肺活量）78.1%, FEV_1（1秒量）0.81 L, FEV_1%（1秒率）27.4%.
- 修正MRC（呼吸困難を評価する質問票）：グレード4（息切れがひどく家から出られない, 衣服の着替えをするときにも息切れがするレベル）.
- 6分間歩行試験（酸素2.0 L/分, 吸入下）：6分間歩行距離110 m. SpO_2 97（開始時）

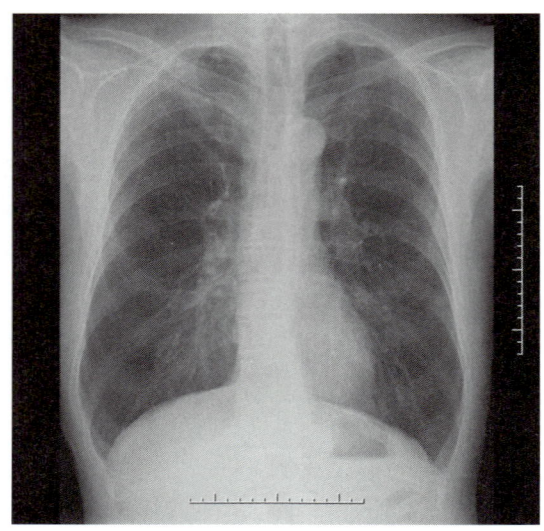

図3　胸部X線写真正面像
肺野の透過性亢進，肺野末梢血管影の狭小化，横隔膜低位平坦化，滴状心による心胸郭比の減少，肋間腔の開大が認められる．

→92％（6分後），心拍数80→94回/分，修正ボルグスケール5→8．

呼吸筋の評価項目

- 姿勢の観察：起座位（息苦しさを緩和させる姿勢）をとっているか．
- 視診：胸郭と脊柱の性状，胸鎖乳突筋の腫大（図4），胸郭にみられる著しいるい痩（図5）．

POINT

罹患初期では胸鎖乳突筋や斜角筋の筋肥大が観察されるが[10]，長期的には栄養状態や活動性の低下から，筋の萎縮，短縮が起こる．

- 触診：筋の硬さ．
- 胸郭拡張差：胸郭の可動性をテープメジャーを用いて測定する．腋窩・剣状突起・第10肋骨部を最大吸気位と最大呼気位で測定しその差を求める[11]．
- 最大吸気圧（PImax），最大呼気圧（PEmax）：口腔内圧計を用いて最大吸気口腔内圧と最大呼気口腔内圧を求める方法で，呼吸筋力の指標である[11]．

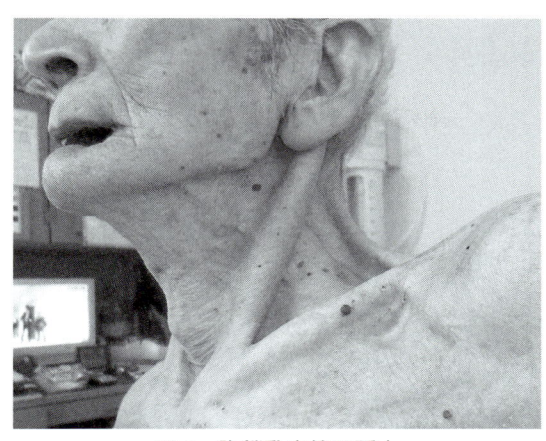

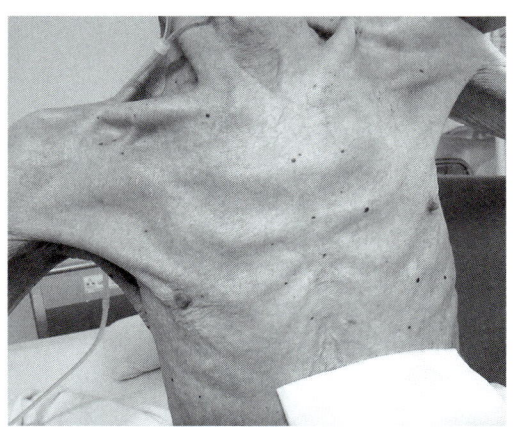

図4　胸鎖乳突筋の腫大　　　　　　　　図5　胸郭にみられる著しいるい痩

筋緊張に対するアプローチ

●リラクセーション

　呼吸補助筋の過緊張を抑制することで，酸素消費量を抑えることができ，呼吸困難感を軽減する効果がある[12]．まずは楽な体位をとり，リラクセーションを図ることが重要となる．ここで示す楽な体位はパニックコントロール時も有効となる（図6，7）．臥位ではセミファーラー位をとる．

●プレーティング療法

　呼吸筋，呼吸補助筋のリラクセーションのために，伊藤らの考案した方法[13,14]である．専用のプレートを用いて，治療目的の筋にプレートを押し当てプラスチックハンマーでプレートを叩き，筋に圧振動を加えてリラクセーションを図る．COPD患者に治療として行うと肺機能の改善が図られる[14]（図8）．

●胸郭可動域運動

　COPDでは肺実質は伸びた状態で，胸郭の前後径は増大したビア樽状の胸郭を呈している．胸郭のコンプライアンスは低下し，可動域制限が生じている場合がある．胸郭可動域の改善には，徒手胸郭伸張法（図9）や呼吸筋ストレッチ体操（図10）などがある[15]．

　本間らが提唱した呼吸筋ストレッチ体操は，吸気筋，呼気筋をそれぞれの呼吸相に合わせてストレッチする6つのパターンからなる体操である．呼吸困難感は脳から呼吸筋への指令と呼吸筋から脳への情報が一致しないときに起こるとされている．脳から吸気筋に指令が出ているときは吸気筋を，呼気筋に指令が出ているときは呼気筋をストレッチすることで，脳から呼吸筋への指令と呼吸筋から脳への情報が一致し呼吸困難感が改善されるとしている[16,17]．

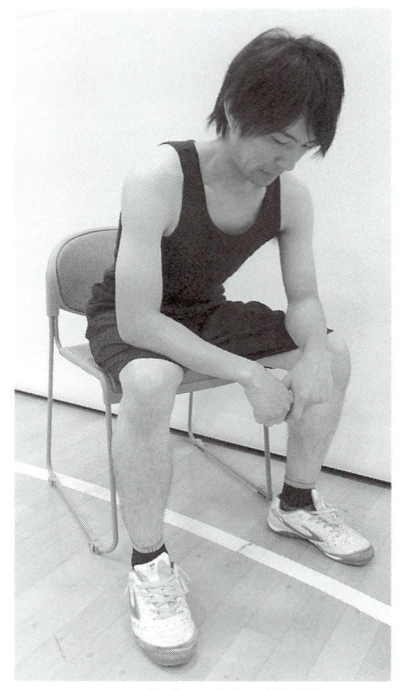

図6　安楽な体位（座位）　　　　　　　　　図7　安楽な体位（立位）

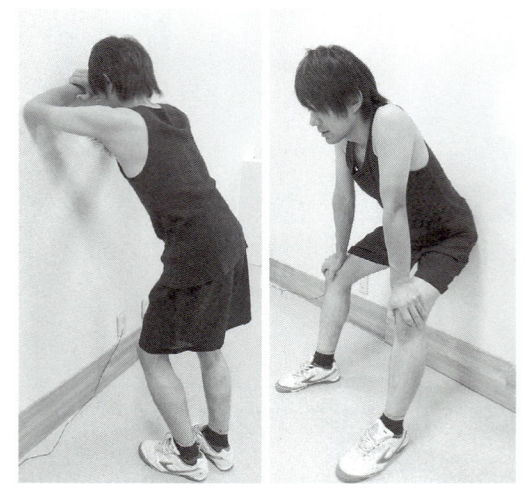

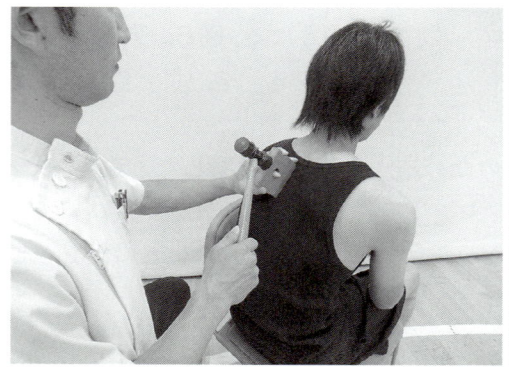

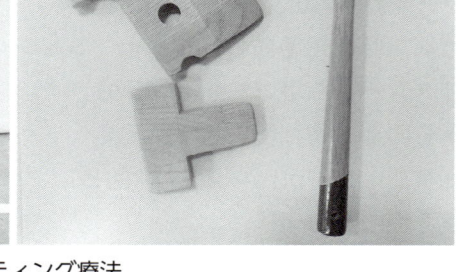

図8　プレーティング療法
右図のような専用のプレートを治療目的の筋に押し当てて，プラスチックハンマーでたたき，筋に圧振動を加えてリラクセーションを図る．

● 運動療法[18]

　COPDでは呼吸困難のために活動量が低下し，ディコンディショニング（身体機能の失調，低下）を形成する悪循環を生じる．この悪循環を形成させないように運動療法は重要となる．呼吸困難が強くなってしまうとさらに呼吸補助筋の過緊張，短縮，萎縮をきたしてしまう．呼吸困難感を軽減することで呼吸補助筋の過度な筋緊張を抑制し，運動耐容能の改善，身体活動量の維持を図ることができる．

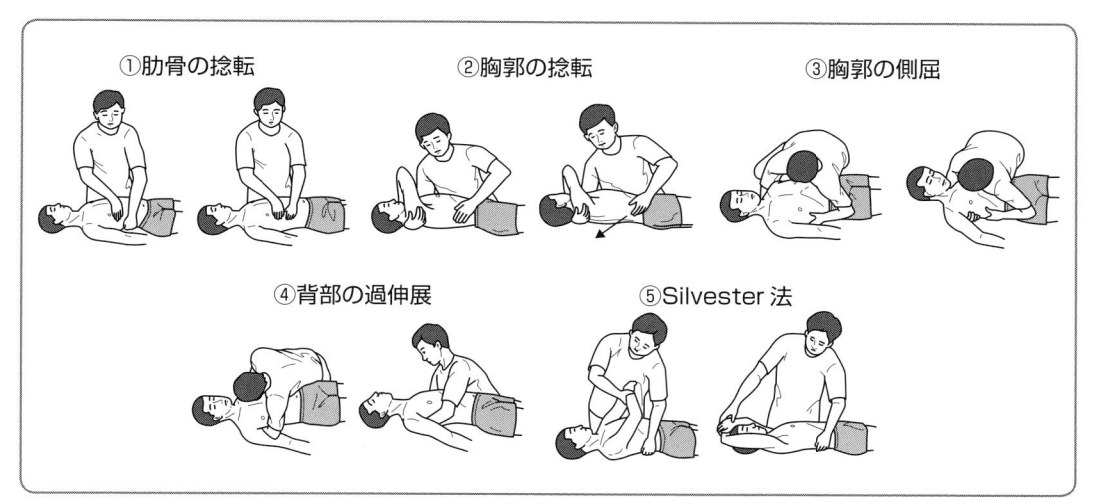

①肋骨の捻転　②胸郭の捻転　③胸郭の側屈
④背部の過伸展　⑤Silvester法

図9　徒手胸郭伸張法

「高橋仁美, 菅原慶勇, 塩谷隆信：肺気量増加：閉塞性換気障害, 呼吸運動療法の理論と技術, p199, 2003, メジカルビュー社」より引用

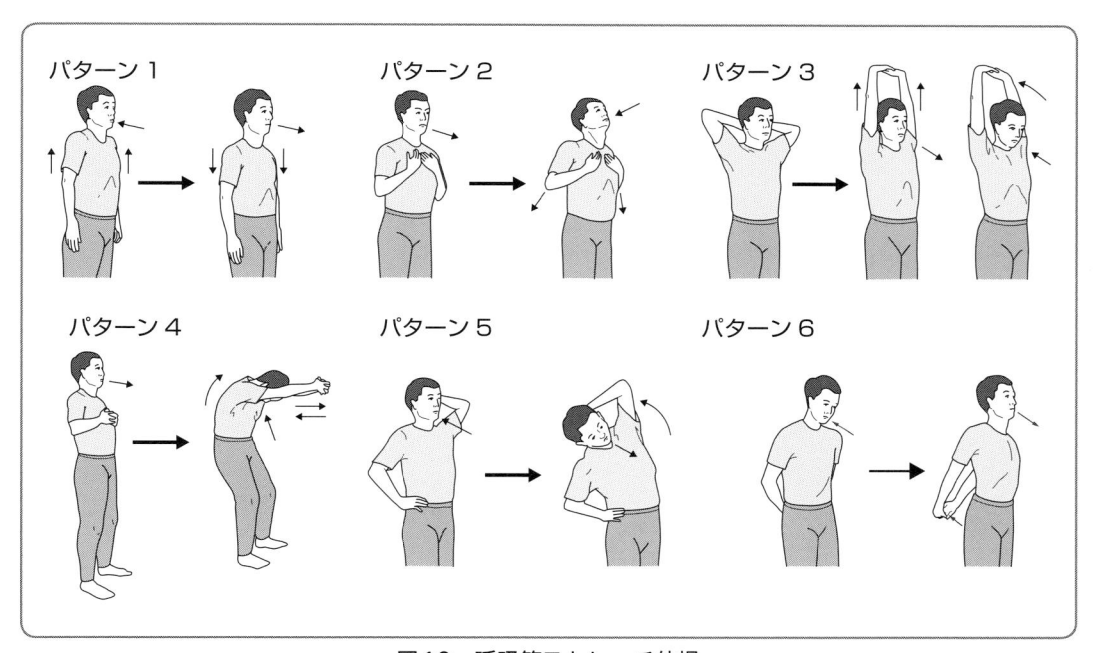

パターン1　パターン2　パターン3
パターン4　パターン5　パターン6

図10　呼吸筋ストレッチ体操

パターン1〜5：「高橋仁美, 菅原慶勇, 塩谷隆信：肺気量増加：閉塞性換気障害, 呼吸運動療法の理論と技術, p200, 2003, メジカルビュー社」より引用

- 下肢筋力トレーニング：下肢トレーニングは一定の運動に要する酸素消費量と分時換気量を低下させ，運動耐容能を向上させ，呼吸困難感を軽減させる．実際の方法としては，トレッドミルや自転車エルゴメータ，平地歩行，階段昇降などがある．
- 歩行練習：図11に示す．

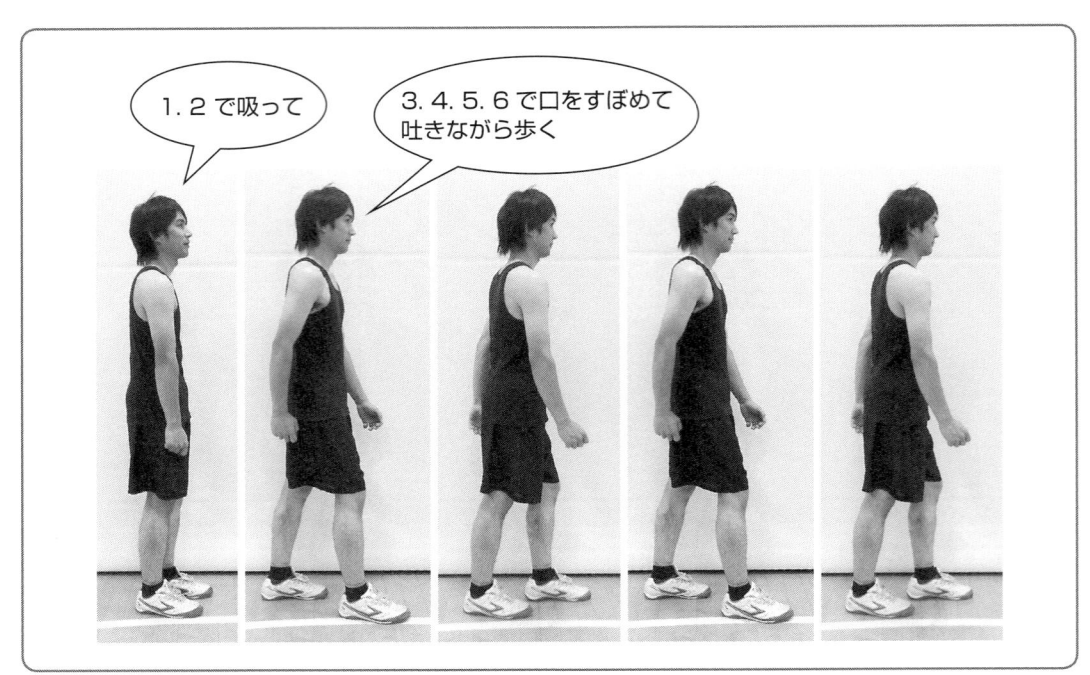

図11　歩行練習
吸気の時間：呼気の時間＝1：2のイメージで呼吸を行う．

・上肢筋力トレーニング：上肢トレーニングはADL時の呼吸困難を軽減させる重要なプログラムである．実際の方法としては，重錘やダンベルを用いたトレーニング，弾性ゴムバンドを使用したトレーニングなどがある．

COPDにおけるセルフケアのポイント[19]

・動作を行う前に呼吸を整える．
・動作を行っているときは息を止めない．
・股関節を深く曲げたり，腹部を圧迫したりする姿勢をとらない．
・肩関節を90°以上挙上させる動作を行わない．
・動作を続けて行うときは，手すり，いす，壁などを効率的に使用し，適度な休息を入れながら行う．
・口すぼめ呼吸を行い，息を吐くときに動作をゆっくり行う（図12）[20]．

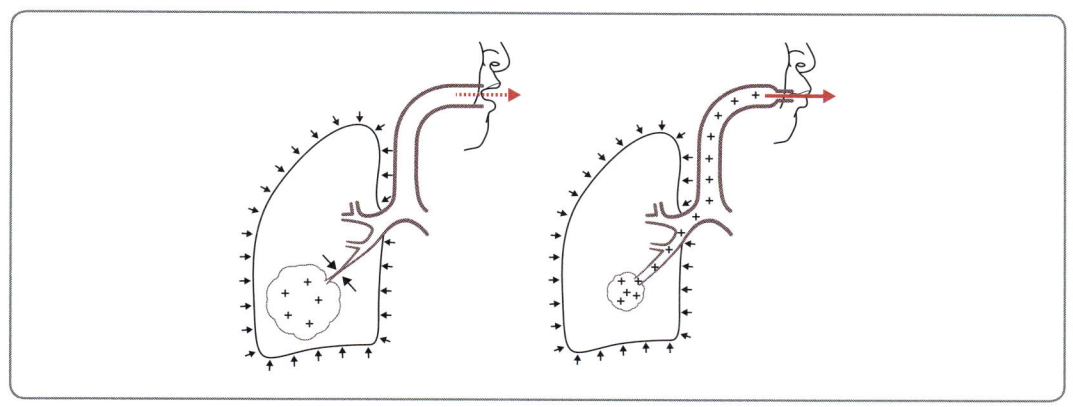

図12 口すぼめ呼吸

左図のように普通に息を吐くと末梢の気道が閉塞し十分に吐けない．右図のように口をすぼめることで気道内を陽圧に保ち，気道の虚脱を防ぐことで呼出が行える．

「千住秀明，他：Ⅱ 安定期における運動療法の実際 2．効率的な運動療法のためのコンディショニング，呼吸リハビリテーションマニュアル—運動療法 第2版（日本呼吸ケア・リハビリテーション学会，日本呼吸器学会，日本リハビリテーション医学会，日本理学療法士協会 編），p36，2012，照林社」より引用

▶若手理学療法士へひとこと◀

COPDの患者数は増加してきており，理学療法士がかかわる機会も増えてきている．最近のCOPDにおける呼吸リハビリテーションは運動療法が重要視されており，効果的に運動療法を行うためのコンディショニングがポイントとなる．呼吸困難感を軽減し，身体活動量を維持していくことが重要であることを理解してほしい．

Further Reading

呼吸リハビリテーションマニュアル—運動療法第2版　日本呼吸ケア・リハビリテーション学会，他 編，照林社，2012
> ▶ COPDの運動療法を行ううえで，どのような運動をどの程度行えばよいのか，運動療法を行うためのコンディショニングをどのように行うのか，という点を1冊で把握できると思われる．写真も多く理解しやすい内容である．

●文献

1) 横場正典，阿部　直：2 呼吸療法に必要な解剖・整理の基礎知識 呼吸筋，新呼吸療法テキスト（3学会合同 呼吸療法認定士認定委員会 編），p24，2012，アトムス
2) 佐竹將宏，塩谷隆信：呼吸筋訓練，呼吸運動療法の理論と技術（本間生夫 監修，田中一正，柿崎藤泰 編），pp140-144，2003，メジカルビュー社
3) 千原幸司，陳　和夫：Chest wallと呼吸筋，臨床呼吸機能検査 第7版（日本呼吸器学会 肺生理専門委員会 編），pp43-46，2008，メディカルレビュー社

4) 山田拓実, 阿部 直：呼吸筋と姿勢制御筋, 呼と循, 48(3)：231-238, 2000
5) Abe T, Kusuhara N, Yoshimura N, et al：Differential respiratory activity of four abdominal muscles in humans. J Appl Physiol. 80(4)：1379-1389, 1996
6) 高橋仁美：第2章 フィジカルイグザミネーションの実際 触診, フィジカルアセスメント徹底ガイド 呼吸（高橋仁美, 佐藤一洋 編著）, pp32-35, 2009, 中山書店
7) 一般社団法人 日本呼吸ケア・リハビリテーション学会：I COPDの理解, ケアスタッフのためのよくわかるCOPD〈慢性閉塞性肺疾患〉（日本呼吸ケア・リハビリテーション学会「ケアスタッフのためのよくわかるCOPD」作成委員会・ワーキンググループ 編）, pp1-5, 2014, メディカルレビュー社
8) 塩谷隆信, 佐竹三兄, 高橋仁美：COPDにおける包括的呼吸リハビリテーション, Progress Inmedicine, 25(4)：1073-1078, 2005
9) 塩谷隆信, 佐竹温品, 高橋仁美：COPDと包括的呼吸リハビリテーション, Mebio, 23(5)：80-91, 2006
10) 島田隆明：治療場面におけるマッサージ：閉塞性肺疾患, 理学療法, 19(3)：401-402, 2002
11) 渡邊 暢, 笠井千景, 塩谷隆信：評価, リハ実践テクニック呼吸ケア（塩屋隆信, 高橋仁美 編）, pp78-89, 2004, メジカルビュー社
12) 千葉一雄：第3章 呼吸理学療法の基本手技；リラクセーションと胸郭可動域訓練, 理学療法MOOK4 呼吸理学療法（宮川哲夫, 黒川幸雄 編）, pp118-123, 1999, 三輪書店
13) 伊藤直栄：呼吸器疾患の運動療法, 臨床スポーツ医学, 10, 臨時増刊号：444-447, 1993
14) Fujimoto K, Kubo K, Miyahara T, et al：Effects of muscle relaxation therapy using specially designed plates in patients with pulmonary emphysema. Internal Med. 35(10)：756-763, 1996
15) 高橋仁美, 菅原慶勇, 塩谷隆信：肺気量増加：閉塞性換気障害, 呼吸運動療法の理論と技術（本間生夫 監修, 田中一正, 柿崎藤泰 編）, pp184-208, 2003, メジカルビュー社
16) 柿崎藤泰 指導：呼吸筋ストレッチ体操解説 編（本間生夫 監修, 田中一正 編）, pp4-21, 2002, 公害健康被害補償予防協会
17) 山田峰彦, 柿崎藤泰, 渋谷まさと, 他：慢性閉塞性肺疾患患者における呼吸筋ストレッチ体操の4週間の臨床効果, 日胸疾会誌, 34(6)：646-652, 1996
18) 千住秀明, 他：II 安定期における運動療法の実際 3. 運動療法の実際, 呼吸リハビリテーションマニュアル—運動療法— 第2版（日本呼吸ケア・リハビリテーション学会, 日本呼吸器学会, 日本リハビリテーション医学会, 日本理学療法士協会 編）, pp42-52, 2012, 照林社
19) 一般社団法人 日本呼吸ケア・リハビリテーション学会：II COPDの治療と管理 ②非薬物療法, ケアスタッフのためのよくわかるCOPD〈慢性閉塞性肺疾患〉（日本呼吸ケア・リハビリテーション学会「ケアスタッフのためのよくわかるCOPD」作成委員会・ワーキンググループ 編）, pp19-22, 2014, メディカルレビュー社
20) 千住秀明, 他：II 安定期における運動療法の実際 2. 効率的な運動療法のためのコンディショニング, 呼吸リハビリテーションマニュアル—運動療法— 第2版（日本呼吸ケア・リハビリテーション学会, 日本呼吸器学会, 日本リハビリテーション医学会, 日本理学療法士協会 編）, p36, 2012, 照林社

III. 疾患別の筋緊張の特性と治療

9 運動器疾患における筋緊張の特性と治療

羽田清貴

> 運動器疾患における筋緊張の異常は，疼痛に対する防御性の筋緊張の亢進を呈する患者が臨床上多い．各関節疾患特有の筋緊張の異常を呈し，特に二関節筋は筋緊張の亢進，単関節筋は筋緊張の低下を起こしやすい．筋緊張の異常の要因を判断し，適切なアプローチにて筋緊張を適正化することが，症状および機能改善，動作改善のために重要である．

運動器疾患における筋緊張の異常とは？

　筋緊張とは，「安静状態にある筋の緊張状態である」と定義されている[1]．また，「筋を他動的に伸張したときに筋に生じる反射力であり，筋活動によるものと，筋の粘弾性によるものがある」[2]．中枢神経疾患の筋緊張の異常は，痙縮や固縮などの筋緊張亢進や弛緩性運動麻痺などの筋緊張低下が代表として挙げられる．それでは運動器疾患の筋緊張の異常とはどのような状態を呈するのであろうか．運動器疾患における筋緊張の異常として臨床場面で多く経験することは，疼痛に対する防御性の筋緊張の亢進ではないだろうか．術後であれば，術創部の炎症性の急性疼痛に対して患者はできる限り疼痛が軽減する肢位にて肢節を固定しようとする．持続的な筋緊張の亢進は，局所の循環不全を引き起こし，発痛物質や疼痛増強物質などを誘導し，侵害受容器の興奮を惹起する．さらに，疼痛の持続は，交感神経の活動を上昇させることから，末梢血管収縮による局所の循環不全を引き起こす．循環不全による酸素欠乏状態は，アデノシン三リン酸（ATP）産生を抑制するなど筋の弛緩不全を引き起こすような悪循環に至ってしまう[3]．退行性変性疾患であれば，慢性疼痛や罹患関節に対する代償作用が隣接関節だけでなく全身へと波及する結果，固定化あるいはパターン化された姿勢・動作が形成される[4]．固定化あるいはパターン化された姿勢・動作は，偏った筋の持続的な過緊張へとつながり，日常生活において習慣化される．それは，無意識に罹患関節への力学的ストレスの増加や他関節への障害を惹起する可能性がある．いずれの場合でも，理学療法により筋緊張を改善し適正化することは非常に重要である．

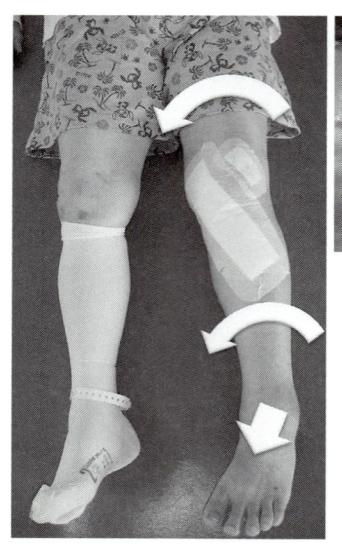

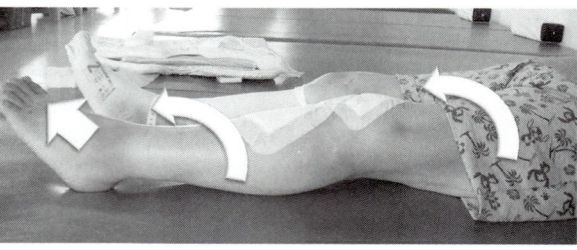

図1　術後の筋緊張
大腿筋膜張筋，大腿直筋，ハムストリングス，腓腹筋の筋緊張が高く，股関節屈曲・内転・内旋，膝関節軽度屈曲位，足関節底屈・内反位となりやすい（症例は左脛骨高原骨折術後2日目）．

筋緊張が亢進する理由は！？

　中枢神経系に器質的異常のない運動器疾患において，筋緊張が亢進する理由は何であろうか．それは主に脊髄反射が関与していると考えられる．脊髄反射は，伸張反射と屈曲反射に大別される．「伸張反射は，外力により筋が伸張されたときにその筋が収縮する反応であり，その主な機能は，筋が外力に抗する力を発生することで関節を固定して姿勢を保持することにある．すなわち，重力に抗して姿勢を保持するための，筋の持続的な収縮である．屈曲反射は，皮膚，筋その他の深部組織が傷害されるような刺激に対して，肢節を屈曲させるような反応である」[5]．例えば，術後の疼痛が持続することで，屈筋群の持続的な筋収縮により，股関節が屈曲・内転・内旋位で固定されやすい状態になることは臨床上よく経験することである（図1）．これらの反射は無意識的に調整されているため，患者自身はどこに，どの程度の力が入っているかを認識することは困難なことが多い．

> **メモ　防御性の筋緊張亢進とは？**
> 筋や関節，靱帯が損傷されると，侵害受容器が興奮し，γ運動ニューロンの活動が亢進する．γ運動ニューロンの活動の亢進により，筋紡錘内の錘内筋線維の活動が亢進し，筋緊張の亢進が生じる．

運動器疾患において筋緊張が亢進する原因は？

　運動器疾患において筋緊張が高くなる原因は何であろうか．後藤[6]は，臨床的にみた筋緊張を神経原性因子と非神経原性因子に分類している．神経原性因子は，脳の障害の損傷箇所およびそれに関与する神経系路による問題で，痙縮，固縮，クローヌスなどさまざまな筋緊張の異常を呈する．非神経原性因子には，①筋・皮膚などの軟部組織のバイオメカニカルな変化およびそれに起因する疼痛など，②過剰動作による代償および誤動作による関節・筋などの炎症，合併症の出現および増悪，③環境・人格（生活，家族背景，趣味など）・その他，精神面に作用する要素を挙げている．このように個人要因や環境要因，社会要因などさまざまな要因により筋緊張は影響を受けることが考えられる．したがって，病態部位のみに着目するのではなく，その病態や症状を呈した患者を取り巻くさまざまな要因に配慮し，最も適切な方法で筋緊張の調整を行うことが，症状の改善や治療の効果に大きく影響すると考えている．

筋緊張は連鎖する

　四肢遠位の体節の筋緊張が高まると，その筋緊張は近位の体節を構成する筋へ連鎖するような現象が筋の収縮連鎖である[7]．足立ら[8]は，歩行のような閉鎖運動連鎖の状態で足部の筋緊張が高まるとその影響が最も顕在化するのは主に立脚初期における二関節筋であると述べている．リーチ動作のような運動においても同様の筋の収縮連鎖が生じる．手を緩めた状態で前方へのリーチ動作を行うと，三角筋，前鋸筋，上腕二頭筋，上腕三頭筋は徐々に活動が高まる．しかし，手をしっかりと握った状態で前方へのリーチ動作を行うと，上腕二頭筋や上腕三頭筋などの二関節筋は動作開始初期から高い活動を示し，三角筋や前鋸筋も動作開始初期は手を緩めたときと比べて高い活動を示す（図2）．すなわち，手をしっかりと握る運動にて，遠位から近位に向かって筋の収縮連鎖が起こっていることが示唆される．

上肢疾患における筋緊張の特性および治療

　上肢疾患の術後では患肢の安静・固定を目的とし，装具などにより一定の肢位に固定されることが多い．適切に装具装着ができているか，肩関節・肩甲帯周囲筋のリラクセーションが図られているかなど，装具装着の管理・指導が重要となってくる．理学療法時だけでなく，病室で過ごすとき，入浴するときなどさまざまな状況で筋緊張を高めないように看護師と連携しながら管理・指導を行う必要がある．入浴時は当院独自の入浴用装具（図3）を作成し，患者が安心して，安全に入浴できるように工夫している．

　上肢機能，特に肩関節機能は精神機能と密接に関連しているといわれている．「肩で風

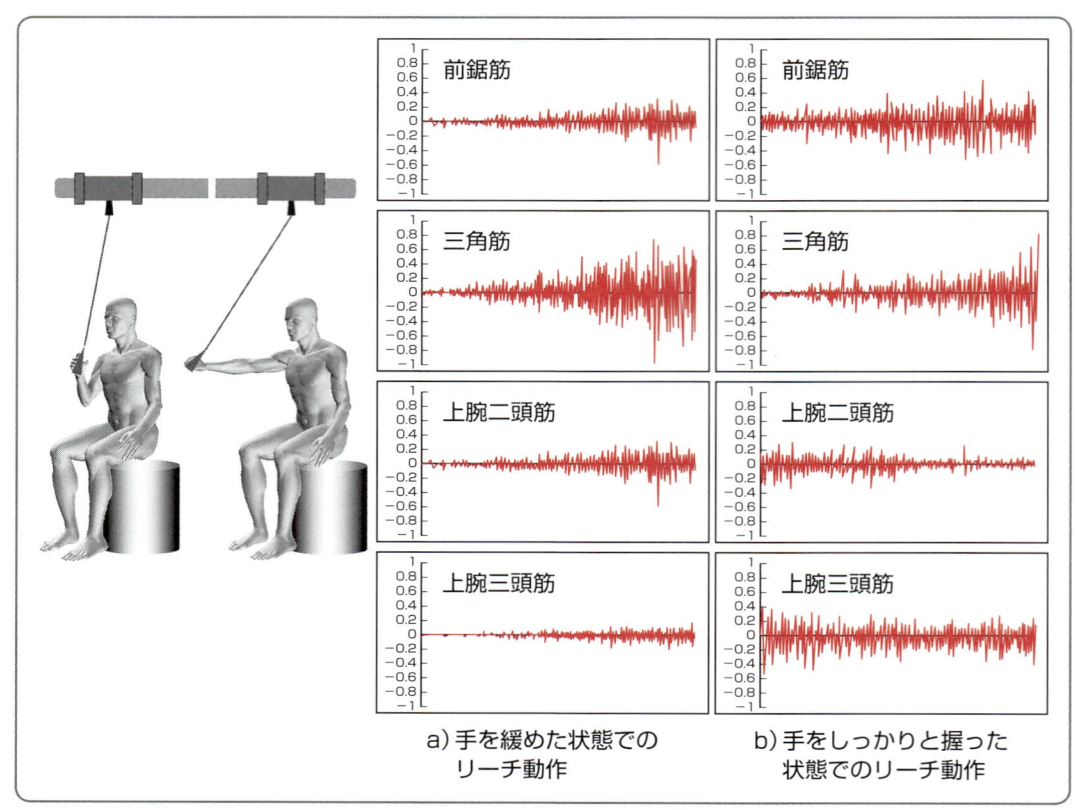

図2 筋の収縮連鎖
a）手を緩めた状態と，b）しっかりと握った状態で前方へのリーチ動作を実施．手を緩めた状態で前方へのリーチ動作を行うと，三角筋，前鋸筋，上腕二頭筋，上腕三頭筋は徐々に活動が高まる．しかし，手をしっかりと握った状態で前方へのリーチ動作を行うと，上腕二頭筋や上腕三頭筋などの二関節筋は動作開始初期から高い活動を示し，三角筋や前鋸筋も動作開始初期は手を緩めたときと比べて高い活動を示す．

を切る」「肩を落とす」「肩を怒らす」などと心理・精神状態を表す慣用句に肩という言葉が多く使われていることからも，古くから肩関節と精神機能に密接なつながりがあったことがうかがえる．特に，術後の著明な疼痛や夜間痛による睡眠障害は，心理・精神的ストレスを増加させ肩関節・肩甲帯周囲筋の筋緊張の亢進につながることが少なくない．そのため，薬物による疼痛コントロールや睡眠の促通などが重要である．

上肢疾患の筋緊張の異常に挑む！！〜肩腱板断裂術後の筋緊張の特性とアプローチについて〜

●固定肢位との関連性について

当院では保存的治療にて症状が改善しない肩腱板断裂患者に対して，鏡視下腱板修復術（arthroscopic rotator cuff repair：ARCR）を施行する．術後は肩外転位保持装具（図4）を用いて固定する．Hatakeyamaら[9]は，遺体肩を用いた研究にて，さまざまな肢位で修

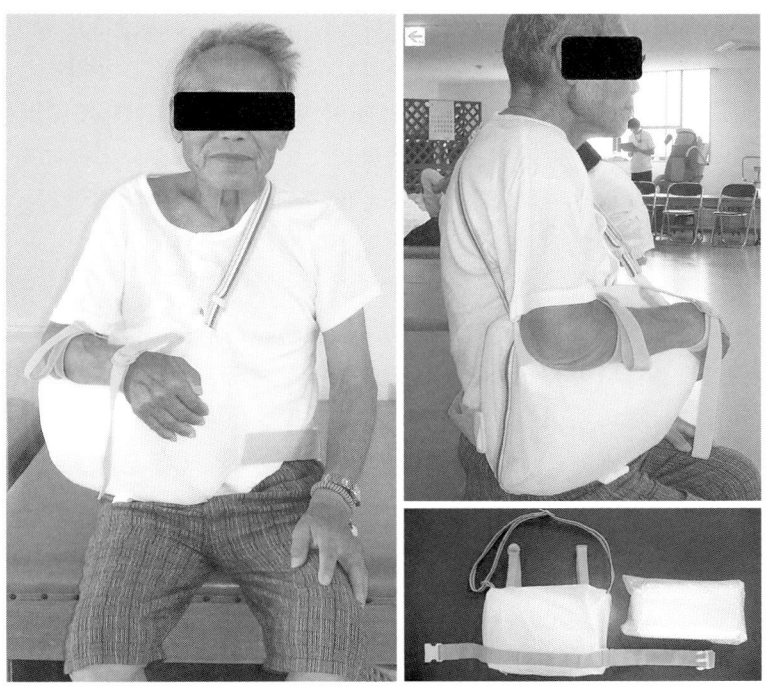

図3　入浴用肩装具
外転位保持のために，接触する肌触りや安定性を考慮し，緩衝材をネットの中に入れ調整する．

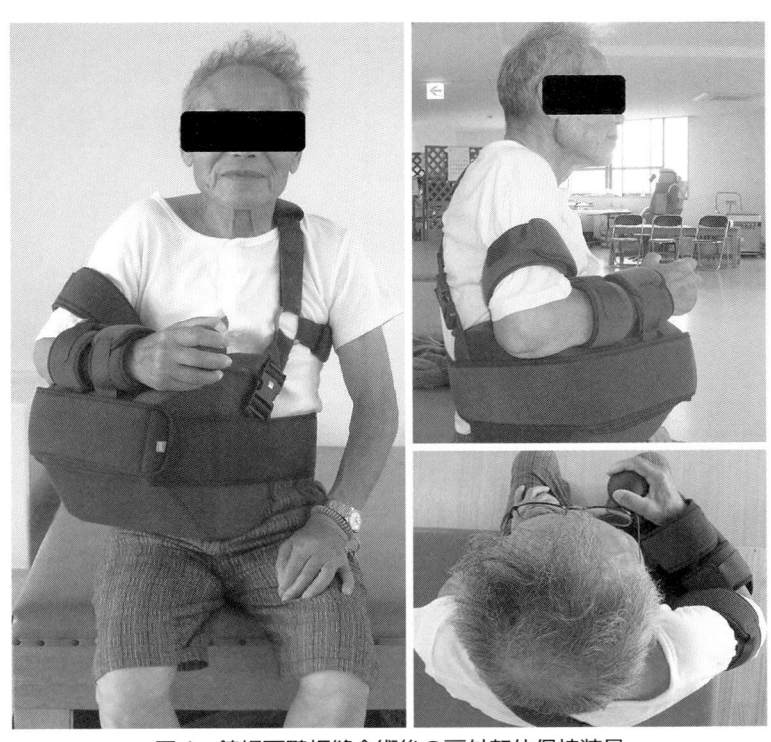

図4　鏡視下腱板縫合術後の肩外転位保持装具
肩関節は肩甲骨面挙上45°，回旋中間位で固定．

復腱板にかかる腱緊張を計測した結果，肩甲骨面，前額面での挙上30°以上で，外旋0〜60°の範囲であれば，修復腱板にかかる腱緊張は少なく安全であると報告している．本装具の固定肢位は，肩甲骨面45°挙上位，内外旋0°で修復腱板に対して腱緊張が少ない肢位に設定されているが，入院生活や装具の着脱にて装具がずれないように適宜調整する必要がある．いくら修復腱板への腱緊張が少なく疼痛が生じにくい肢位であっても，長期間の同一肢位の固定にて術創部周囲や頸部・肩甲帯周囲の筋が過緊張し，二次的な筋性疼痛を惹起することも少なくない．また，術後の固定肢位で疼痛が強く安静が困難な患者は，特に肩甲挙筋，僧帽筋上部線維，上腕二頭筋，大胸筋の過緊張を呈しやすい．肩甲帯を挙上させようとするために肩甲挙筋や僧帽筋上部線維が過緊張を呈するため，装具に対して上肢を完全に預けられていないことが考えられる．患者に過緊張していることを認識させながら，肩甲帯からリラクセーションし肢位調整しながら筋緊張を適正化する．

● 夜間痛の早期改善のためには？

術後の疼痛に関して特に夜間痛を訴える患者が多い．辛嶋ら[10]の報告にて，腱板断裂術後に夜間痛を訴える患者は85.7％と多く，就寝後早期に疼痛を訴える患者が多いことが明らかとなっている．また，夜間痛の推移を術後1〜3週まで，1週ごとに調査したところ，術後1週目が最も強く，背臥位で苦痛を感じ，座位へと体位変換する患者が多かった．よって，看護師と連携し就寝時の体位としてある程度上体を起こし，患肢は適切な良肢位に保持されるように注意している．しかし，物理的環境を整えることで良肢位を保持するだけでなく，その環境に順応できるとともに，その環境に適応しながら自らで微調整ができるための機能や能力を身につけることも重要と考えている．そのためには，肩甲骨や骨盤，体幹の運動性を改善することが重要と考え術後早期から肩甲帯や体幹へのアプローチを行っている．

● 後療法の注意点について

ARCR後の経過は，腱板の固定状態や腱板の質などを考慮したうえで，医師より後療法や固定期間などの指示がある．近年では，術後早期のROM運動はむしろ肩関節の拘縮を惹起しやすいとの報告[11]があるため，ROM運動の開始は遅くなっている傾向にある．一方でKeenerら[12]は，30mm以下の小から中断裂の腱板完全断裂の後療法について，早期からROM運動を開始した群と術後6週間動かさなかった群での腱板の治癒率と機能的な結果に違いはなかったと報告している．同様にKimら[13]も，ARCR後早期のROM運動は，疼痛やROM，肩機能スコアに有益ではなかったが，腱板治癒に悪影響を及ぼさなかったと報告している．以上のことを踏まえて，術後早期は炎症の早期沈静化や疼痛軽減を優先し，積極的なROM運動は控えて関節包内運動の維持程度にとどめている．以上のように，炎症や疼痛の早期改善，疼痛による肩関節・肩甲帯周囲筋の筋緊張の軽減のために看護師と連携しながら，疼痛の強い患者には理学療法30分前に坐剤などの鎮痛剤を使用し，疼痛をコントロールしながら理学療法を実施している．

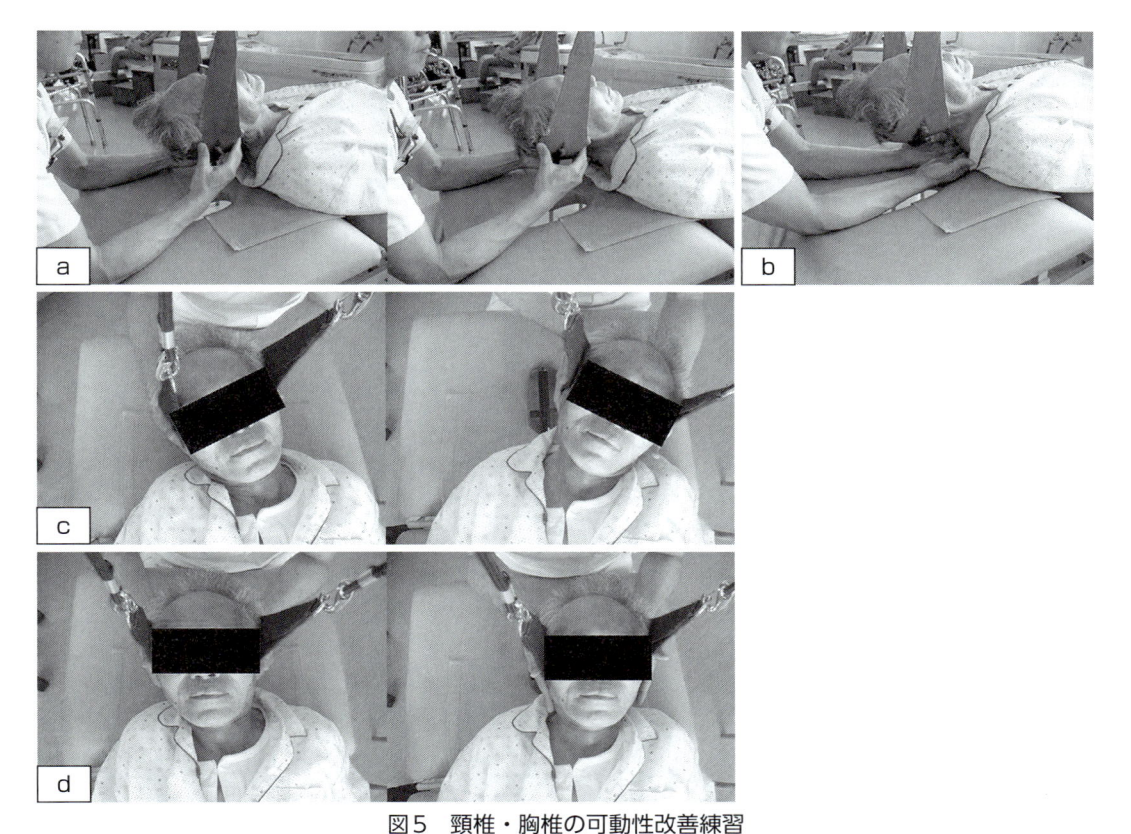

図5 頸椎・胸椎の可動性改善練習
a：上位頸椎のモビライゼーション，b：上位胸椎のモビライゼーション，c：頸椎の側屈運動，d：頸椎の並進運動．

● 肩腱板断裂術後のアプローチについて
● 症例呈示：右肩腱板断裂（棘上筋・棘下筋完全断裂）．術式は鏡視下腱板縫合術（suture bridge法）を施行．術後指示は，術後から肩外転位保持装具にて固定，他動ROM運動開始，術後2週より自動介助運動開始，術後4週より自動運動開始，肩外転位保持装具除去．

　術後翌日からは，術創部の急性炎症症状の早期鎮静化を目的として，アイシングや肩甲骨周囲筋のリラクセーションを実施する．初めは背臥位で疼痛が増強する患者が多いため，上体を45°程度起こしたファーラー位などの疼痛が増強しない姿勢を設定する．炎症が鎮静化し背臥位が可能となれば，スリングなどを使用し頸部周囲筋の筋緊張の軽減や上位頸椎，上位胸椎の可動性改善練習（図5），側臥位にて肩甲骨の可動性改善練習を行う（図6）．手指，前腕，肘関節の可動性改善とともに遠位部の筋緊張を軽減した後，肩関節のROM運動を実施する．術後1～2週間は積極的なROM運動は避けて，関節包内運動を維持する程度にとどめる．術後は急性炎症症状による疼痛が強いため，患肢の把持や操作の仕方には十分に注意をしている．上肢の質量中心が肘関節のやや近位部付近に位置するため，そこを軽く把持するようにして支える．また，理学療法士は自身の身体重心に近い位

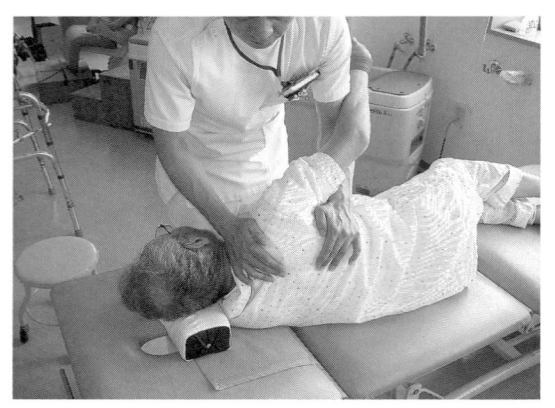

図6 肩甲骨のモビライゼーション
術後早期であれば肩外転位保持装具を装着したままで行う．側臥位にて理学療法士は肩甲骨を両手で把持し，挙上・下制，外転・内転，上方回旋・下方回旋方向へと動かす．また，肩甲骨下角と肋骨間へと指を入れて，肩甲骨を胸郭から引き離す方向へゆっくりと伸張させると，肩甲骨の可動性が改善しやすい．

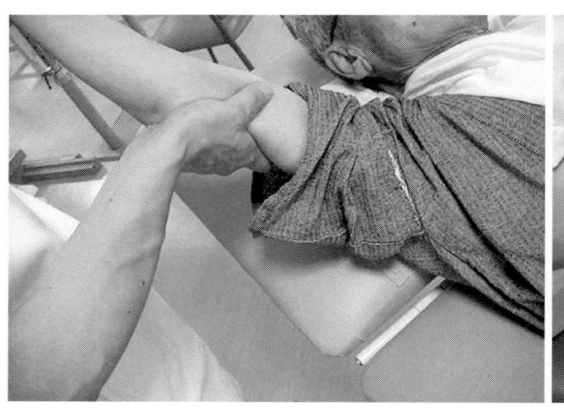

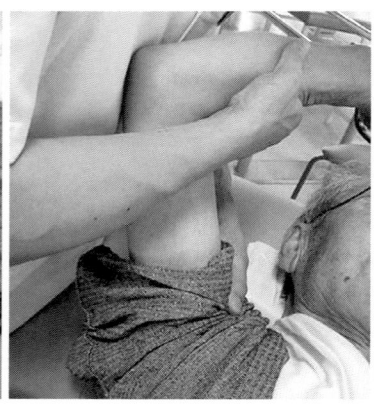

図7 上肢の操作
上肢の質量中心が肘関節のやや近位付近に位置するため，そこを軽く把持するようにして支える．また，理学療法士は自身の上半身質量中心に近い位置で患肢を操作すると安定性が増し，患者のリラクセーションが得られやすい．

置で患肢を操作すると安定性が増し患者のリラクセーションが得られやすいため，筆者は昇降式のベッドを利用した立位でのROM運動を実施している（図7）．

　術後2週より自動介助運動が開始となるため，スリングを使用して上肢の重さを支え動きを誘導しながらリーチ動作などの自動介助運動を実施する．リーチ動作練習では前鋸筋の収縮を促しながら肩甲骨の外転を誘導し，その後肩関節の屈曲，肘関節の伸展を誘導するようにして行う[14]（図8）．山口[15]は，リーチ動作に必要な肩甲上腕関節の位置関係は，上腕骨に肩甲骨が位置関係を合わせる動きが必要であると述べている．また，単純に前方へのリーチ動作を繰り返すだけでなく，前方にものをつかむためのリーチ動作を仮定し，

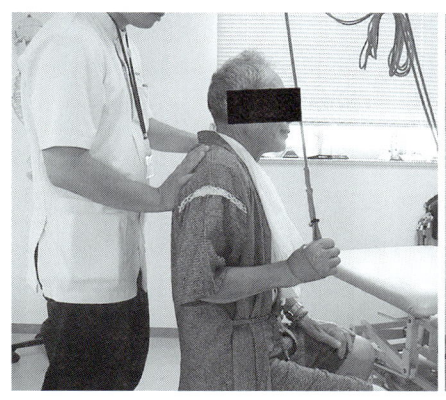

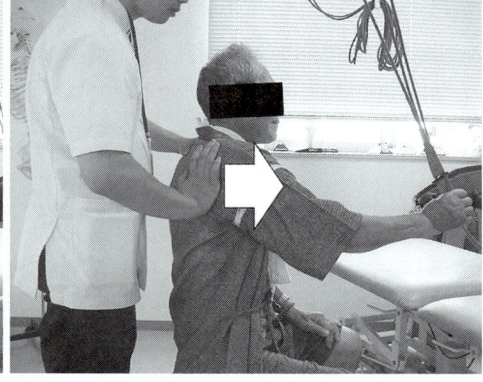

図8 リーチ動作練習
僧帽筋上部線維の過緊張により肩甲骨の挙上・上方回旋が生じやすいので，肩甲骨外転を誘導しながら前鋸筋の活動を促す．

手関節は軽度背屈させ，手指はものをつかむための機能的な形にしながら実施すると効果的である．

> **Advice**　術後疼痛が強く三角筋などの筋緊張が亢進している患者に対して他動ROM運動を行う際は，関節窩に対して軽く軸圧をかけるような操作にて筋緊張が軽減してROMが拡大しやすいことが多い．宮本ら[16]は，肩甲骨面90°挙上位保持における肩関節周囲筋の筋活動について，関節窩に対して軸圧をかけるように骨頭を徒手操作したときと関節窩に対して骨頭を引き離すような操作をしたとき，何もしなかったときの3つの条件で比較した．その結果，三角筋中部線維，棘下筋は軸圧をかけるような操作をしたときが最も筋活動が低く，軸圧により肩甲上腕関節の適合性が増したことがその要因ではないかと結論づけている．

下肢疾患における筋緊張の特性および治療

　地球上での生活において身体は常に重力と床反力の影響を受ける．**重力環境下では床反力の大きさや向き，作用点などを変化させることにより重心を制御しており，下肢や体幹筋は合目的な活動に適応するために，抗重力活動として筋緊張を変化させる必要がある．**下肢関節は荷重関節であり，支持性と運動性の2つの機能を同時に発揮できることが重要となる．特に立位では足底部の狭い支持基底面内に身体重心を収めながら安定した動作を行うためには，主に下肢にて床反力を制御する必要がある．何らかの理由でこの床反力の制御が適切に行えなくなると，偏った下肢筋の筋緊張の亢進が生じる．それは，立位だけ

でなく座位や臥位においてもみられる．臥位にて膝関節伸展位で痛みの出る患者は，膝関節軽度屈曲位にて膝関節を固定し，下肢後面全体でベッドと支持面を形成するというよりはむしろ，下肢は踵部のみで支持点を形成することが多い．また，膝関節のROM運動にて下肢の力を抜くように指示すると，患者自身は力を抜いているつもりでもまったく力が抜けていないことも多い．このような患者には力が抜けている状態がどのよう状態なのかをしっかりと認識できるような働きかけが重要となる[17]．例えば，筋緊張が高いことにより膝関節伸展制限がある場合は，患側下肢が下となる側臥位にて患側下肢外側面の支持面を意識させたり，理学療法士が筋緊張の高い罹患関節を両手で包み込むようにして保持すると徐々に筋緊張が軽減しやすい．また，疼痛が増強しない範囲で最大筋収縮後の筋の弛緩や相反抑制などの生理学的反応を利用することで筋緊張の軽減を図る．

下肢疾患における筋緊張の特性は？ 下肢疾患の筋緊張の異常に挑む！！〜変形性膝関節症の筋緊張の特性とアプローチについて〜

● 膝関節のROMの制限について

　変形性膝関節症（膝OA）は，関節軟骨の変性，摩耗に始まり，軟骨下骨の硬化，骨棘や骨囊胞の形成，関節液の貯留や軟部組織の弛緩，関節面の陥凹などにより，関節の変形に至る疾患である[18]．そのため，関節包の短縮や骨棘などによる関節拘縮があればROMの改善は困難であるが，膝関節周囲の筋緊張の異常によるROMの制限であれば改善する可能性がある．臨床上，膝関節の伸展制限は，大腿二頭筋や腓腹筋の過緊張やscrew home movement（SHM）の消失や逆転によることが多い．その際は，腓骨頭のモビライゼーションや腓腹筋へのダイレクトストレッチによる筋のリラクセーション，徒手的に脛骨の外旋を誘導しながらSHMを促すことで膝関節の伸展制限は改善しやすい．膝関節の屈曲制限は，腸脛靱帯や大腿外側筋膜の滑走不全や大腿二頭筋の筋緊張により脛骨の内旋が制限されたり，大腿直筋の過緊張による膝蓋骨の下方への滑走性の制限や脛骨後方滑りの制限が原因であることが多い．腸脛靱帯や大腿外側筋膜，大腿二頭筋の過緊張に対しては，大腿骨長軸周りにゆっくりと筋を内外側へねじるように伸張させたり，上下に伸張させるようにしながら筋膜リリースを行うと筋緊張が改善しやすい．

● 二関節筋は過緊張しやすい！？

　われわれは表面筋電図を用いた研究にて，膝OA患者の立ち上がり動作において，殿部離床以降の大腿二頭筋の筋活動は健常成人に比べて有意に高いことを明らかにした[19]（図9）．また，大殿筋や内側広筋に対しても有意に高い活動を示したことから，膝OA患者の立ち上がり動作時の股関節伸展および膝関節伸展は主に大腿二頭筋の閉鎖運動連鎖による作用であることが示唆された．また，歩行における膝OA患者の大腿直筋の筋活動は健常成人よりも有意に高い筋活動が示された[20]．Hortobagyiら[21]は，歩行，階段昇降における膝OA患者の大腿二頭筋の筋活動は大腿四頭筋に対して有意に高いと報告している．

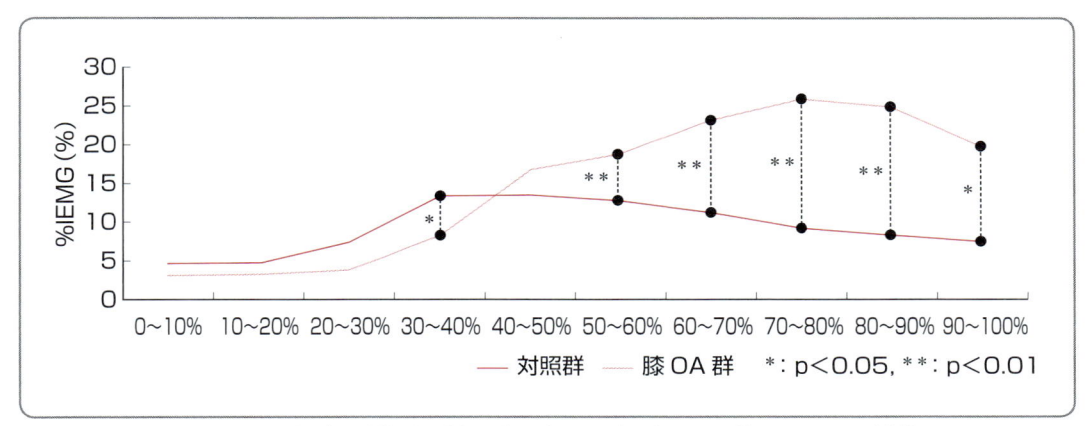

図9　立ち上がり動作時の対照群と膝OA群の大腿二頭筋％IEMGの推移
立ち上がり動作時間を100％に正規化した際の％IEMGの推移を示す．図の40～50％が殿部離床時を示す．大腿二頭筋の％IEMGは30～40％では対照群が膝OA群に対して有意に高く，50～100％では膝OA群が対照群に対して有意に高かった．
「羽田清貴，徳田一貫，合津卓朗 他：変形性膝関節症患者の椅子からの立ち上がり動作における量的・質的筋活動分析—wavelet変換を用いたEMG周波数解析．日臨整誌，vol.39 no.3（106）：351, 2014」より引用

以上のことから，**膝OA患者は大腿直筋や大腿二頭筋などの二関節筋優位の運動制御を行っていることが推察され，その制御が習慣化されることで二関節筋優位の筋緊張亢進につながっていると考えられる．**

● 高齢者の半月板損傷術後のアプローチについて

　60歳以上で半月板損傷を呈し鏡視下半月板切除術を施行する患者も少なくなく，重症度に差はあっても同時に膝OAを呈していることが多い．したがって，半月板損傷だけでなく膝OAのさまざまな要因が複雑に絡み合って疼痛などの症状や機能障害，能力障害を呈している．高齢者の半月板損傷術後は，膝OAが重症化しないような視点からのアプローチも重要である．

・症例呈示：70歳代，女性．左膝内側半月板損傷，左膝OA．鏡視下半月板切除術を施行．
　術後翌日は，膝関節の炎症症状を増悪させないように注意しながら，下肢筋のリラクセーションを実施する．特に，大腿筋膜張筋，大腿直筋，ハムストリングス，腓腹筋などの二関節筋の過緊張が起こりやすいため，それらの筋のリラクセーションを実施する（図10）．先にも述べたように，術後早期は下肢筋の過緊張により膝関節軽度屈曲位となりやすいため膝下にタオルやクッションなどを置くことが多いが，かえって膝関節伸展制限を惹起する可能性もある．そのため，早期に膝関節伸展制限を改善し，膝下のタオルやクッションの長期使用はできるだけ避ける．リラクセーション後は腹臥位にて膝関節の回旋中心軸を調整する（図11）．大腿二頭筋や腸脛靱帯の過緊張は，脛骨外側関節面の可動性の低下を招き，膝関節回旋中心軸が外側に変位する．膝関節回旋中心軸が外側に変位すると，脛骨内側関節面の過剰運動性につながり，内側関節面の剪断力が生じる可能性がある．

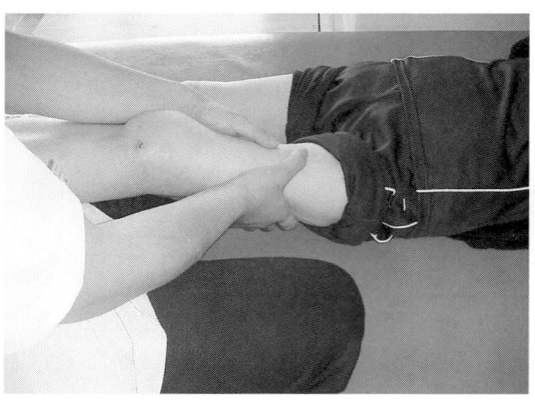

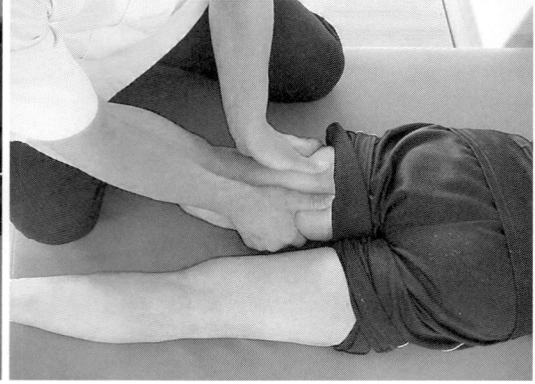

図10 大腿部のリラクセーション
大腿骨長軸周りにゆっくりと筋を圧迫し内外側へねじじったり，上下に伸張させるようにしながら筋膜リリースを行う．

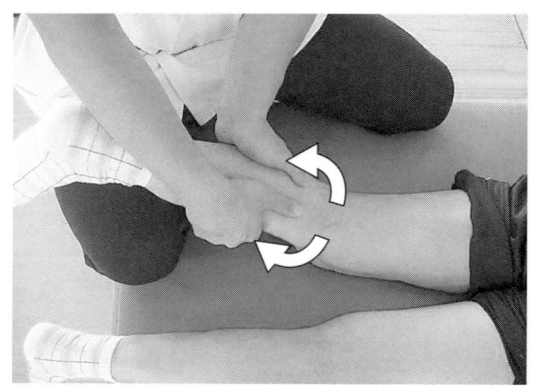

図11 脛骨回旋中心軸の調整
大腿骨に対して脛骨回旋中心軸を調整する．脛骨近位部を把持し，回旋の動きを確認する．特に脛骨外側関節面の可動性が低下していることが多い．

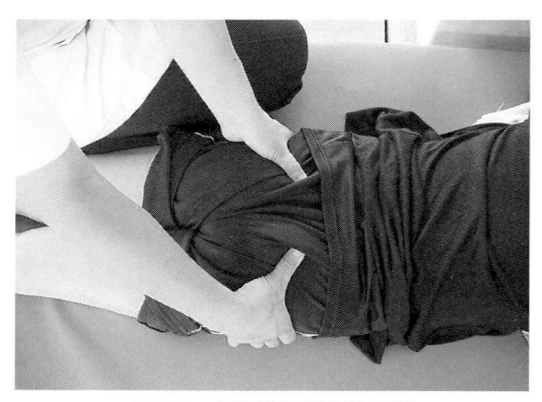

図12 大殿筋収縮改善練習
大殿筋は低緊張を呈することが多く，筋収縮が得られにくいことが多い．大殿筋に対する意識を高めるために，理学療法士は徒手的に収縮する方向へ誘導しながら収縮を促す．

　股関節・体幹機能改善練習としては，まず腹臥位にて大殿筋機能改善練習（図12）を実施する．体幹の安定性が低い場合は，十分な収縮が得られなかったり，脊柱起立筋や頸部・肩甲帯周囲筋の過緊張を伴う場合がある．その際は，まず体幹の安定化練習（図13）後に，大殿筋機能改善練習を実施すると効果的である．また，端座位にて骨盤前後傾運動に伴う脊柱の運動性改善練習（図14）や左右への骨盤傾斜運動に伴う脊柱の運動性改善練習を実施する（図15）．骨盤・脊柱の運動性改善練習後は，股関節−膝関節−足関節が一直線上になるように意識しながらボール転がし運動を実施することにより，足底の固有感覚受容器を促通するとともに，股関節・体幹を安定させながら膝関節の運動が協調的に行えるように実施する（図16）．二関節筋優位の場合は膝関節の運動が拙劣になりやすい．以上の練習にて術翌日からでも疼痛自制内で独歩が可能となった（図17）．しかし，術後早期であ

184　Ⅲ．疾患別の筋緊張の特性と治療

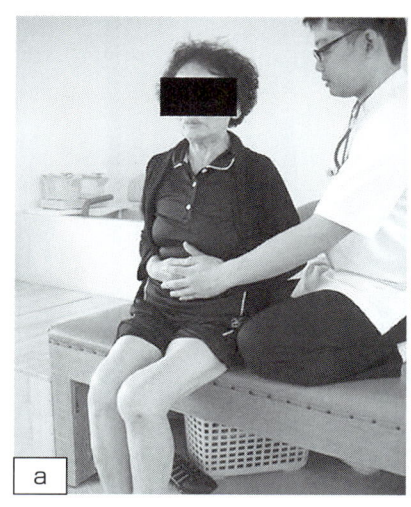

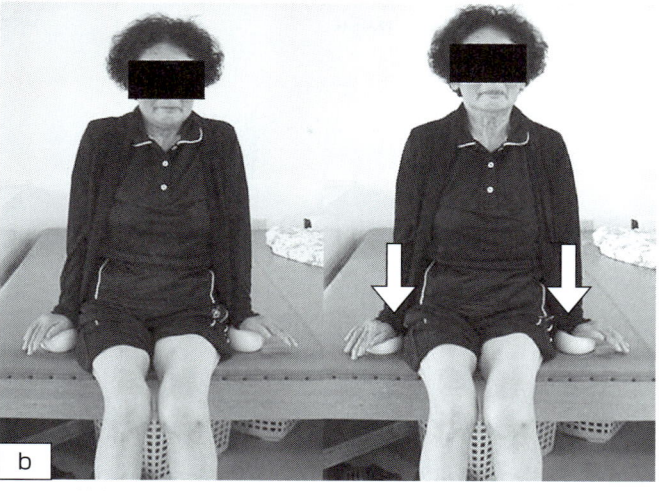

図13 体幹の安定化練習
a：骨盤中間位を保持したまま，深呼吸運動を実施．呼気の際に腹部を意識すると腹圧が高まりやすい．
b：骨盤中間位を保持したまま，両手でボールを下方へ押さえつける．肘関節伸展位で肩甲骨を下方へ下げるようにすると腹圧が高まりやすい．

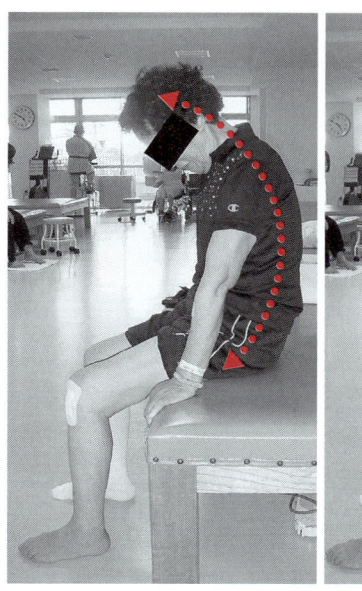

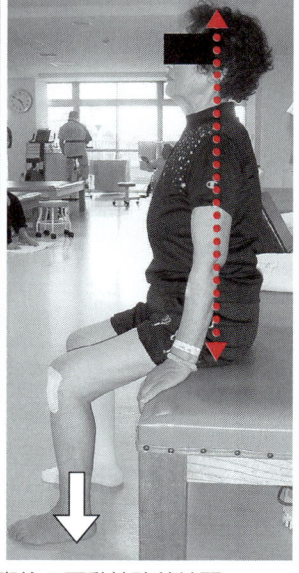

図14 矢状面における脊柱の可動性改善練習
骨盤の後傾に伴い脊柱が全体的に屈曲し，骨盤の前傾に伴い脊柱が全体的に伸展する．骨盤，腰椎，胸椎，頸椎の順に動きが波及するようにゆっくりと行う．

るため，関節内の病態や炎症症状に応じて歩行能力や日常生活動作能力は徐々に拡大していかなければならない．また，半月板切除後は膝OAの発症および重症化が懸念されるため即時的な治療効果だけでなく，長期的に膝関節への力学的ストレスの軽減を目的とした

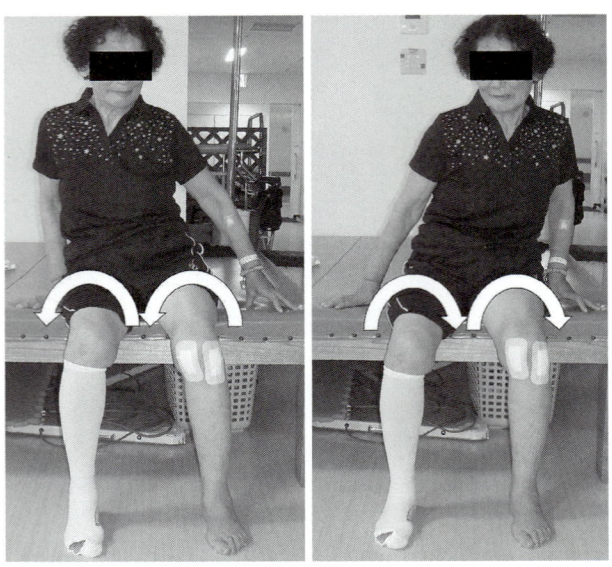

図15 前額面における脊柱の可動性改善練習
移動側股関節外旋，反対側股関節内旋に伴い骨盤が傾斜するように行う．骨盤の傾斜に対応するように脊柱の全体的な側屈が生じるように行う．

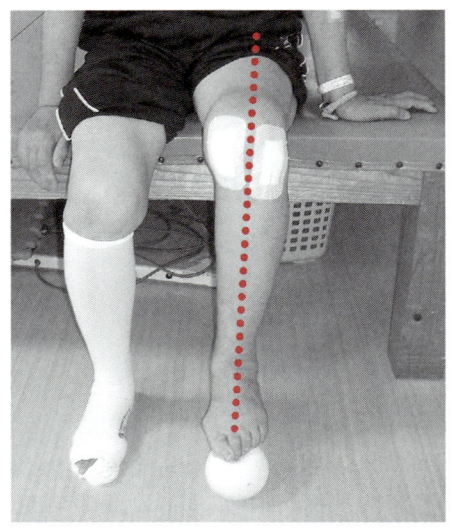

図16 足底部の固有感覚受容器促通練習
真上から見て，股関節-膝関節-足関節が一直線上に並ぶように下肢を保持し，足底部でボールを前後に転がす．ボールが同じ軌跡を描くように繰り返す．

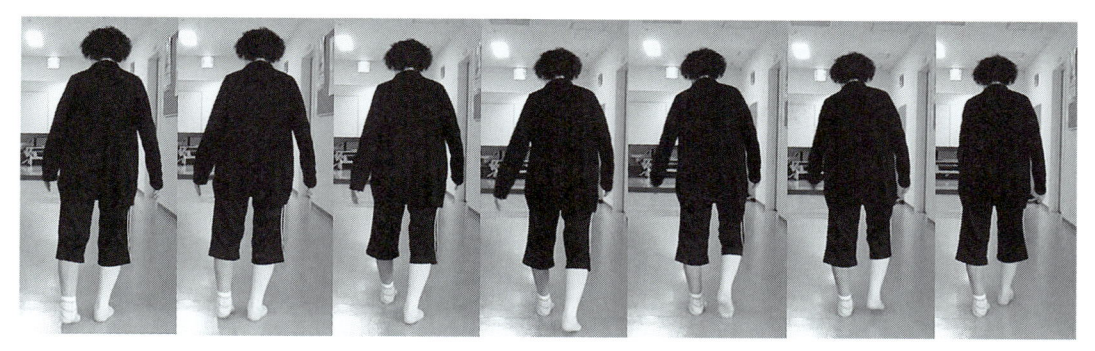

アプローチ前歩行

アプローチ後歩行

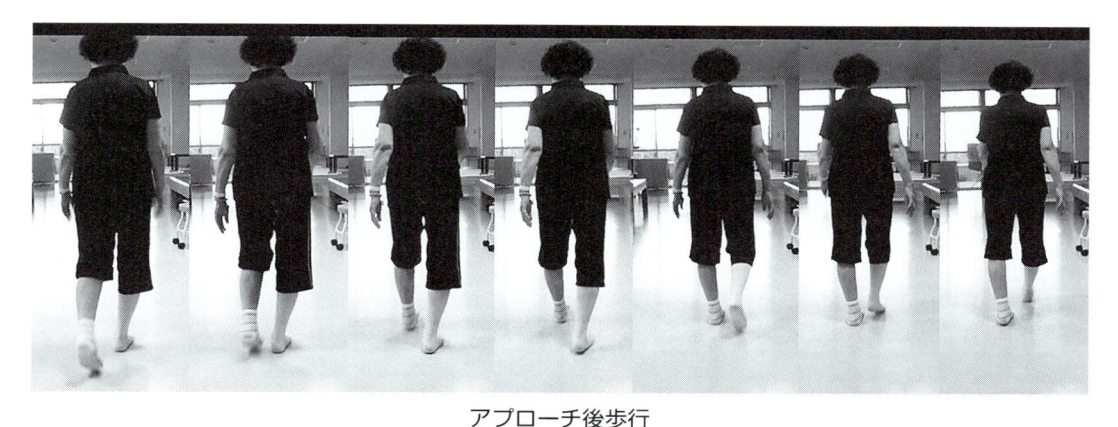

図17 アプローチ前後の歩行の比較

アプローチ前の歩行は，疼痛に対する防御性の過緊張により膝関節を軽度屈曲位で固定した，いわゆるstiff knee gaitを呈していた．また，体幹は自由度を制限し一塊とした対応をしており，上肢の振りもない．アプローチ後の歩行では，疼痛が軽減し，歩行時のdouble knee actionが出現し，安定した歩行が可能となった．また上部体幹の筋緊張が改善し，上肢の振りが生じるようになった．

継続した治療が重要であることを強調したい．

> **Advice　触り方によっても筋緊張は変わる！**
>
> 術後や疼痛の強い患者に対するROM練習などでよく「力を抜いてください」と連呼している様子を目の当たりにするが，理学療法士の触り方や患肢の保持の仕方によってリラクセーションできるかどうか決まることも多い．つまり，患者の力が抜けないのは治療者側の責任であることも多いので，触り方や患肢の保持の仕方には十分に気をつけるべきである．

9 運動器疾患における筋緊張の特性と治療

> ▶若手理学療法士へひとこと◀
>
> 患者を取り巻くさまざまな要因が複雑に絡み合うことにより，筋緊張の異常が形成されている．筋緊張の異常は結果なのか原因なのかを見極め，病態部位や症状を悪化させる原因となっている筋緊張の異常については優先的に対処しなくてはならないと考える．しかし，筋緊張の高い原因をよく理解せずやみくもに筋緊張の軽減を促すことで，逆に症状が増悪したり，重力環境に適応できなくなることもある．われわれは，運動や姿勢，動作を診るプロフェッショナルとして，理学療法により改善する可能性があるか否か，不必要な筋緊張の異常であるか否かを判断して，適切なアプローチをしなければならない．

Further Reading

極める変形性股関節症の理学療法　病期別評価とそのアプローチ（斉藤秀之，加藤　浩 編），文光堂，2013

極める変形性膝関節症の理学療法　保存的および術後理学療法の評価とそのアプローチ（斉藤秀之，加藤　浩，山田英司 編），文光堂，2014
▶執筆者の臨床に対するひたむきな熱い想いがつまっており，日々の疑問を解決するヒントを与えてくれる非常に読み応えのある内容である．

●─文献

1) 進藤政臣：筋トーヌス，総合リハ，29(9)：831-835，2001
2) 吉尾雅春：筋緊張，PTジャーナル，36(3)：206-207，2002
3) 大道裕介，熊澤孝朗：痛みの病態生理学，痛み，理学療法，23(1)：13-22，2006
4) 羽田清貴，奥村晃司：理学療法評価と治療ガイド―肩甲帯・上部体幹からのアプローチ，極める変形性股関節症の理学療法（斉藤秀之，加藤　浩 編），pp110-126，2013，文光堂
5) 岩村吉晃：中心神経系，人体機能生理学 改訂第3版（杉　晴夫編），pp139-193，1998，南江堂
6) 後藤　淳：筋緊張のコントロール，関西理学，3：21-31，2003
7) 加藤　浩：多関節運動連鎖からみた骨関節疾患の筋機能，多関節運動連鎖からみた変形性関節症の保存療法（井原秀俊，他 編），pp26-47，2008，全日本病院出版会
8) 足立直之，他：足部の筋緊張が多関節運動連鎖により下肢近位筋・体幹筋群に及ぼす影響，理学療法学，34(Suppl. 2)：493，2007．
9) Hatakeyama Y, Itoi E, Pradham RL, et al：Effect of arm elevation and rotation on the strain in the repaired rotator cuff tendon, A cadaveic study. Am J Sports Med. 29(6)：788-794，2001
10) 辛嶋良介，羽田清貴，奥村晃司，他：鏡視下腱板修復術後に生じる夜間痛に対するアンケート調査―アンケート調査と患者背景，手術所見による検討，理学療法学，28(3)：335-338，2013
11) Peltz CD, Dourte LM, Kuntz AF, et al：The effect of postoperative passive motion on rotator cuff healing in a rat model. J Bone Joint Surg Am. 91(10)：2421-2429，2009

12) Keener DJ, Galatz LM, Stobbs-Cucchi G, et al：Rehabilitation following arthroscopic rotator cuff repair：a prospective randomized trial of immobilization compared with early motion. J Bone Joint Surg Am. 96(1)：11-19, 2014
13) Kim YS, Chung SW, Kim JY, et al：Is Early Passive Motion Exercise Necessary After Arthroscopic Rotator Cuff Repair? Am J Sports Med. 40(4)：815-821, 2012
14) Hada, K et al：A comparison of the forward-reaching movement between normal and abnormal shoulder, The 7th Academic Congress of Asian Shoulder Association Program & Abstract Book，p246，Okinawa，2011
15) 山口光國：上肢からみた動きと理学療法の展開，結果の出せる整形外科理学療法（山口光國，福井　勉，入谷　誠 著），pp2-73，2009，メジカルビュー社
16) 宮本崇司，羽田清貴，奥村晃司，他：肩甲上腕関節に対する徒手介入後の上肢空間保持における肩関節周囲筋の筋活動変化，第9回 肩の運動機能研究会抄録集，p42，2012
17) 奥村晃司，加藤　浩：変形性股関節患者の歩行障害に対する教示法の実際，理学療法，26(12)：1456-1467，2009
18) 石井慎一郎：関節機能障害の理学療法，系統理学療法学 筋骨格障害系理学療法学（居村茂幸 編），pp67-90，2006，医歯薬出版
19) 羽田清貴，徳田一貫，合津卓朗 他：変形性膝関節症患者の椅子からの立ち上がり動作における量的・質的筋活動分析―wavelet変換を用いたEMG周波数解析，日臨整誌，vol.39 no.3 (106)：345-359，2014
20) 深井健司，羽田清貴，加藤　浩，他：変形性膝関節症患者の歩行時の膝関節伸展筋群における質的筋活動分析―EMGパワースペクトル帯域別特性，第6回日本関節鏡・膝・スポーツ整形外科学会抄録集，39(4)：414，2014
21) Hortobágyi T, Westerkamp L, Beam S, et al：Altered hamstring-quadriceps muscle balance in patients with knee osteoarthritis. Clin Biomech. 20(1)：97-104, 2005

ミニレクチャー

筋スパズムとは？

只石朋仁

　筋スパズム（muscle spasm）とは骨格筋が急速かつ不随意に収縮すること，あるいは収縮している状態を表す．神経学の分野では「断続的に生じる一定の持続時間を持った異常な筋収縮状態」とされ，筋攣縮とも呼ばれる．しかし，脳卒中や脊髄損傷などでみられる筋緊張の亢進（痙縮，spasticity），パーキンソン病や進行性核上麻痺などでみられる筋緊張の亢進（固縮，rigidity）とは区別される．また理学療法領域においては「痛み刺激に対する防御作用の一環とした，反射的・持続的な筋緊張の亢進」を指していることが多い．筋スパズムの原因としては，筋疲労や脱水，電解質異常，ホルモン・ビタミン欠乏，腎不全，薬剤の副作用，外傷や炎症などの要因が考えられる．理学療法場面においてよく観察されるものでは，外傷や炎症などによる疼痛に起因していることが多い．筋スパズムが遷延化することは骨格筋や関節機能障害の発生につながり，痛みを慢性化させるため，筋スパズムを生じる機序とその対応について理解する必要がある．ここでは痛みに起因する筋スパズムについて説明する．

1. 筋スパズムの発生機序

　筋や関節を構成する結合組織などが損傷すると，発痛物質（ブラジキニンなど）が放出される．また組織修復の過程で炎症が生じ，腫脹による組織内圧の上昇や局所の発熱がみられる．それらの侵害刺激は自由神経終末を刺激し求心性に情報を伝導する．自由神経終末の侵害受容器には高閾値機械受容器とポリモーダル受容器がある．高閾値機械受容器は強い機械的刺激に反応する．ポリモーダル受容器は弱い刺激に対しても反応し，機械的刺激，熱的刺激，化学的刺激などさまざまな刺激に反応する．損傷組織や炎症による各刺激が脊髄後角へ入力され，α運動ニューロンを興奮させることで筋活動が増加する．また同時にγ運動ニューロンを興奮させ筋紡錘へ影響を与え，α運動ニューロンが興奮しやすい状況を作る．これが筋スパズムの発生機序である（図1A）．

2. 筋スパズムによって生じる筋機能の障害

　筋スパズムが遷延化することで筋や関節の機能障害を生じる場合がある．特に筋の機能障害が進展することにより，疼痛が慢性化する可能性がある．筋緊張の亢進が持続すると，①筋内圧の増加と局所の循環障害，②ポリモーダル受容器の閾値低下，③発痛物質の血中内濃度上昇，④相反抑制によるスパズム筋の拮抗筋弱化，⑤痛みによる交感神経活動の亢進（末梢循環障害）が生じる．①〜⑤によりさらに筋スパズムを強く生じさせ，疼痛を慢性化させてしまう．加えて虚血状態の筋は収縮から弛緩への移行が障害される．これらのことより，筋や関節の結合組織の伸張性や粘弾性の低下が生じる．筋スパズムの期間が延

MINI LECTURE

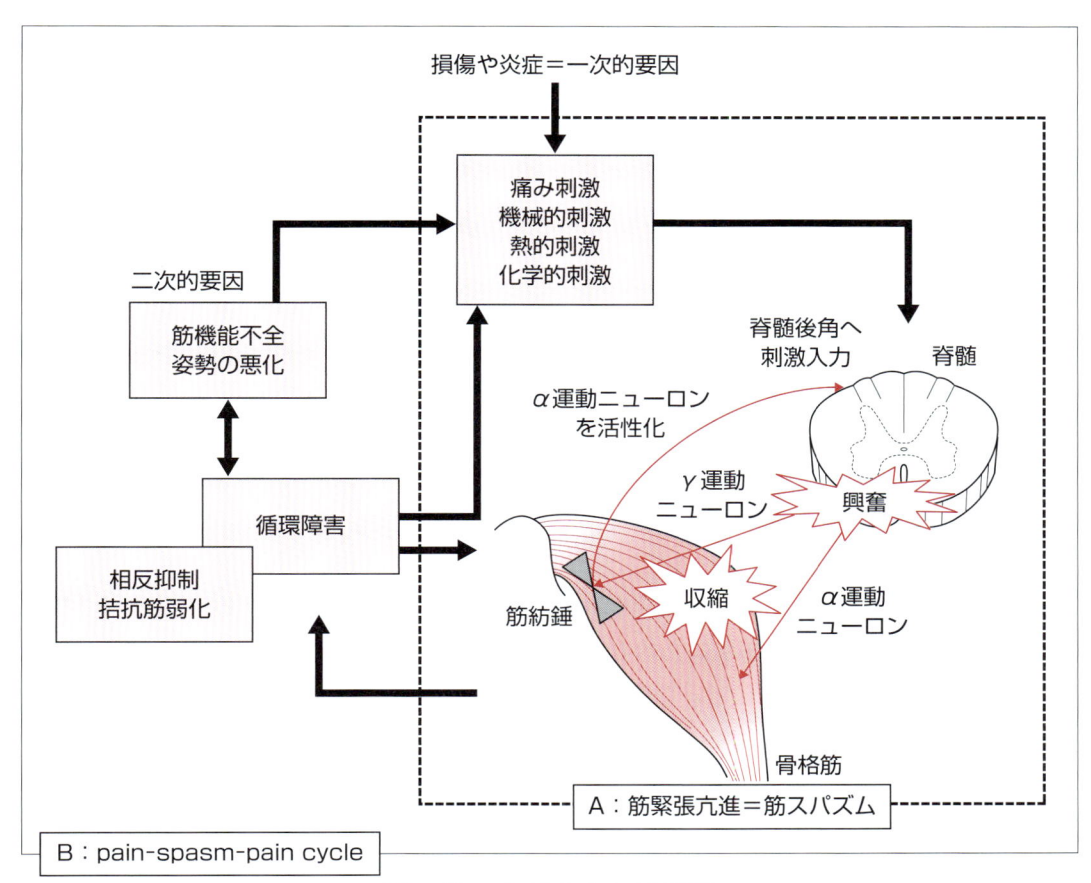

図1 筋スパズムと痛みの悪循環

長するのに合わせ筋短縮や拘縮が進行し，姿勢の悪化や関節アライメントの変位につながっていく．また筋スパズムがある場合に，過度な負荷を与えると，筋付着部や腱に微細な損傷や炎症を生じさせる可能性が高い．筋スパズムによる筋機能不全が痛みの原因となり，痛みの増悪が筋スパズムを増加させるといった悪循環を形成する（pain-spasm-pain cycle，図1B）．筋スパズムが遷延化することは疼痛を慢性化させ，より複雑な病態へ移行していく．

3. 筋スパズムに対する理学療法

理学療法は疼痛とスパズムを生じている筋の両者に対し展開しなければならない．

● 疼痛管理

・急性疼痛：筋スパズムの原因となっている疼痛部位の同定をする．視診，触診より腫脹や熱感，発赤を確認し炎症部位を評価していく．疼痛管理では医師などと相談し，薬物療法や物理療法を実施する．急性期では創部や炎症部に対し寒冷療法が使用される．寒冷療法は腫脹による組織内圧の上昇を防ぐ効果，熱による刺激を軽減する効果が期待できる．また発痛物質の産生を抑制し疼痛を軽減させる効果が期待できる．筋スパズムを

MINI LECTURE

生じさせている損傷組織の侵害刺激が消失することで，筋緊張が軽減していく．
- **慢性疼痛**：創傷治癒に必要な期間を経過しても痛みが残存している状態が慢性疼痛と定義される．急性の疼痛により生じた筋スパズムの持続により，筋自体が痛みの原因となっている．筋スパズムを軽減させるためには物理療法の実施が望ましく，特に温熱療法は筋紡錘の活動を低下させる作用を持つ．また血管拡張による末梢循環改善により，発痛物質の処理力が向上する．結合組織の伸張性や筋内血流が向上することで，筋の弛緩不全が改善することや，筋収縮に伴う疼痛を軽減する効果が期待できる．

● 筋機能改善

筋緊張の亢進が持続することにより，筋の機能不全（伸張性・粘弾性低下，拘縮，萎縮，循環障害，変位）を生じる．その状況で不適切な運動を行うと，筋や結合組織に新たな損傷を生じさせる可能性が高い．スパズムを生じている筋によっては，関節運動のリズムを崩し，転がり運動や滑り運動を破綻させてしまう．無理に動かすことは周囲組織のインピンジメントを助長し組織損傷を誘発しかねない．スパズム状態にある筋を同定するために，自動運動や他動運動での関節可動性の評価，運動時痛の評価（伸張時，短縮時，収縮時のいずれか），対側筋・拮抗筋との比較から筋緊張の状態，萎縮の有無を捉えていく．障害筋を同定した後，関与している関節の動きが生理的運動と比較し代償運動がないかも確認していく．緊張が亢進している筋では等尺性収縮により伸張性の改善が得られやすいため確認に使用するのもよい．筋スパズムに対し，薬物療法・物理療法と合わせて筋機能の改善を目的とした理学療法を実施する．筋緊張を軽減させるためには，等尺性収縮を使用した筋弛緩法や触刺激，筋への横断的マッサージなどが有用と思われる．筋緊張を軽減した後，伸張性や粘弾性を改善し，関節可動域の拡大を図るため各種ストレッチを実施する．またスパズム筋の拮抗筋の強化や，緊張が軽減した筋の協調性の再獲得を図る．さらに不良姿勢や不適切な動作を修正し，痛みの悪循環を筋機能の改善から崩していく．

4. 最後に

急性疼痛から慢性疼痛にかけて筋スパズムが生じる可能性がある．前者では痛みの結果として，後者では筋機能自体の変化から疼痛を生み出す側へと変化していく．理学療法士は疼痛の原因を追究し対応するとともに，筋スパズムが筋機能に対し与える影響を理解し，疼痛と筋スパズム両者への対応が必要となる．時期に対応した治療が必要だが，疼痛が複雑化する前に適切な対応をすることが望まれる．

● 文献

1) 櫻井博紀，牛田享宏：慢性疼痛への理学療法—筋機能—，PTジャーナル，46(2)：117-122，2012
2) 鈴木順一：筋スパズム・筋硬結に対する温熱・寒冷療法，理学療法MOOK5 物理療法（黒川幸雄，篠原英紀，他 編），pp20-28，2000，三輪書店
3) 山岸茂則：筋スパズム，PTジャーナル，44(6)：495，2010

ミニレクチャー

筋硬結とは？

鈴木康文

1. 筋硬結の病態

臨床の場面で，運動器疾患の患者から「凝り」「こわばり」「しこり」といった訴えをしばしば耳にする．では，この「凝り」「こわばり」「しこり」の正体は何だろうか．一般的に広くいわれている「凝り」の代表的なものに「筋硬結」が挙げられる．その名のとおり，筋が硬く結節状になった状態である．

この筋硬結について，最初に報告されたのは，1843年のFroriepによるもので，リウマチ患者の筋に有痛性の硬い部位が存在し，触診によって確認できるこのような筋変化の原因が「結合組織の沈着」であることを報告した．その後も筋硬結の原因が線維性結合組織炎によるもの，筋スパズムによるもの，酸素欠乏によるもの，炎症によるものなど，さまざまな説が提唱された[1]．現在では筋硬結の病理組織学的な所見[2]として，浮腫，プロテオグリカン増殖，エネルギー供給と酸素流入の低下，pHの低下または酸性化，核の増加，肥満細胞（ヒスタミンの放出）の増加，筋線維サイズのばらつき，ミトコンドリアの変化，グリコーゲンの増加，Regged redおよびmoth-eaten線維の出現，収縮フィラメントの溶解とZバンドの破壊，血小板（セロトニンの放出）の増加が認められている．また，発生の機序[3]としては，筋損傷，過剰な筋疲労をきっかけに，筋小胞体損傷部からのカルシウムイオンの放出，また筋線維細胞膜損傷により細胞外のカルシウムイオンの細胞内への流入により，筋漿膜内のカルシウムイオン濃度が上昇し，局所的なアクチンフィラメントとミオシンフィラメントの滑走が膠着する．膠着解除のためにATP（adenosine triphosphate）が必要となり，代謝は亢進するが，アクチンフィラメントとミオシンフィラメントの膠着による局所循環障害は，酸素欠乏とエネルギー欠乏を招き，さらに膠着が持続し筋硬結が形成されるといわれている．したがって，筋硬結は局所の循環障害を起こしている筋の中に，収縮結節（contraction knot）が残存している状態であるといえる．

筋硬結の特徴[4]としては，筋線維の一部に限局した筋の硬さと圧迫したときの痛みがあげられ，筋線維全体にわたり症状が認められることは少ない．

2. 評価と治療

筋硬結は，安静を強いても改善されることはなく，慢性化してしまうと，その周辺筋線維にも病変は進み，筋硬結はさらに大きくなってしまう可能性がある．では，どのように評価し，治療を行っていったらよいのだろうか．

評価にあたっては，問診，視診，触診，運動検査が主になる．問診では，痛みの部位や性質，強さ，範囲，発症してからの期間，痛みを悪化もしくは改善させる要因，痛みに関

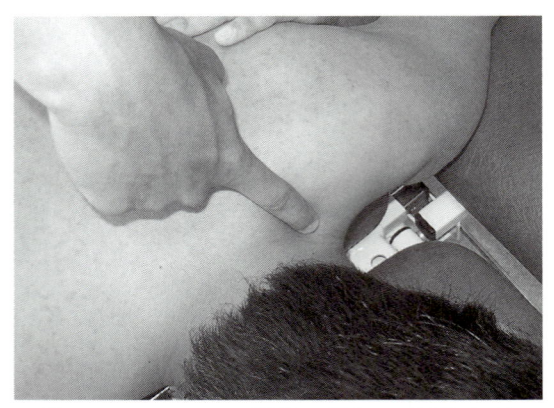

図1　Flat palpation（指先で滑らせて触診する）

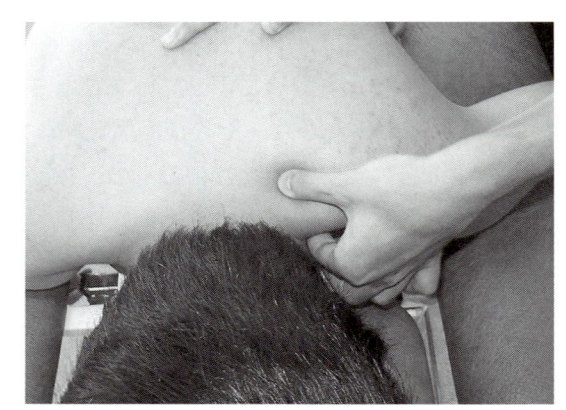

図2　Pincer palation（拇指と他の指でつまんで触診する）

連した症状（動きの制限や気分障害）の有無，これまでの治療歴やその効果について評価する．

　視診においては姿勢や動作の観察が重要である．筋硬結により姿勢や動作時のアライメント不良が生じていると思われるが，それほど大きな非対称性にはなっていないことから，注意して診ることが必要である．

　触診は，指先で筋線維の走行に垂直に皮膚を滑らせることにより，硬く緊張した骨格筋の一部に，結節様のものを触れることができる（図1）．また，筋線維を拇指と他の指でつまみ，そのまま指を手前に滑らせていくと，結節様の部分が指の間から逃げていくのが触知できる（図2）．この結節様のものを直接圧迫したりつまんだりすることにより，その局所に痛みが生じる．

　筋硬結が関節可動域の制限や痛みも原因になっていることもあることから，運動検査では，他動的に関節運動を行い，関節の最終可動域近くでの痛みや抵抗の程度を確認する．

　筋硬結は，局所の循環障害により治癒過程が不完全であり，炎症の制御が不十分な状態ともいえることから，治療は治癒過程の促進，特に血管反応と免疫反応を促進させるこ

MINI LECTURE

と[1]．さらに局所循環障害を引き起こしているアクチンフィラメントとミオシンフィラメントの膠着の解除が治療の目的になる．

治療法としては，神経性炎症反応を誘起する目的で，圧迫を加えてその最深部において摩擦を加える摩擦圧迫法[1]を用いたり，血流の改善（ATP産生促進，局所の発痛物質除去，栄養運搬）を目的とした温熱療法，代謝低下による発痛物質の産生抑制，痛覚線維の興奮性抑制のための寒冷療法[3]などが用いられたりする．また，筋硬結を含む筋・筋膜へのアプローチとして，軽めの圧を加えながら穏やかな持続した伸張を加え，筋膜の伸張や膜組織の制限を解きほぐす筋膜リリース[5]，筋に直接的に圧力を加えるダイレクトストレッチ[6]，局所冷却スプレーと他動的伸張法を組み合わせたスプレー・アンド・ストレッチ[5]などが挙げられる．これらの治療法は，生体力学的に組織本来の形態と柔軟性を取り戻させ，あわせて血流などの生理機能の改善効果も期待できる．

3. おわりに

筋硬結の病態，評価，治療法について概説した．治療法に関しては，ここで述べた治療法以外にも多々あると思われる．大事なことは，治療が漫然と行われるのではなく，筋硬結の部位や程度の確認，筋硬結への作用機序を理解したうえで治療法の選択，行った治療の効果を確認しながら進めていくことである．

●―文献

1) 辻井洋一郎：マイオセラピー，理学療法ハンドブック改訂第4版，第2巻　治療アプローチ（細田多穂，柳澤　健 編），pp155-207，2010，協同医書出版
2) Awad EA：Histopathological changes in fibrositis, Advances in Pain Research and Therapy, vol 17（J. R. Fricton and E. A. Awad, eds.），pp249-258, 1990, Raven Press, New York
3) 鈴木順一：筋スパズム・筋硬結に対する温熱・寒冷療法，理学療法MOOK5　物理療法（黒川幸雄，篠原英記，他 編），pp20-28，2000，三輪書店
4) 鈴木重行，平野幸伸，鈴木敏和：IDストレッチングのための基礎知識，IDストレッチング第2版（鈴木重行 編），pp14-27，2006，三輪書店
5) 竹井　仁：筋の痛みに対する理学療法，筋機能改善の理学療法とそのメカニズム―理学療法の科学的基礎を求めて―第2版（望月　久，山田　茂 編），pp80-118，2007，ナップ
6) 大工谷新一：ストレッチング，関西理学療法，3：1-7，2003

III. 疾患別の筋緊張の特性と治療

10 慢性疼痛症候群における筋緊張の特性と治療

嵩下敏文，脇元幸一

　慢性疼痛症候群は画像や理学所見で問題点を見出すことが難しく，その治療に難渋することが少なくない．近年の集学的取り組みにより，慢性疼痛症候群は身体的要因のみならず中枢を含む神経系の感作や可塑的変化に起因し，身体的・心理的・社会的要因が複雑に絡み合って形成されることがわかってきた．本項では，理学療法士が評価・治療すべき慢性疼痛症候群の身体的要因に着目し，慢性疼痛症候群に共通する問題点から解説する．

慢性疼痛症候群は安静時筋緊張が亢進している！

　生体内には，目に見える振動と目に見えない振動が存在している．人間の活動において最初に発生する生体情報は電気的振動であり，電気的振動により生じた横紋筋（心筋は除く）の活動で得られるのが機械的振動である．これは覚醒時にも睡眠時にも生じる身体の目に見えない振動であり，振戦と呼ばれる．

　健常者と慢性疼痛患者との振戦の比較では，健常者よりも慢性疼痛患者の振戦が顕著に出現しており，これは**慢性疼痛症候群の安静時筋緊張が亢進している**ことを意味している（図1）[1]．

> **メモ** 電気的振動と機械的振動
> ○電気的振動
> 　脳波，筋電図，心電図など．
> ○機械的振動
> 　生理的振戦，震え，マイクロバイブレーション，筋音など．

安静時筋緊張亢進

　痛みの発生は，不快な感覚で生じる情動反応，自律神経系や運動器系の変調などさまざまな生体反応を伴い，全身機能に大きな影響を及ぼす．これは痛みに対する正常な生体反応であるが，痛みの持続は防御性の筋緊張を亢進し，交感神経活動による体性-自律神経反射により安静時の筋緊張亢進（筋スパズム）を引き起こす．また，痛みの持続は不快な

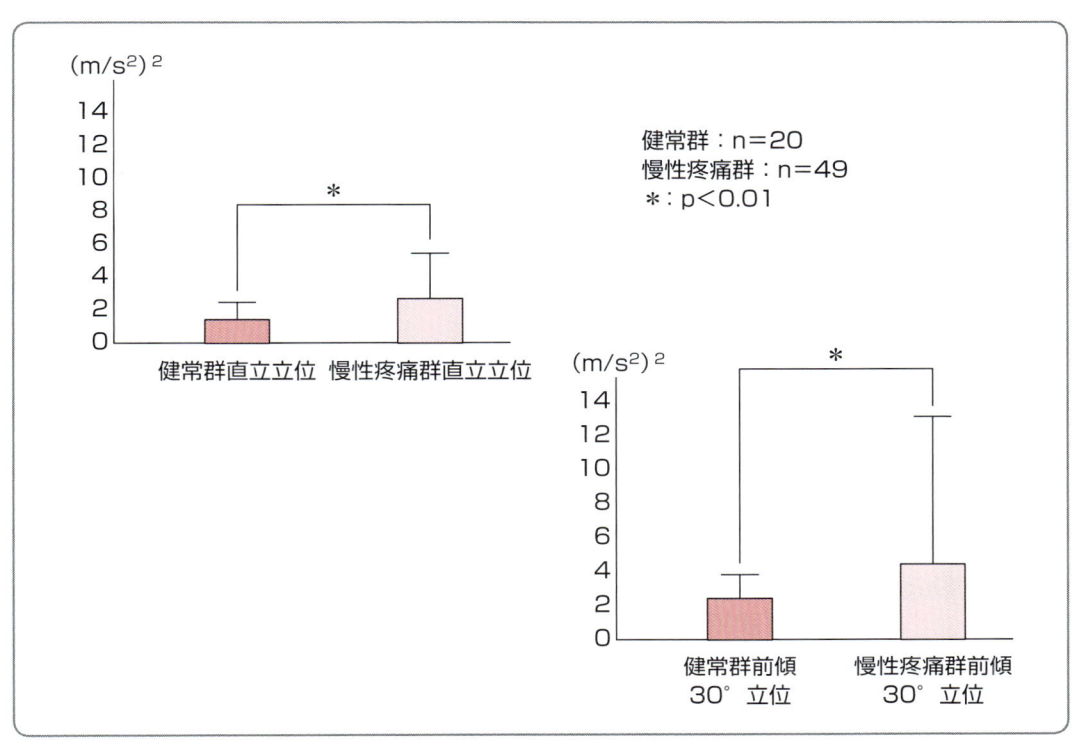

図1 振戦による筋緊張評価
振戦の評価として第3胸椎の高さの右胸背部付近に三次元加速度センサを貼付し，安静立位時における体表の振動を計測した．得られた加速度データ（m/s²）からフーリエ変換によりパワースペクトル密度（m/s²）²の合計を算出（トータルパワー）した．図の縦軸はトータルパワーを示し，この値が大きいほど振戦が顕著であることを意味している．
「嵩下敏文，脇元幸一・他：慢性疼痛症候群の行動変容療法．理学療法，28(6)，790，2011」より許諾を得て一部改変し転載

情動反応を助長し，さらなる交感神経活動異常を生じて痛みの悪循環を形成する[2]．

つまり，慢性疼痛症候群は常に交感神経優位な身体環境にあり，生体恒常性を維持できない状況にある．**安静時の筋緊張亢進は，姿勢の変化や筋力低下など持続的筋収縮による運動器系の反応として可視化できる．**

POINT

- 姿勢の変化[3]（脊柱弯曲アライメントの異常）：慢性疼痛症候群では，脊柱が有する生理的弯曲アライメントの異常が確認できる（図2上段）．
- 筋力低下[3]（筋出力低下）：慢性疼痛症候群では，筋量*1に見合った筋出力*2が得られておらず，健常群に対し有意に低値を示し，その数値は疼痛部位には左右されない（図2下段）．
  - *1：筋量＝身体総蛋白質量/体重によって算出した筋量（% muscle volume：% MV）
  - *2：筋出力＝膝関節伸展等尺性随意最大筋力/体重によって算出した体重支持指数（weight bearing index：WBI）

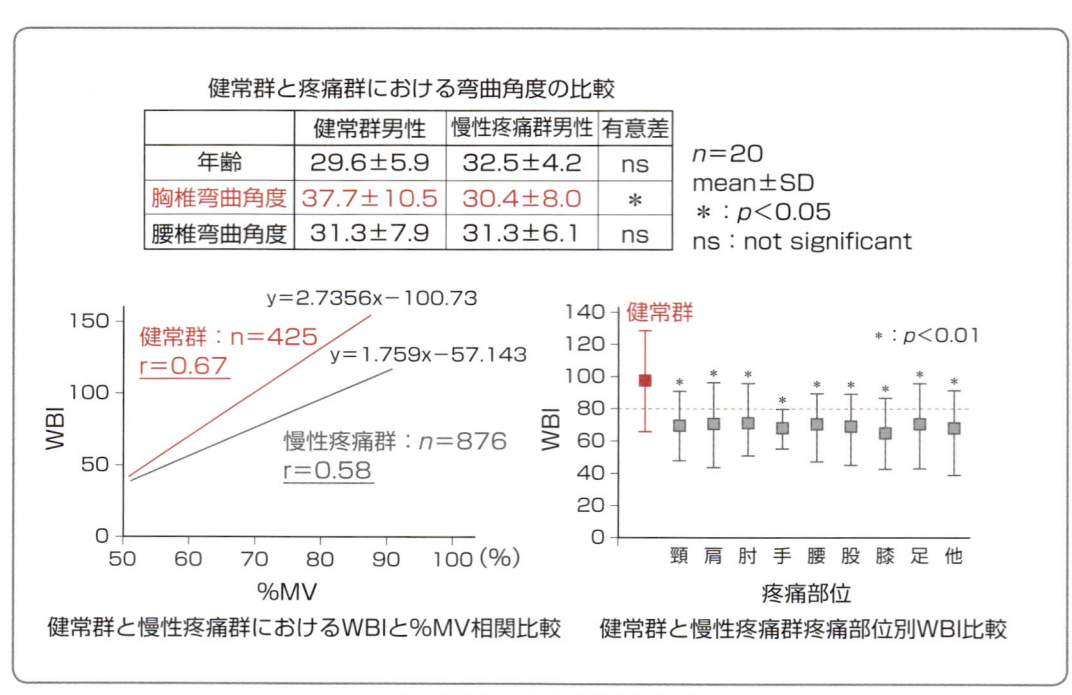

健常群と疼痛群における弯曲角度の比較

	健常群男性	慢性疼痛群男性	有意差
年齢	29.6±5.9	32.5±4.2	ns
胸椎弯曲角度	37.7±10.5	30.4±8.0	*
腰椎弯曲角度	31.3±7.9	31.3±6.1	ns

$n=20$
mean±SD
$*: p<0.05$
ns: not significant

健常群: $n=425$, $r=0.67$, $y=2.7356x-100.73$
慢性疼痛群: $n=876$, $r=0.58$, $y=1.759x-57.143$

健常群と慢性疼痛群におけるWBIと%MV相関比較

$*: p<0.01$

疼痛部位：頸 肩 肘 手 腰 股 膝 足 他

健常群と慢性疼痛群疼痛部位別WBI比較

図2 筋緊張亢進と運動器系変化

「嵩下敏文，脇元幸一：Spine Dynamics療法，新人・若手理学療法士のための最近知見の臨床応用ガイダンス（嶋田智明 他編），pp100-101，2013，文光堂」より許諾を得て一部改変し転載

筋収縮にはブラックボックスが存在する

　筋線維（筋細胞）は運動ニューロンからの刺激を受けて活動電位を発生し，これをトリガーとして収縮した筋張力がトルク（筋力）として発揮される．筋収縮が発生しトルクが発揮される過程は複雑であり，活動電位の発生後，筋線維組織においてカルシウムイオン（Ca^{2+}）の発生，エネルギー物質の分解（ATP）など一連の化学反応が起こり，筋線維近傍にエネルギーが生み出される．このエネルギーを利用してアクチンフィラメントとミオシンフィラメントに化学結合が発生し，両フィラメントは互いに方向を違えて運動を開始する．

　過去の筋生理測定は，筋線維の収縮時に発生する筋電図と最終的に計測されるトルクのみが筋収縮研究の対象であった．活動電位の発生とトルクの中間に位置する筋線維の活動状態に関する報告は少なく，筋収縮メカニズムについてはいまだ不明な点が多く一定の見解に至っていない．

　慢性疼痛症候群では，画像や理学所見などで明らかな問題点が認められないことが多い．つまり，一般的な検査測定では慢性疼痛の問題点を見出すことが難しいといっても過言ではない．本項では，新たな側面から慢性疼痛症候群の筋緊張に挑む．

> **Advice** 筋収縮メカニズムは，ミオシンフィラメントがアクチンフィラメントと結合し，引き寄せる形で筋収縮が成り立つという「滑走説」[4]が一般的である．滑走説は筋収縮メカニズムとして長く信じられてきたが，滑走説の約20年後に筋線維を可視化する技術（1分子計測技術）が確立すると筋収縮の様子をじかに見ることが可能となった．Yanagidaらがこの技術を用いて筋収縮を調べた結果，ミオシンフィラメントは収縮方向のみならず，収縮方向とは逆向きの移動を確認している．つまり，ミオシンフィラメントが行ったり来たりしながら結果として一方方向に移動していくという収縮メカニズムを「ゆらぎ説」[5]として提唱した．現在，筋収縮メカニズムに最終的な決着は得られていないが，ゆらぎ説が有力視されている．

新たなる筋機能評価への取り組み

筋収縮過程における生体情報には，電気的振動をとらえた①**筋電図**（electromyogram：EMG）があり，電気的振動発生直後から筋表面には機械的振動をとらえる②**筋音図**（mechanomyogram：MMG）がある．そして機械的振動の発生から終了時に③**トルク（筋力）**が発揮される．生体の電気的振動であるEMGは筋というシステムへの「入力」に相当し，生体の機械的振動であるMMGは筋収縮後の動力であり，筋というシステムの「出力」に相当する[6]（図3）．

筋線維レベルの情報を含むとされるMMGを分析することは，明らかな理学所見が認められない慢性疼痛症候群の運動器系評価法ならびに治療効果の判定に可能性を秘めている．

> **メモ　MMGの歴史**
> MMGは筋収縮に伴う筋の微振動であり，その歴史は古い（Grimaldi, 1665）．EMGよりも古くに発見されたものの，MMGの研究報告がなされるようになったのは良好な振動センサが開発された1980年代以降であり，近年活発な研究報告がなされるようになってきた．

> **POINT**
> MMGの計測には三次元加速度センサを用いて解析を行い，X軸・Y軸・Z軸と3つの加速度方向を示す．筋線維走行に対し左右側（X軸），頭尾側（Y軸），腹背側（Z軸）として抽出され，筋線維の活動方向が多方向性の動きを伴っていることを示している[7]（図4）．

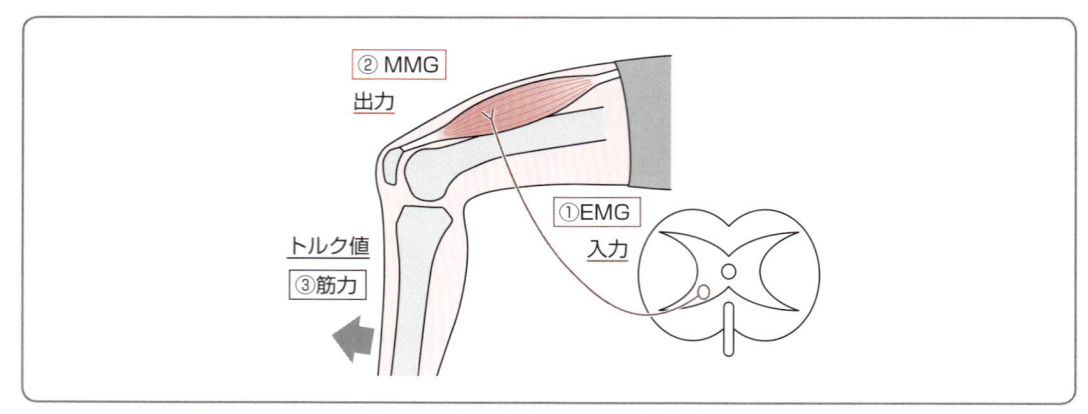

図3　筋収縮過程における生体情報

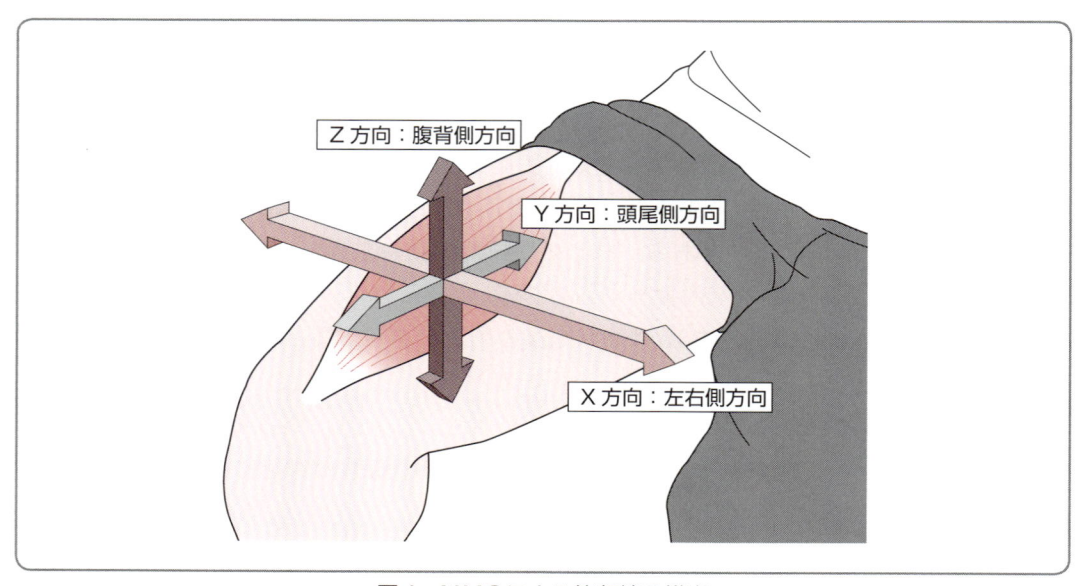

図4　MMGによる筋収縮の描出
X軸：左右側方向，Y軸：頭尾側方向，Z軸：腹背側方向．

健常群と慢性疼痛症候群の筋電図，筋音図，筋力

　筋線維の入力に相当するEMG，筋線維の出力に相当するMMG，筋収縮の結果である筋力，これらを健常群と慢性疼痛群で比較した資料を図5に示す．

　過去の報告と同様に慢性疼痛群は筋出力低下を生じているが，その際のEMGには有意差が認められず，筋への入力システムには問題がない．これに対し，MMGは筋出力と同様の差異が認められ，慢性疼痛症候群は筋への出力システムに問題があることがうかがえる．つまり，**慢性疼痛症候群の安静時の筋緊張亢進には，筋線維レベルでの筋収縮メカニズムの破綻が持続的な筋収縮として出現している**．

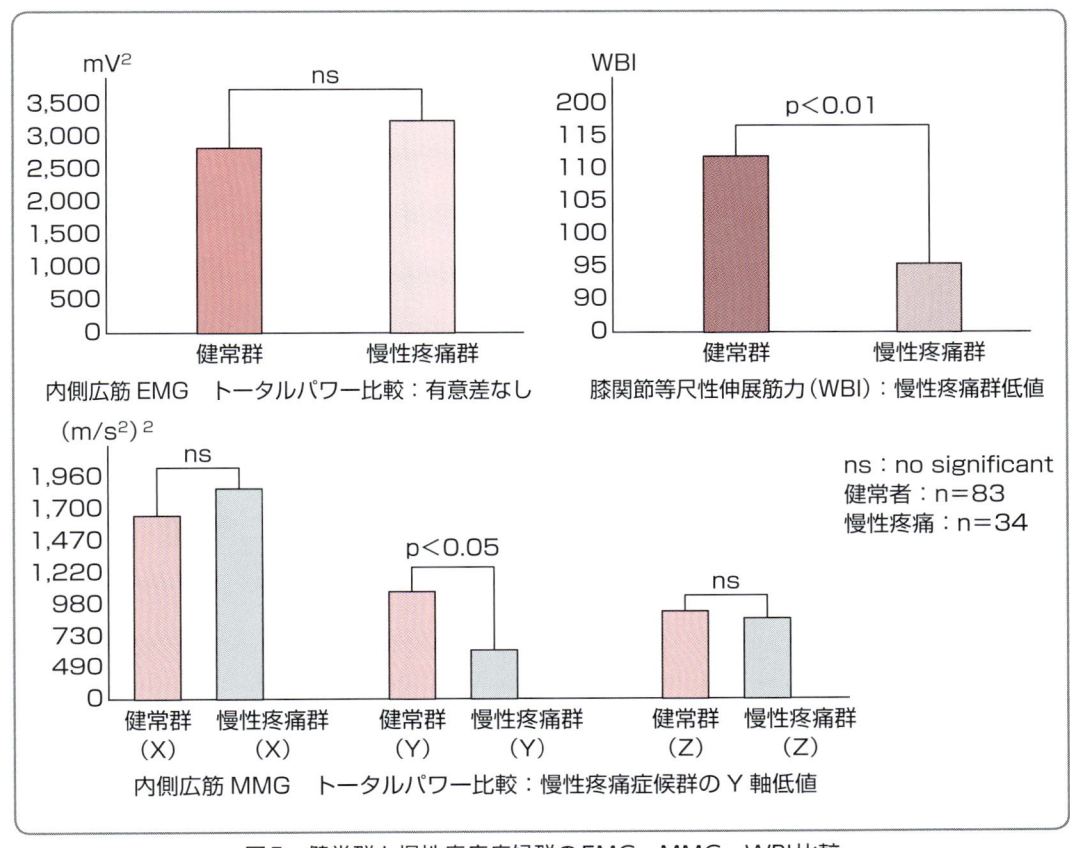

図5 健常群と慢性疼痛症候群のEMG，MMG，WBI比較

運動療法の実践とMMGの変化〜慢性腰痛症〜

　安静時筋緊張が亢進した慢性疼痛症候群では，持続的な筋収縮による身体応答として姿勢の変化（脊柱弯曲アライメントの異常，図2上段）を先に述べた．そして，脊柱弯曲機能の改善を目的とした運動療法は慢性腰痛症の改善に有効である．

- タオルスティック（図6左）
- 座位殿筋ストレッチ（図6右）
- キャットストレッチ改（図7）
- 座位四股運動（図8左）
- 体幹回旋運動（図8右）

タオルスティック　　　　　　　　座位殿筋ストレッチ

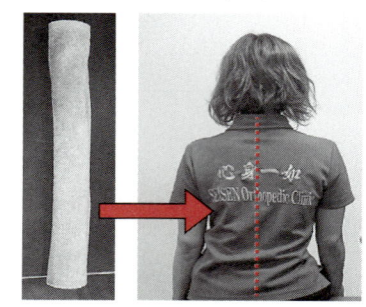

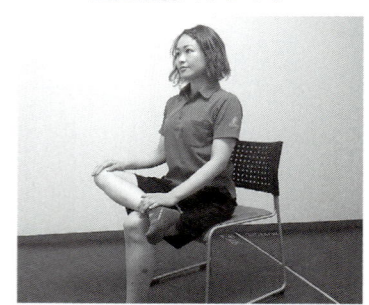

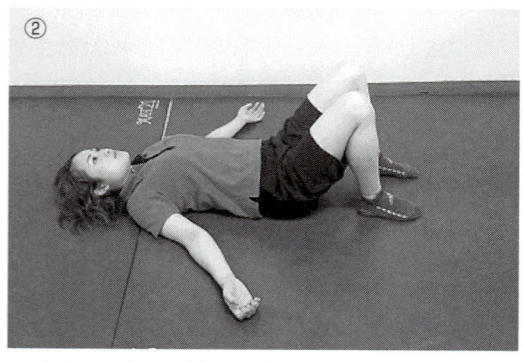

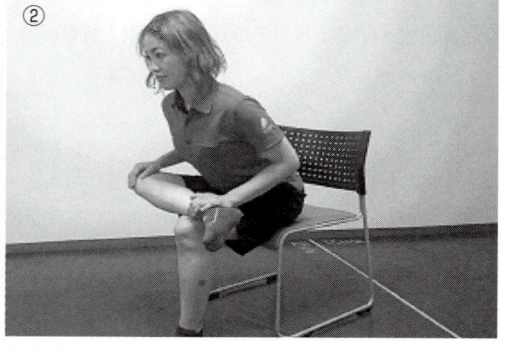

①バスタオルを丸めて脊柱に当てて寝る　　　①片方の下肢を反対側の膝の上に乗せる
②タオル上にてゆっくりと深呼吸を繰り返す　②体幹と骨盤を前傾させ殿部を伸張させる

図6　脊柱弯曲機能の改善を目的とした運動療法例①

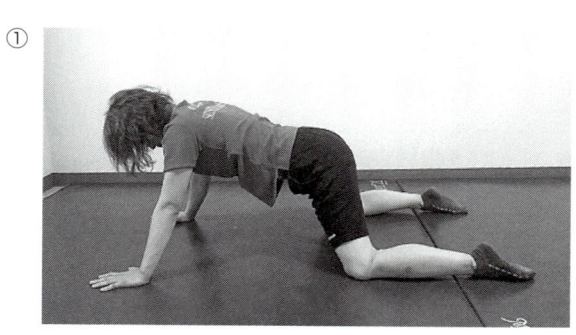

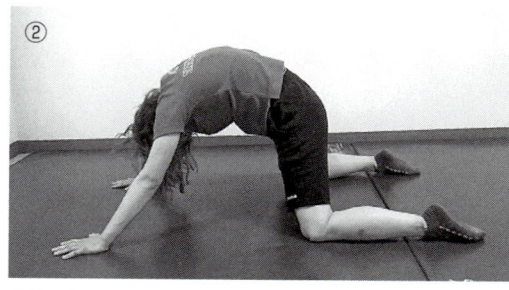

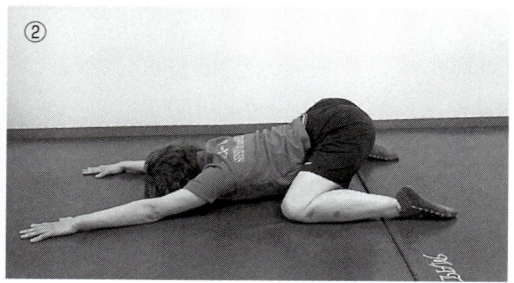

①両手を肩幅、両股関節は軽度外転位での四つ這い姿勢をとらせる
②脊柱の最大後弯と最大伸展をゆっくりと繰り返し行わせる

図7　脊柱弯曲機能の改善を目的とした運動療法例②―キャットストレッチ改

Ⅲ．疾患別の筋緊張の特性と治療

座位四股

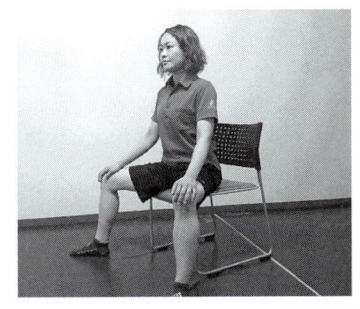

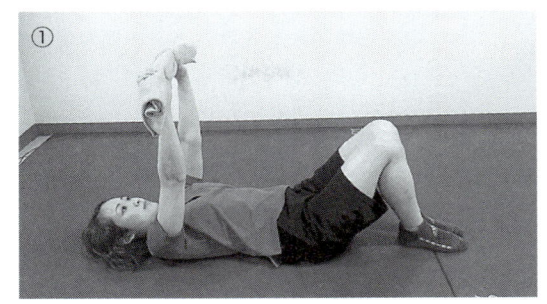

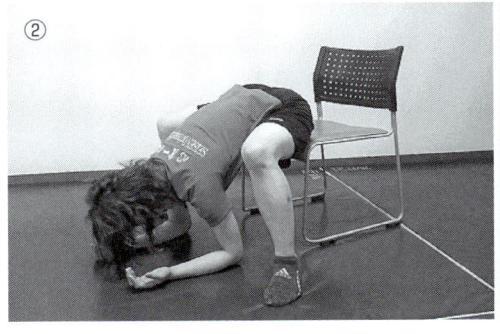

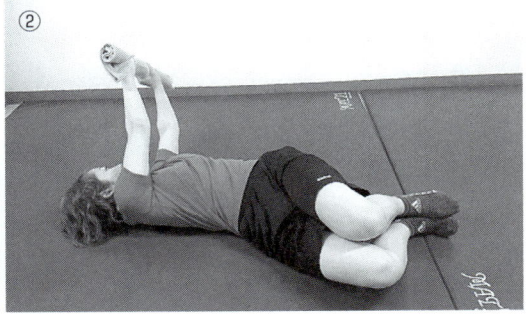

①
② ①座位姿勢にて両下肢を開脚位とする
②骨盤前傾位を意識して体幹を屈曲させる

体幹回旋

①
②①両手でタオルを持ち両膝立て位とする
②両上肢と両下肢を反対方向に回旋させる

図8 脊柱弯曲機能の改善を目的とした運動療法例③

表1 運動療法における筋収縮機能の改善

運動療法前後・前屈角度	X(左)	Y(左)	Z(左)	X(右)	Y(右)	Z(右)
運動療法前・15°(G^2)	1.9	1.9	11.3	0.9	3.7	1.7
運動療法後・15°(G^2)	3.3	2.0	55.7	2.3	2.2	99.2

体幹を15°前屈位で保持したときのMMGの値を示す．数値が大きいほど筋線維の活動量が多いことを示している．

POINT

腹背側（Z軸）の増加は筋周径（ボリューム）が増加したことを示している．また，右利きの場合は身体の左側が軸側として，右側が駆動側として働く．推論の域を出ないが，慢性疼痛症候群では日頃軸側有意な環境で筋収縮を行っており，運動療法によって駆動側の筋機能が向上したという仮説が成り立つ．

脊柱弯曲機能の改善を目的とした運動療法は，実施前後の腰部MMGに一定の効果を示し，筋収縮機能の改善が得られる（**表1**）．

MMGによる筋機能評価は，筋収縮メカニズムの解明に一助となる情報を有しており，慢性疼痛症候群の筋機能評価ならびに治療効果の判定としての可能性を示している．

> **メモ**
>
> 脊柱弯曲機能の改善を目的とした運動療法は，6分間歩行（Pre：662±29.6m，Post：728±29.2m）や10m障害歩行（Pre：3.8±0.2秒，Post：3.3±0.1秒）に有意な改善を示し，脊柱弯曲機能の改善のみならず日常生活レベルの機能向上にも効果を示す．脊柱弯曲運動の改善を目的とする運動療法の留意点に関しては，「Spine Dynamics療法」をキーワードとして検索するとよい．

▶若手理学療法士へひとこと◀

慢性疼痛症候群の治療には，従来の理学療法のみでは成功しない場合が多い．慢性疼痛症候群の背景がもたらす身体的変化は，本来の生理的な筋収縮メカニズムの破綻による結果である可能性がある．社会問題となっている慢性疼痛症候群に対して結果の出せる理学療法を行うには，大きな意味で質の変化が求められていることは間違いない．理学療法も視覚的変化のみならず，質の変化を考慮した理学療法評価法ならびに治療効果の確立が必要な時代となってきている．

Further Reading

ペインリハビリテーション　松原貴子，沖田　実，森岡　周　著，三輪書店，2011
▶ 慢性疼痛の痛みの機序を理解するうえで非常に参考となる一冊である．

生体のふるえと振動知覚—メカニカルバイブレーションの機能評価—　坂本和義，清水　豊，水戸和幸，他　著，東京電機大学出版局，2009
▶ 生体の振動情報がわかりやすく解説さてれており，筋音に限らず生体情報を新たな側面から捉えた書籍である．

●文献

1) 嵩下敏文，脇元幸一，内田繕博，他：慢性疼痛症候群の行動変容．理学療法．28(6)：788-795，2011
2) 脇元幸一：筋スパズムと交感神経活動異常に対する理学療法—痛みの成因とその助長因子への対策—．理学療法．27(1)：38-53，1997
3) 嵩下敏文，脇元幸一：Spine Dynamics療法．新人・若手理学療法士のための最近知見の臨床応用ガイダンス（嶋田智明，他　編），pp93-102，2013，文光堂
4) Huxley AF：Muscle structure and theories of contraction. Prog Biophys Biophys Chem. 7：255-318, 1957
5) Yanagida T, Nakase M, Nishiyama K, et al：Direct observation of motion of single F-actin filaments in the presence of myosin. Nature. 307(5946)：58-60, 1984
6) 渡辺彰吾，北脇知己，岡　久雄：筋内圧力および生体表面の変位に着目した筋音図発生メカニズムの検討．バイオメカニズム．18：209-218，2006
7) 嵩下敏文，脇元幸一，尾崎　純，他：健常男性成人における大腿四頭筋の最大随意収縮時筋力と筋音図の関係．専門リハビリテーション．12：28-33，2013

ミニレクチャー

痛みと筋緊張

西上智彦

1. 痛みの定義と分類

国際疼痛学会（International Association for the Study of Pain：IASP）は「痛みとは組織の実質的あるいは潜在的な傷害に結びつくか，このような傷害を表す言葉を使って述べられる不快な感覚・情動体験である」[1]と定義している．言い換えると，末梢の組織器官に障害があろうがなかろうが，「痛い」と訴えればそれを「痛み」とみなすことといえる．

痛みは急性痛と慢性痛に分類できる．急性痛と慢性痛は痛みを感じてからの持続期間で分類されるものではなく，感じている・訴えている痛みが組織損傷の程度から想定されるものが急性痛で，想定できないほどの痛みを感じている・訴えるのが慢性痛である．また，痛みは鋭く短い痛みである一次痛とジーンと鈍い痛みである二次痛に分類できる．一次痛は主に小径有髄線維であるAδ線維によって脊髄を経由して，痛みの弁別に関与している一次体性感覚野に伝達される．二次痛は無髄のC線維によって，脊髄を経由して痛みの情動的側面に関与している大脳辺縁系へと伝達される．その他の分類法として，侵害受容性疼痛（炎症性疼痛），神経障害性疼痛と心因性疼痛に分類できる（図1）．

侵害受容性疼痛は「組織の傷害が起こっているとき，あるいは傷害する可能性を持った侵害刺激が生体に加わったときに生じる」と定義される．神経障害性疼痛は「神経系の一次的な損傷やその機能異常が原因となる，もしくはそれによって惹起される疼痛」と定義され，さらに，末梢性と中枢性に分けられる．末梢性の神経障害性疼痛の要因としては末梢神経の炎症や末梢神経に対する物理的な損傷が，中枢性の要因としては脳出血，脳梗塞や脊髄損傷などが挙げられる．心因性疼痛は「説明しうる損傷や炎症などの病変がないにもかかわらず感じる・訴える痛み，あるいは損傷や炎症などの病変が認められていても訴える痛みを十分に説明することができない痛み」と定義される．

しかし，心因性疼痛というと，「気のせい」や「心が弱い」と捉えられることもあるが，実際には器質的でない疼痛において何らかの痛み刺激，精神的ストレスをきっかけに中枢神経系の変調が生じてしまい，痛みを感じやすくなっていることもあり，このような痛みを中枢機能障害性疼痛（central dysfunctional pain）と呼ぶ．中枢機能障害性疼痛の代表例は線維筋痛症である．線維筋痛症ではヒトが元来有する中枢鎮痛機構が低下し，中枢神経系が変調していることが明らかになってきている．難治性疼痛患者の痛みの要因は単一ではなく，侵害受容性，神経障害性，心因性，中枢機能障害性が複雑に組み合わさっているので，治療がより難渋する．

MINI LECTURE

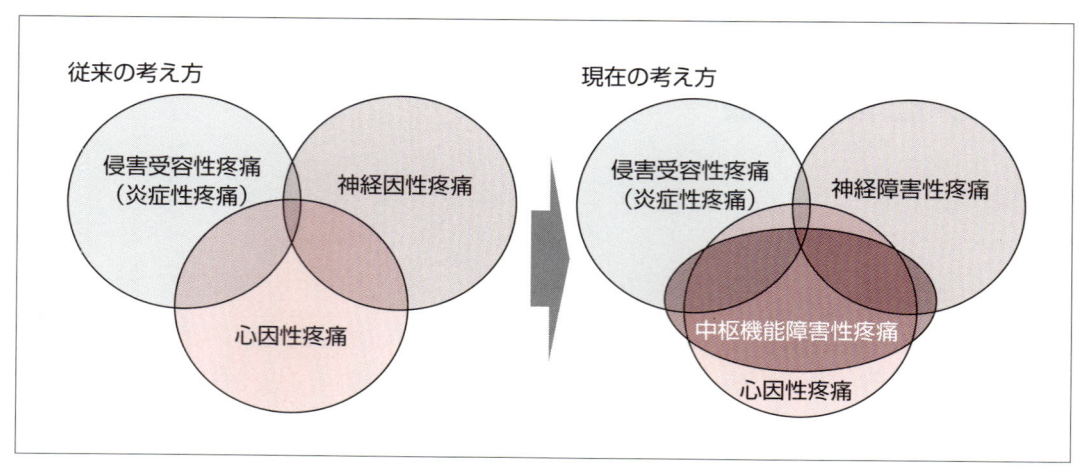

図1　痛みの要因から分けた分類

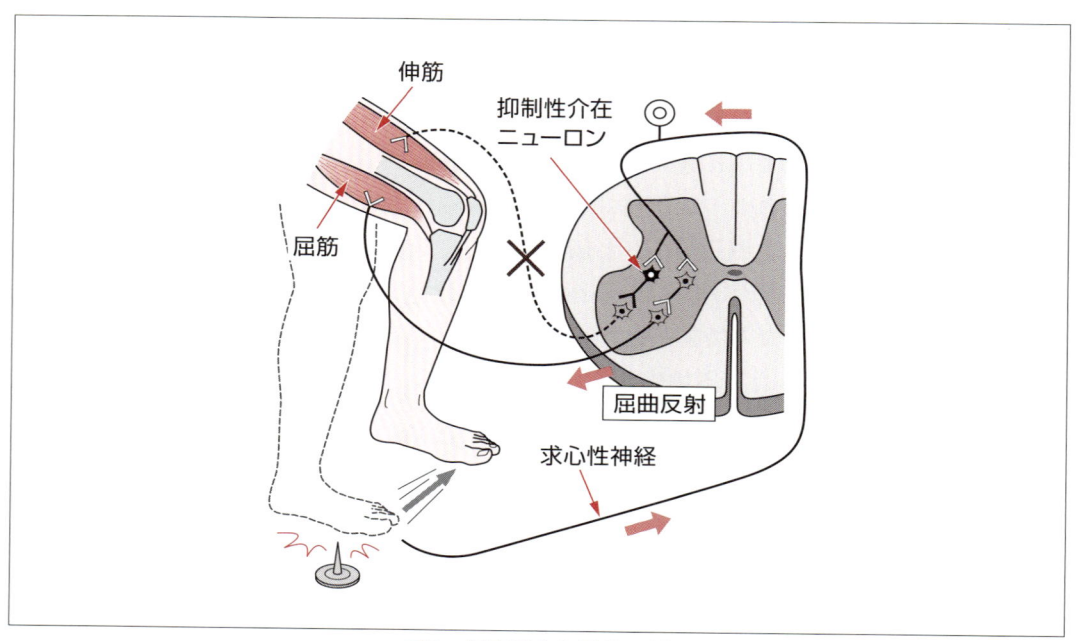

図2　侵害受容と屈曲反射

2. 痛みと防御反射

　例えば侵害刺激が足底に加わると，脊髄後角に伝達され，興奮性介在ニューロンを介して屈筋群の運動神経を支配する脊髄前角細胞を刺激し，下肢は屈曲する（図2）．一方で，侵害刺激情報は同時に脊髄後角の抑制性介在ニューロンを介して伸筋群の運動神経を支配する脊髄前角細胞を抑制し，下肢の伸展運動を抑制する．このように侵害刺激は脊髄反射によって屈筋群を選択的に収縮させる特徴を持つ．

MINI LECTURE

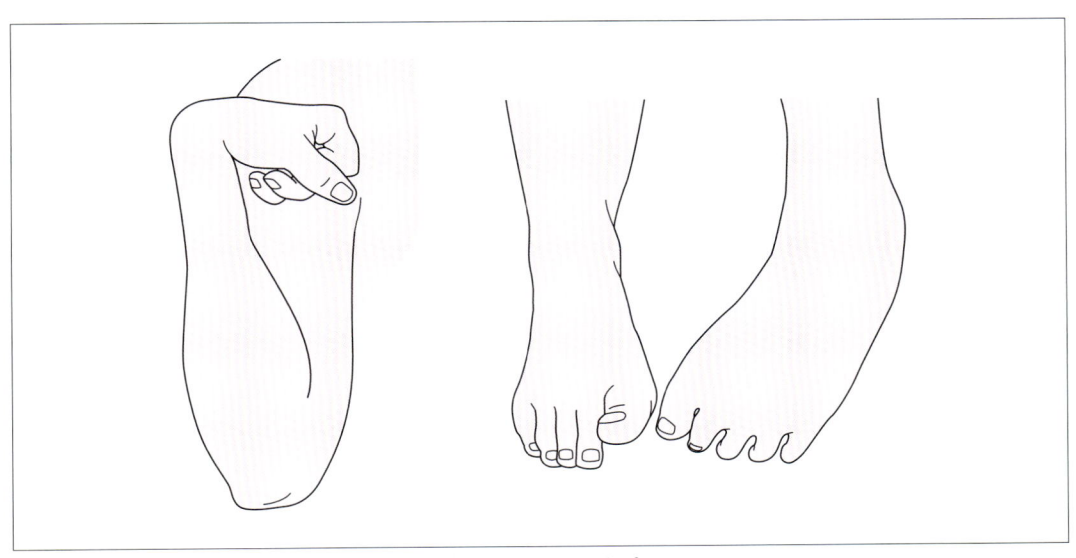

図3　ジストニアの屈曲パターン

3. ジストニア

　痛みが異常な筋緊張を引き起こしている可能性がある代表的な疾患として複合性局所疼痛症候群（complex regional pain syndrome：CRPS）に伴うジストニアがある．持続的な痛みが生じているCRPS患者において，不随意または持続的に筋が収縮するジストニアが20〜30％の頻度で生じる[2]．また，CRPSに伴うジストニア患者では高頻度に屈曲パターンが生じる（図3）．ジストニア症例では脊髄後角のシナプス前にあるGABA作動性ニューロンや相反抑制が障害されていること[3]が報告されている．さらに，CRPS患者では患肢タッピング時に一次運動野や補足運動野が過剰に活性化すること[4]や，CRPSに伴うジストニア患者では運動イメージ中の脳活動が健常群と比較して減少していること[5]が報告されており，単に脊髄の問題だけでなく，運動時や運動イメージ時の異常な脳活動が関与していると考えられている．

4. 痛みと筋緊張

　腰痛患者[6]や頸部痛患者[7]，テニス肘患者[8]に対して，筋緊張を低下させるA型ボツリヌス毒素（botulinum toxin type A：BoNT-A）治療が痛みを軽減させるという明確なエビデンスはこれまでにはない．また，痙縮が痛みに関与しているかもいまだ議論のあるところである．脳性麻痺患者に対するBoNT-A治療によって股関節の痙縮による痛みが軽減したとする報告がある[9]．しかし，脳性麻痺患者では膝前面痛を有する患者と有しない患者でAshworthスコアに有意な差を認めなかったこと[10]や，痙縮を有する脳血管障害後患者や成人脳性麻痺患者などに対してBoNT-A治療を行ったメタアナリシスにて，BoNT-A治療は痙縮に対して有意な改善をもたらすが，疼痛に対しては有意な改善を認めなかった[11]という報告がある．これらの報告は筋緊張の低下と痛みの減少は関連していない可

MINI LECTURE

能性を示唆しており，痛みと筋緊張との関係はいまだ不明であるのが現状である．

● 文献

1) Merskey H, et al：Pain terms：a list with definitions and notes on usage. Recommended by the IASP Subcommittee on Taxonomy. Pain. 6(3)：249-252, 1979
2) Schwartzman RJ, Kerrigan J：The movement disorder of reflex sympathetic dystrophy. Neurology. 40(1)：57-61, 1990
3) van de Beek WJ, Vein A, Hilgevoord AA, et al：Neurophysiologic aspects of patients with generalized or multifocal tonic dystonia of reflex sympathetic dystrophy. J Clin Neurophysiol. 19(1)：77-83, 2002
4) Maihöfner C, Baron R, DeCol R, et al：The motor system shows adaptive changes in complex regional pain syndrome. Brain. 130(Pt 10)：2671-2687, 2007
5) Gieteling EW, van Rijn MA, de Jong BM, et al：Cerebral activation during motor imagery in complex regional pain syndrome type 1 with dystonia. Pain. 134(3)：302-309, 2008
6) Waseem Z, Boulias C, Gordon A, et al：Botulinum toxin injections for low-back pain and sciatica. Cochrane Database Syst Rev. Jan 19(1)：CD008257, 2011
7) Langevin P, Peloso PM, Lowcock J, et al：Botulinum toxin for subacute/chronic neck pain. Cochrane Database Syst Rev. Jan 6(7)：CD008626, 2011
8) Singh JA：Use of botulinum toxin in musculoskeletal pain. Version 2, 2：52, 2013
9) Lundy CT, Doherty GM, Fairhurst CB：Botulinum toxin type A injections can be an effective treatment for pain in children with hip spasms and cerebral palsy. Dev Med Child Neurol. 51(9)：705-710, 2009
10) Sheehan FT, Babushkina A, Alter KE：Kinematic determinants of anterior knee pain in cerebral palsy；a case-control study. Arch Phys Med Rehabil. 93(8)：1431-1440, 2012
11) Baker JA, Pereira G：The efficacy of Botulinum Toxin A for spasticity and pain in adults；a systematic review and meta-analysis using the Grades of Recommendation, Assessment. Development and Evaluation approach, Clin Rehabil. 27(12)：1084-1096, 2013

ミニレクチャー

筋緊張性頭痛とは？

小川隆平

1. はじめに

　筋緊張性頭痛と聞いたときに，「ひどい肩こり？」と考える理学療法士は少なくないだろう．臨床場面において頭痛という症状に対して理学療法を行うことは少なく，むしろ外来リハビリテーション患者などを担当したときに，原因疾患とは関係なく肩こりや頭痛を訴えてくるケースのほうが多いのではないだろうか．筆者自身も外来リハビリテーション患者を担当していたときには，疾患別理学療法に関係なく，「毎日の生活でとても肩がこる」「肩が張りすぎて頭痛がする」など，本来の原因疾患に加えて，二次的に発生する肩こり・頭痛には大変頭を悩まされてきた．入院患者に関しても同様である．

　筆者は現在，回復期リハビリテーション病棟に入院する患者を中心に日々臨床業務を行っている．そのため疾患としては，脳卒中や大腿骨頸部骨折などが多い．比較的長い入院期間の中で，理学療法を実施する前に「今日の体調はどうですか？」「何か変わったことはありませんか？」という質問をすると，「最近肩こりがひどいのだよね」「肩こりがひどいときは頭痛までするのだ」など，肩こりに対しての訴えは日常的に聞かれる．肩こりは慢性的な場合が多いため，理学療法によりいったんは良くなってもすぐにまた出現することから，患者からの訴えは変わらないことも多い．そのため書籍・文献を調べたり，講習会などに参加したりして知識を深めていった．今回，筋緊張性頭痛に対し，筆者が臨床場面で必要と感じていることをまとめる．

2. 筋緊張性頭痛の特徴と発生メカニズム

　筋緊張性頭痛は緊張型頭痛（tension-type headache）の一種である．緊張型頭痛は1988年の国際頭痛学会の分類によると，「圧迫されるような痛みであること，軽度ないし中等度の痛みであること，両側に生じること，階段歩行などの日常動作によっては増悪しないこと，悪心や嘔吐は伴わないこと，光や音の過敏症はないこと」を重要な特徴として挙げている[1]．このような症状が持続的な筋収縮により引き起こされるものを筋緊張性頭痛と呼び，臨床場面で頭痛を訴えるほどの患者であれば，肩こりはもちろんのこと，後頭下から背中まで，広範囲にわたり重く鈍い痛みも出現していることが多い．肩こりの病態は，筋群の過剰負荷・疲労・持続的筋収縮・同一不良姿勢保持などによる阻血が筋のスパズムを引き起こして疼痛を生じさせ，炎症が長時間続くことで柔軟性や筋力が低下する機能障害である[2]とされている．筋緊張性頭痛は軽度の肩こりから発生することも多く，頭痛まで出現する．

　メカニズムとしては，十分な血液の供給が行われない状態で筋が長時間収縮を続ける

MINI LECTURE

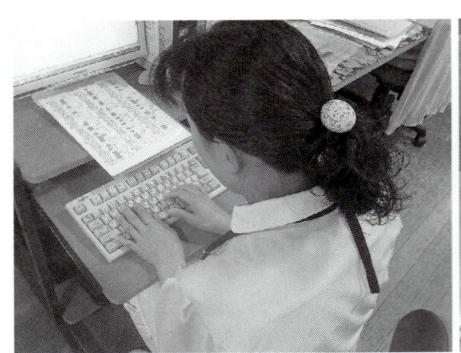

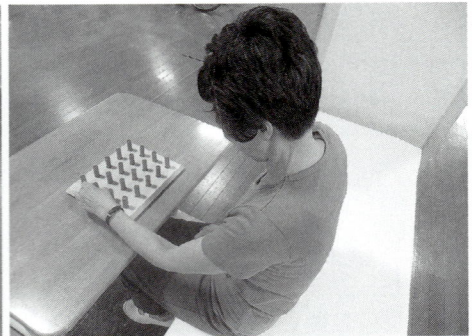

図1　うつむき姿勢の例

と，乳酸，ピルビン酸などの疼痛物質が遊離される．これが神経を刺激すると痛みを生じる．そして筋付着部や靱帯には末梢神経が密に分布しているので痛みとして感じる[1]とされている．またさらには，同時に側頭部や眼窩後部に放散してそこにも痛みを覚える[1]ということもあり，ひどい場合には両側に頭痛を生じることもある．臨床場面で患者に頭痛に至るまでの経過を聞いてみると，「最初は肩が張ってきた」「頭痛が出るまでには時間があった」など，初めから頭痛に悩んでいるわけではなく，肩こりが慢性化しその結果頭痛が出現したという答えが多い．そして，そのときにはすでに肩こりを引き起こしている筋スパズムに，患者自ら対応できるわけもなく，ただ続く慢性的な疼痛・頭痛に頭を悩ませている．筋群の過剰負荷→阻血による筋スパズム→頭痛→屈曲による防御姿勢の持続→不良姿勢→筋群の過剰負荷という負のサイクルから抜け出せず，日常生活に支障をきたす結果にもなる．

3. 臨床における筋緊張性頭痛への対応

臨床場面においてよくみられる姿勢は，図1のような「うつむき姿勢」である．左はパソコンのキーボードで作業を行っている様子であるが，「作業強度として指先に持続的に同一強度を強いると，僧帽筋や前腕伸筋群は持続性の等尺運動のみとなる．このような運動だけの場合，筋のポンプ作用が弱くなり，血流障害が起こり筋疲労に陥る」[2]．右も同様な課題であり，上肢機能向上のために実施するペグではあるが，姿勢としてはうつむき姿勢であり，ペグに集中する反面，同一姿勢であることを忘れ，持続的筋収縮に陥る場合も多い．

筆者の経験では，筋緊張性頭痛の改善を考えた場合，まず重要となるのは，不良姿勢の改善と持続的筋収縮からの脱却である．先に述べたような負のサイクルから抜け出すためには，筋群の過剰負荷を取り除く必要がある．臨床では主に，牽引，温熱，寒冷，電気刺激などの物理療法が選択されるが，患者の満足度が最も高いのは理学療法士による徒手療法ではないだろうか．頭痛を呈するほどの肩こりや後頭下から背中にかけての鈍痛は，日常生活において強いストレスとなっており，慢性的に続くその症状に対し，うつ傾向に陥る患者も少なくない．そのような場合，疼痛・頭痛に限局した理学療法を提供するよりも，

MINI LECTURE

まずは患者に触れ，現在までの精神的苦痛を共有し，どのようなプロセスで症状を改善させていくのか，明確なオリエンテーションが必要になる．慢性的な疼痛・頭痛を改善したい場合には，リハビリテーション室での治療はもちろんのこと，日常生活における注意点や改善策の提示，自主練習の指導など，頭痛・疼痛に対して包括的にアプローチすることで，精神的安定を図り，患者自ら負のサイクルから脱する意欲を引き出すことが重要になると考えている．

4. おわりに

筋緊張性頭痛に対して，筆者が臨床の場面で大切にしていることを述べた．しかし，実際に筋緊張性頭痛を呈する患者は複雑・多様な問題を抱えており，一概にこの内容が適応されるわけではない．まず臨床業務において重要となるのは，筋緊張性頭痛に限らず，患者の訴えに耳を傾け，問題を共有し解決へのプロセスをともに歩むことだと考えている．

●──文献

1) 作田　学：痛みの起こるメカニズム，Primary care note 頭痛 第2版，pp29-31，2008，日本医事新報社
2) 竹井　仁：肩こり，総合リハビリテーション，40(4)：329-330，2012

ミニレクチャー

疲労と筋緊張

川崎仁史

1. 疲労とは

　われわれ理学療法士が日々の臨床の中でよく用いる用語の1つに，「易疲労性」という言葉がある．理学療法を行ううえで重要となる，患者の全身状態を表す1つの指標であり，読んで字のごとく「疲れやすい」ということを表す用語である．原疾患と併存疾患から病態を判断したうえで対応すべきものであるが，「易疲労性」を有する患者に対して治療プログラムを展開する場合には，連続的な運動負荷を避けたり，少量頻回な介入を試みたりするなど，一定の配慮を行うのが一般的である．「易疲労性」の状態にない場合であっても，社会的背景から1人の患者に3単位以上連続して理学療法を提供することが少なくない今日においては，無意識的に患者の疲労に配慮して治療プログラムが展開されることが多いと思われる．

　疲労とは，生体のある機能が継続して発揮された結果として，その機能が低下する現象[1]として定義づけられ，筋に着目すれば，骨格筋の疲労は機能障害がなくても筋力低下として現れる[2]とされている．筋力低下以外にも，筋の弛緩時間の延長，伸展性の低下，筋の収縮速度の減少[3]といった症状も現れる．また，筋疲労は起因部位の違いから中枢性疲労と末梢性疲労に分類されており（表1），前者は大脳から脊髄前角まで，後者は脊髄前角より末梢の部位に起因するものである．中枢性疲労は，一般に長時間の運動により生じやすく，意志の減衰や意欲の低下をもたらすため，理学療法士による言葉かけや動機づけが重要な役割を果たすこととなる．末梢性疲労は，「エネルギー供給系によるATPの再合成が運動による需要に追いつかなくなる」などの理由によって，筋自体がその機能を維持できなくなることであるが，これは通常一過性のものであり，休息により回復することができる．中枢性疲労はいわゆる「精神的疲労」，末梢性疲労はいわゆる「肉体的疲労」という言葉にそれぞれ置き換えたほうがイメージしやすいのではないだろうか．臨床において，疲労により患者のパフォーマンスが徐々に低下する場面を観察することがしばしばあると思われるが，このような点も考慮したうえで，患者の在宅生活・社会生活を想定した対処が求められる．

2. 疲労と筋緊張

　疲労することにより，骨格筋が筋力の低下や弛緩時間の延長，伸展性の低下などを示すとされていることは前述のとおりである．ここからもわかるように，筋緊張は疲労によって低下する場合と高まる場合の両方が存在すると考えられ，一定の見解が得られていないようである．山口ら[4]は，運動負荷後の筋の硬さについて，負荷直後に最大値を示し，徐々

MINI LECTURE

表1 疲労の分類と特徴

	中枢性疲労	末梢性疲労
誘因	テンポが遅い長時間の運動 大脳の機能低下 シナプス神経接合部の疲労 ・神経インパルスの頻度不全 ・運動単位の動員不全	高強度運動 筋内でのエネルギー源の枯渇 ・ATP再合成の低下 神経筋接合部のアセチルコリン減少 筋小胞体でのCa^{2+}の取り込み低下
結果	意志・意欲の減衰 筋機能の低下	筋機能の低下
イメージ	精神的疲労	肉体的疲労

に低下の傾向を示したと報告しており，疲労による筋緊張の変化を考えるうえでは運動後の時間経過や負荷強度にも着目して検証する必要があると考えられる．

臨床において脳卒中片麻痺患者と接することの多い筆者は，非麻痺側筋（特にハムストリングス）の過緊張と圧痛，収縮-弛緩の困難さを認めるケースを多く経験する．運動麻痺の程度によっても変わってくるが，これは主として非麻痺側が抗重力筋を含めた麻痺側機能障害の代償を余儀なくされた結果として生じているものと考えている．すなわち，長期間にわたって繰り返し特定の筋に頼らざるをえなかったこと（過剰負荷）に起因する疲労が一因であろう．ここに，連合反応などの麻痺側の筋緊張亢進が加わっていれば，運動力学的に非効率な動作を強要させられることにもなるため，非麻痺側への過剰負荷および疲労は一層増すこととなり，それによってさらに麻痺側の筋緊張が亢進し…という状況が生まれることになる．このように，疲労と筋緊張は相互に影響を及ぼし合って悪循環を形成するケースが多く存在すると考えられる．

筋に対する過負荷や過剰疲労に起因し，過緊張状態の持続を認めるといった点では，「肩こり」や「腰痛」も類似したケースであると考えられる．両者ともに国民病と言っても差し支えないほどに頻度の高い症状であり，最近ではこれらの多くが「筋筋膜性疼痛症候群」[5]として扱われるようになってきている．誘因として，筋に対する過負荷や過剰疲労に伴う筋傷害が挙げられており，筋傷害が筋を過緊張させ，その過緊張が局所的な血流低下や虚血を生じさせ，ATPの生成が抑制されることによって筋が弛緩状態へ移行できず，過緊張状態を助長する，という悪循環が形成されていることが指摘されている．このようなケースに対しては，姿勢・動作の指導や物理療法，運動療法が有効とされており，類似した状況に陥っていると予測される患者へアプローチする場合，筆者は過緊張状態と循環障害の改善を目的とした「軽い運動」として，標的筋のactiveな収縮-弛緩運動を対症療法的に指導しつつ，根本原因と考えられる姿勢・動作パターンや環境面へアプローチしていくことが多い．

MINI LECTURE

● 文献

1) 青木一治, 赤坂清和, 秋山純和, 他：理学療法学辞典 第1版（奈良　勲 監修, 内山　靖 編), p659, 2006, 医学書院
2) 豊田愼一, 古川公宣, 下野俊哉：骨格筋と疲労, 理学療法, 30(10)：1136, 2013
3) 大峯三郎：持久力増強運動, 標準理学療法学 専門分野 運動療法学総論（奈良　勲 監修, 吉尾雅春 編), p217, 2003, 医学書院
4) 山口和之, 柳沢　忍, 横田富士夫, 他：触覚センサを用いた筋の硬さに関する研究―運動負荷後の筋の硬さと乳酸値の変化から―, 理学療法学, 24(2)：513, 1997
5) 松原貴子, 沖田　実, 森岡　周：難治性疼痛, ペインリハビリテーション, p212, 2011, 三輪書店

ミニレクチャー

寒冷・温熱療法

竹内伸行

1. 寒冷と温熱

　寒冷療法は組織の熱を奪うことで，寒冷刺激を生体に作用させる治療法であり，一般に伝導熱や気化熱を利用する．一方，温熱療法は組織に熱を与えて温熱刺激を作用させる治療法であり，伝導による熱の移動や，電磁波などの放射による組織での熱産生などを利用する．このように寒冷療法と温熱療法は，どちらも熱の移動や産生を利用した治療法である．両者は相反する熱的性質を用いるが，ともに亢進した筋緊張の抑制効果を有するという点は興味深い．

2. 筋緊張の構成要素

　筋緊張は，いくつかの要素で考えることができる．神経学的要素と非神経学的要素である．神経学的要素は，主に筋収縮が関係する筋緊張の要素で，反射性要素あるいは中枢性要素と表現されることもある．伸張反射に基づく反射性筋収縮や，通常の運動では不必要な筋収縮や過剰な筋収縮が該当する．脳卒中などの上位運動ニューロン障害では，痙縮として認められる．痙縮は，「相動性筋伸張反射の亢進状態」[1]であり，神経学的要素を主とする筋緊張亢進の代表例である．上位運動ニューロン障害を発症した場合は，下行性抑制入力の減少，破綻によって伸張反射が亢進することで，筋緊張が亢進する．つまり，神経学的要素あるいは痙縮を主体とする筋緊張亢進では，そのアプローチの1つとして伸張反射を抑制することが考えられるが，実際は簡単ではない．一方，非神経学的要素は，主に筋線維や筋膜，腱などの伸張性低下によって形成され，非反射性要素あるいは末梢性要素と表現されることもある．通常，非神経学的要素が主な要因となる筋緊張亢進は，筋や末梢神経，関節などの問題で生じる．しかし，非神経学的要素は上位運動ニューロン障害でも無視できない要素となる．

　上位運動ニューロン障害によって，下行性抑制入力が減少，破綻すると，伸張反射が亢進する（神経学的要素）．この状態が継続すると，筋の伸張頻度が減少し，筋線維や筋膜の伸張性が低下する（非神経学的要素）．これら軟部組織の伸張性低下は，筋紡錘の閾値低下や筋紡錘に対する機械的伸張刺激の増大を招き，結果的に伸張反射亢進を助長する．こうして筋緊張亢進の悪循環が形成される（図1）．このように神経学的要素と非神経学的要素は密接な関係にある．

3. 筋緊張の評価

　筋緊張は，伸張反射の程度や他動運動に対する抵抗として評価されることが多い．神経学的要素と非神経学的要素は，ある程度鑑別することが可能である．しかし，両者を厳密

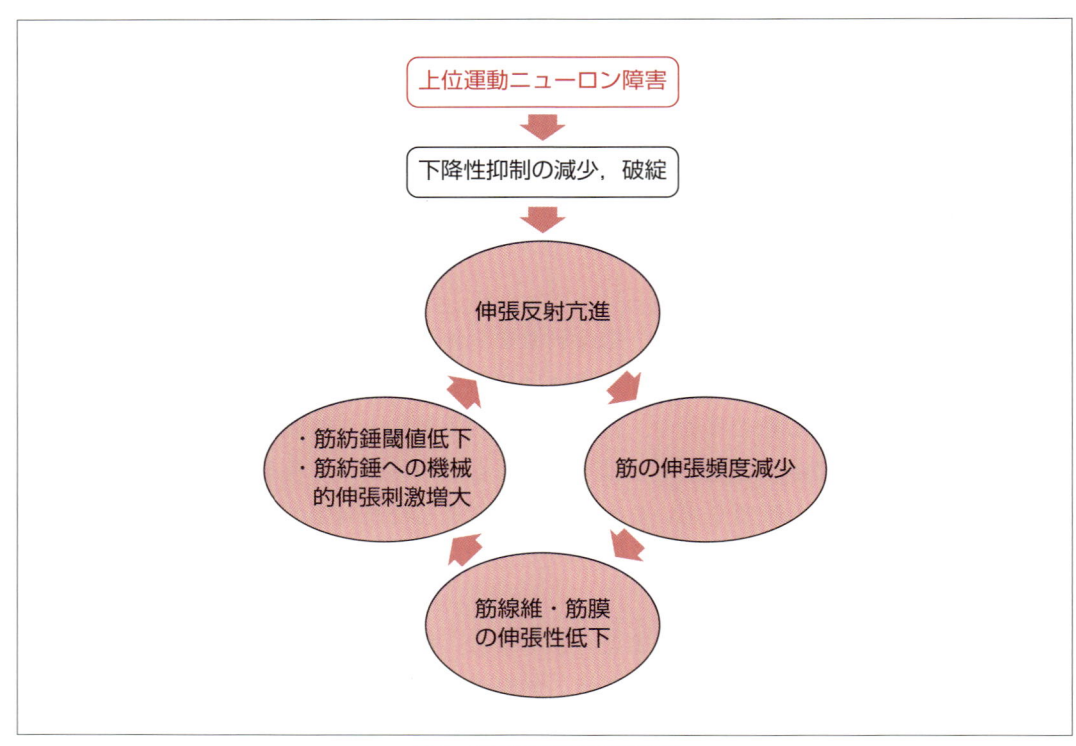

図1 筋緊張亢進の悪循環

に分けて評価するのは難しい場合が多い．その解決策として電気生理学的手法や等速性運動機器などの利用が想定されるが，簡便性や機器コストの関係から臨床的に普及しているとは言いがたい．現状，臨床的に行われる筋緊張評価は，経験的あるいは主観的な側面が強いのも事実である．

4. 筋緊張亢進に対する寒冷療法

　寒冷刺激の作用として，神経伝導速度低下，γ運動ニューロン活動抑制，伸張刺激に対する筋紡錘およびゴルジ腱器官の感受性低下，神経筋接合部の活動低下[2,3]などが挙げられる．これらの作用と筋緊張亢進のメカニズムを考えると，寒冷療法は筋緊張の神経学的要素に対する治療として有用であることがわかる．伸張反射の反射弓には，筋紡錘，Ia感覚ニューロン，α運動ニューロン，γ運動ニューロンなどが含まれるが，寒冷刺激はこれらの活動低下を引き起こす．つまり，寒冷刺激によって伸張反射が減弱し，結果的に筋緊張の神経学的要素を抑制する効果が期待できる．一方，寒冷刺激によって軟部組織は硬くなり，筋線維や筋膜の伸張性は低下する．非神経学的要素という点では，寒冷刺激が筋緊張亢進に働く可能性があることも理解が必要である．

　寒冷療法機器はさまざまであるが，それぞれ一長一短である．コスト面や簡便性の点で，コールドパックが使いやすい．コールドパックは皮膚とパックの間に挟むタオルの枚数で刺激強度の調節も容易である．比較的広範囲に寒冷刺激を与えることができる反面，限

MINI LECTURE

局した部位には実施しづらい．前述のように筋線維や筋膜の伸張性低下を招く可能性もある．筋の支配神経など，限局部位に対する寒冷療法ではクリッカーがよい適応になる．しかし，氷や塩の準備と使用後の処理，治療者の操作（負担）を強いるなど，簡便な寒冷療法を選択できる今日では，その使いにくさは否めない．なお，寒冷刺激を不快に感じたり嫌悪感を抱く患者もいる．実施にあたっては十分な説明に基づく理解が重要であり，状況により他の手段を選択することも必要である．

5. 筋緊張亢進に対する温熱療法の実際

温熱刺激は，筋紡錘の伸展受容性を低下させ二次終末の興奮を減弱[4]させる．また，ゴルジ腱器官の活性が高まり，Ⅰb感覚ニューロンの発射量が増加[5]する．これらの変化は，α運動ニューロンの活動性低下を招き伸張反射を抑制するため，結果的に亢進した筋緊張を改善する[6]と期待できる．さらに筋線維や筋膜の伸張性が加温により高まる[7,8]．このように温熱刺激は神経学的要素と非神経学的要素に対する効果を有する．なお，筋線維や筋膜の伸張性向上は，筋紡錘に対する機械的伸張刺激減少に作用するため，結果的に伸張反射抑制にも関与する[9]．

温熱療法機器はさまざまなものがある．ホットパックは広く利用されているが，表在性温熱であり深部組織の直接加温は期待できない．極超短波治療器は組織の水分を加温するため筋の治療に適するが，電磁波による他の医療機器や院内携帯電話への影響に注意を要する．超音波は，コラーゲン線維の吸収係数が高く筋膜や腱に対する温熱刺激として有用である．近年のパルス照射型高出力機器の実用化で生体深達性が向上した光線療法は，筋および支配神経への照射が可能であり，筋緊張抑制効果も認められている[9]．

6. アプローチの考え方

寒冷療法でも温熱療法でも，各々の刺激，機器の特徴と作用を理解したうえで「筋緊張の何をどうしたいのか」を考えて治療することが大切である．例えば，発症直後の痙縮は，伸張反射亢進，つまり神経学的要素が主因の筋緊張亢進である．この場合，まずは伸張反射抑制に対するアプローチが重要となる．一方，時間経過の長い患者では，筋線維や筋膜の伸張性が低下している可能性も高い．このような患者では，非神経学的要素に対するアプローチを実施する．

筋緊張亢進の病態は非常に複雑である．伸張反射亢進，筋線維や筋膜の伸張性低下，緊張に伴う疼痛などの状態を正確に把握し，最適な治療手段を選択する．寒冷療法または温熱療法のみを実施するのか，適切な運動療法を併用するのか，あるいは運動療法のみを行うのか，広い視点で筋緊張を捉えることが重要である．

●—文献

1) Lance JW：Symposium synopsis. Spasticity：Disordered motor control (Feldman RG, et al eds.), pp485-494, 1980, Yearbook Medical, Chicago
2) Cameron MH：Thermal agents：Cold and heat. Physical agents in rehabilitation. From

research to practice, 3rd ed, pp131-176, Saunders Elsevier, Missouri, 2009
3) 坂本雅昭：寒冷療法，標準理学療法学　物理療法学 第3版，pp96-113，2008，医学書院
4) Mense S：Effect of temperature on the discharges of muscle spindles and tendon organs. Pfugers Arch. 374(2)：159-166, 1978
5) 福井圀彦：痛みの生理学 10. 痛みに対する物理療法の機序（Ⅰ），理・作・療法，17(10)：683-687，1983
6) 竹内伸行：筋緊張の改善を目的とした寒冷療法と温熱療法の実践方法と臨床効果，理学療法，29(9)：1019-1026，2012
7) Mutungi G, Ranatunga KW：Temperature-dependent changes in the viscoelasticity of intact resting mammalian (rat) fast-and slow-twitch muscle fibers. J Physiol. 508(Pt1)：253-265, 1998
8) 田中信行，堀切　豊，鄭　忠和：温熱療法，総合リハ，25(8)：721-725，1997
9) 竹内伸行，横澤栄里，桑原岳哉，他：直線偏光近赤外線照射による脳血管障害片麻痺患者の筋緊張抑制効果，理学療法科学，24(4)：599-604，2009

MINI LECTURE

ミニレクチャー

電気刺激療法

和田陽介

　電気刺激療法は古くからある治療法であるが，近年の神経科学の進歩に伴い，新たな活用法も研究されてきている．ここでは，治療的電気刺激（Therapeutic Electrical Stimulation：TES）の効用として痙縮の抑制と運動麻痺の改善を概観する．

1. 筋緊張への電気刺激療法の目的

　筋緊張は運動発現にかかわる最も基本的な神経機構である．この筋緊張に着目して患者の活動障害を捉え，さまざまな治療・練習を提供できることは理学療法の強みである．ただし，理学療法の主な目的は動作の改善であり，筋緊張そのものを制御することではない．よって，電気刺激の効果判定は，刺激の対象となる筋緊張の変化だけではなく，その変化が運動や動作へどう影響するのかも考慮すべきであろう（図1）．また，筋緊張を反映する反射活動は，高次中枢がある程度コントロールしている[1]ことから，随意運動に伴って筋緊張は調節されているといえる．以下に，随意運動と電気刺激の併用効果を中心に述べる．

2. 痙縮への作用機序

　「電気刺激は痙縮筋を標的とする方法と拮抗筋を標的とする方法がある」[2]．痙縮筋を標的とする方法では，電気刺激によりⅠ群線維やⅡ群線維を含む感覚神経全体の興奮が起こり，これらの求心性発射は痙縮筋のα運動ニューロンに対し抑制を引き起こす．また，「神経のうち，電気的刺激によりまず興奮するのは径の太いⅠa感覚神経である．このⅠa求心性線維を刺激することにより，脊髄での相反性抑制介在ニューロンを刺激して，相反性抑制を増強して，痙縮筋の前角細胞の興奮性を抑制しようとする」[2]のが，拮抗筋を標的とする方法である．

　脊髄レベルでの相反性抑制の可塑的変化を誘導するには，下肢に対しては，100 Hzの高周波を1.5～2秒おきに間欠的に腓骨神経に行うPatterned Electrical Stimulation（PES）が優れている[2]．このPESは，ペダリングなどの自動運動と組み合わせて運動野からのdescending volleyを増加させた状況下で行うことにより，脊髄相反性抑制のさらなる増強が可能である[3]．運動野からのdescending volleyを増加させて電気刺激を与える効果は運動誘発電位においても調べられている．前脛骨筋への電気刺激に合わせて足関節背屈運動を行うと，電気刺激のみや背屈運動のみよりも皮質運動野の興奮性が高まる[4]．

　痙縮抑制の効果を得るためには，周波数100 Hz，パルス幅120～300 μs，刺激強度は感覚閾値以上・運動閾値以下，20分以上の治療を2週間以上継続するのがよいと考えられている[5]．

MINI LECTURE

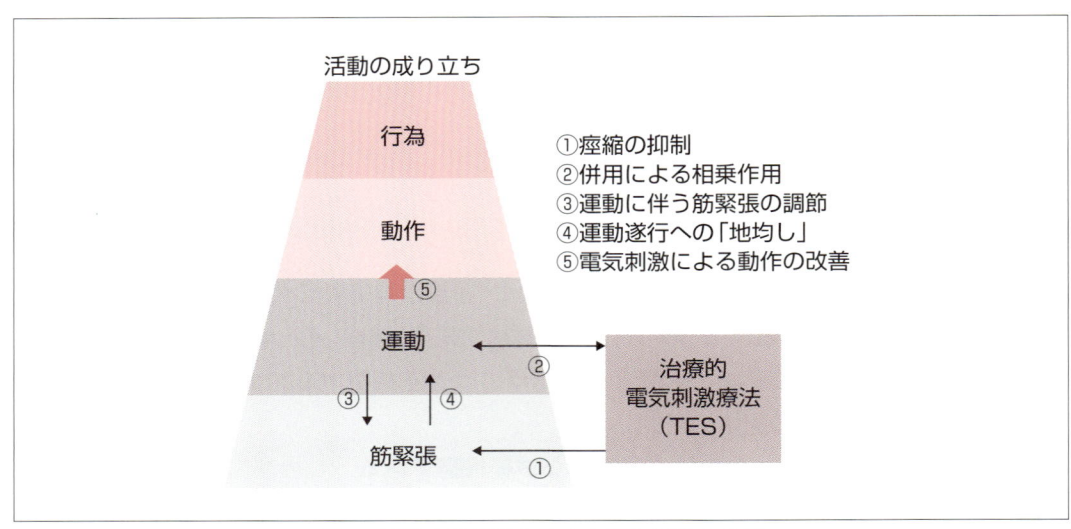

図1　活動の階層性からみた電気刺激の効果

3. 運動麻痺への電気刺激の効果

　脳卒中の重度麻痺肢においては単独での反復運動が困難であるため，動きが乏しい麻痺肢でも患者が意図した運動を継続できるような臨床上の工夫が必要になる．TESは脳卒中患者の麻痺肢に対して痙縮抑制や筋再教育など，汎用性のある治療法として多くの報告があるが，重度麻痺改善のための有効な手法は確立されていない．筆者らは，脳卒中患者の足関節重度麻痺に対するTESの効果を検討している．麻痺側の前脛骨筋へのTES中に随意的な足関節背屈運動を10分間促した群11名（TES群）と通常練習群10名（対照群）をランダムに割り付け，4週後の麻痺回復を比較したところ，脳卒中機能障害評価（Stroke Impairment Assessment Set：SIAS）の足関節運動機能は対照群よりもTES群のほうが改善した．

　TESの一種である随意運動介助型電気刺激（Integrated Volitional Control Electrical Stimulation：IVES）は，麻痺筋から微弱な筋電位を検出し，それに比例した電気刺激を与え，随意運動の介助ができるものとして注目されている．脳卒中麻痺側手関節背屈筋へのIVES効果として，治療後の手関節背屈自動運動角度の有意な改善が報告されている[6]．手関節屈筋群の筋緊張が亢進しているアシュワース尺度変法（modified Ashworth scale：MAS）で2レベルの患者が，MASで0, 1, 1＋レベルの患者に比べ，治療直後の手関節背屈自動運動角度が改善しやすい傾向にあることから，IVESによる改善には，筋緊張緩和が関与している可能性がある[6]．

4. 臨床的意義

　古くから物理療法として用いられている電気刺激装置は，比較的安価で設定も簡便である．ペースメーカーなどの体内埋め込み式医療機器の使用例は禁忌であるが，適応範囲は広く，重度感覚障害や過負荷に注意すれば，筋緊張の程度にかかわらず適用できるのが大

MINI LECTURE

きな利点である．市販の低周波治療器でも効果が確認できれば，自主練習の一環として在宅などでも活用できる．一方で，電気刺激は効果の持続性に乏しい．電気刺激による痙縮抑制や運動麻痺促通の即時効果があるうちに，上肢操作や歩行などの運動学習を行うことが重要である．

●─文献

1) 木塚朝博：随意運動に伴う反射活動の調節，運動と高次神経機能─運動の脳内機能を探検する─（西平賀昭，大築立志 編），pp125-148，2005，杏林書院
2) 藤原俊之：痙縮に対する物理療法，臨床リハ，22(8)：765-769，2013
3) Yamaguchi T, Fujiwara T, Saito K, et al：The effect of active pedaling combined with electrical stimulation on spinal reciprocal inhibition. J Electromyogr Kinesiol. 23(1)：190-194, 2013
4) Khaslavskaia S, Sinkjaer T：Motor cortex excitability following repetitive electrical stimulation of the common peroneal nerve depends on the voluntary drive. Exp Brain Res. 162(4)：497-502, 2005
5) 中村潤二：痙縮に対する電気療法，最新物理療法の臨床適応（庄本康治 編），pp118-136，2012，文光堂
6) 宇佐見千恵子，他：脳卒中麻痺側手関節背屈筋への随意運動介助型電気刺激─保持効果の経時変化─，脳卒中，35(3)：174-180，2013

ミニレクチャー

光線療法

内 昌之

1. 筋緊張緩和と光線療法

　光線療法を含め，物理療法は運動療法と並んで理学療法の重要な治療手段である．脳・脊髄疾患に伴う筋緊張の緩和を目的としたレーザー光による治療は，他の光線療法と比べて新しく，1985年にWalker[1]がヘリウムネオンレーザーによる脊髄損傷者に対する筋緊張緩和作用を報告し，その後わが国では近赤外光にあたる波長830nm，出力60mWの半導体（ガリウム・アルミニウム・アルスナイド）レーザーを用いて，原田ら[2]（1991），朝貝ら[3]（1994），内ら[4]（1995）により筋緊張緩和効果が報告された．本項ではレーザー光が筋緊張に及ぼす影響に関して概説する．

2. レーザー光の特徴

　レーザー光は人工的な発振により造り出された光で，light amplification by stimulated emission of radiation（放射の誘導放出による光の増幅）の頭文字LASERからなる造語である．今日，医療用としても広く用いられているレーザーの誕生は1960年にさかのぼり，Maimanにより作用が実証され，その後レーザー光を導出するさまざまな媒質による特性と作用の異なったレーザーが開発された[5]．レーザーはこれら媒質によって「ルビーレーザー」「炭酸ガスレーザー」「半導体レーザー」などの呼称を持つとともに，その波長によっても分類される．可視光の波長は380〜780nm（ナノメートル）で，これより波長が短い光は紫外光，反対に波長が長い光は赤外光と分類され，これらの分類に準じてレーザー光は可視レーザー，赤外レーザー，紫外レーザーに大別される．

　レーザー光の特性は，コヒーレントと呼ばれる単一波長で光子の位相がそろった光の波であるため収束性が高く光が広がらず，これにより単位面積当たりに照射されるパワー密度を高めることが可能である．レーザーが出力する単位時間（秒）当たりのエネルギー（仕事率）がパワー（WまたはmW）で，これに作用時間を乗じると，レーザーが行う総仕事量〔（J（ジュール）またはmJ（ミリジュール）〕が算出される．

3. 医用レーザーの作用と分類

　今日，医用レーザーは外科，皮膚科，形成外科，眼科，耳鼻咽喉科，整形外科，口腔外科，リハビリテーション科など数多くの領域で用いられている．医療におけるレーザーの利用には熱作用によるものと，光作用によるものに大別される．レーザーによる生体作用としては，光熱的作用，光機械的作用，光化学的作用，光解離作用が知られており，高反応レベルレーザー治療（High reactive Level Laser Treatment：HLLT）は熱による細胞

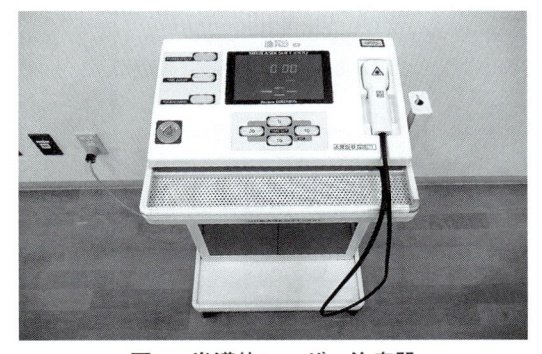

図1 半導体レーザー治療器
持田製薬メディレーザーソフト1000,波長830nm,出力1W.

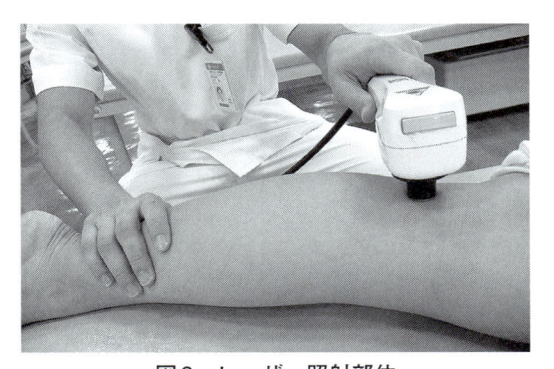

図2 レーザー照射部位
下腿三頭筋の筋緊張緩和を目的とした脛骨神経走行部位への照射.

破壊作用によって焼灼,切開,凝固止血,癌治療,母斑の治療が行われている.理学療法領域で用いられているのは低反応レベルレーザー治療(Low reactive Level Laser Therapy:LLLT)である半導体レーザーが主体で,半導体レーザーによる波長790〜904nmのレーザー光はヘモグロビンと水分に吸収されにくいため組織内への深達度が大きい[6,7].LLLTは光の作用による生体恒常性への作用を応用して,疼痛緩和,消炎作用,創傷治癒促進,筋緊張の軽減に関する治療効果が報告されている.近年では10W程度の出力を持つ中間領域のレーザーの開発も進められているため,半導体レーザーという呼称が一般的に用いられている(図1).また,出力形態として同一の出力で照射する連続波と,断続的に出力されるパルス波が使用されている.

4. 筋緊張緩和を目的としたレーザー光照射

●処方と機器の操作

半導体レーザー治療器は,筋肉・関節の慢性非感染性炎症による疼痛の緩解を目的として開発された機器である.諸家の報告から筋緊張緩和を目的とした照射による明らかな副作用は報告されていないが,照射に際しては医師による適応の判断とともに,患者(家族)への説明と同意が不可欠である.

また,半導体レーザーは操作が簡便ながら操作を誤ると危険性が高い治療機器であるため,取り扱いに関しては十分な注意が必要である.特に眼に対する影響は重篤で,半導体レーザーは近赤外光であるため目に見えないが眼球内の透過性が高く,不可逆的な網膜損傷をきたす危険があるので,患者・術者とも保護眼鏡の装着が必要である.

●照射部位

筋緊張緩和を目的としたレーザー光の照射部位は,筋の支配神経の走行部位,トリガーポイント,筋腹ならびに腱で,適切な部位に照射が行われると即時効果として筋緊張の緩和が得られる(図2).

MINI LECTURE

● 照射時間

　レーザー光照射に際しては，1部位への照射時間と，合計の照射時間の2条件を決定する．いずれも出力とモード（連続波，パルス波）の条件によって異なるため，原則的に機器の操作説明に準じて決定する．たとえ低出力であっても連続照射によって火傷の恐れがあるため，1ヵ所への照射時間ならびに1治療当たりの照射時間を超えてはならない．

● レーザー光による治療の効果と位置づけ

　筆者らが行ってきた調査では，痙縮に伴う筋緊張亢進に対するレーザー光照射では，筋緊張緩和に伴う足クローヌスの消失，関節可動域拡大，歩容改善など即時効果が観察され，これら効果の持続はおおむね24時間以内であった．このためレーザー光照射は痙縮の根治療法を目的としてではなく，歩行や動作練習を行う前にレーザー光の照射を行うことにより痙縮の増悪因子の軽減とその負のサイクルを改善し，運動療法を円滑に行ううえでの手段として位置づけられる．

　レーザー光の生体に及ぼす効果とその作用機序についてはいまだ不明な点が多く，今後これらの解明が期待される．

● ── 文献

1) Walker JB：Temporary suppression of clonus in humans by brief photostimulation. Brain Res. 340(1)：109-113, 1985
2) 原田　孝, 茂手木三男, 岡島行一, 他：痙性麻痺に対する低出力半導体レーザーの使用経験, 総合リハ, 19(11)：1089-1091, 1991
3) Asagai Y, Kanai H, Miura Y, et al：Application of low reactive-level laser therapy(LLLT) in the functional training of cerebral palsy patients. Laser Therapy. 6(4)：195-201, 1994
4) 内　昌之, 仲沢　仁, 田代勝範, 他：痙性麻痺に対する半導体レーザーの効果, 理学療法, 22(2)：66-68, 1995
5) 谷野隆三郎 編著：形成外科ADVANCEシリーズⅡ-2レーザー治療：最近の進歩（波利井清紀 監修）, pp5-70, 2004, 克誠堂出版
6) 劔物　修：レーザーとは, 改訂新版 図説 半導体レーザーと痛みの治療（劔物　修 編）, pp14-23, 1996, メジカルビュー社
7) 森田秀樹：レーザーの生体への影響, 改訂新版 図説 半導体レーザーと痛みの治療（劔物　修 編）, pp24-33, 1996, メジカルビュー社

MINI LECTURE

ミニレクチャー

超音波療法

田中直樹

1. 超音波とは

　超音波は，人間の可聴周波数20〜20kHzを超えた高い周波数の音波である．超音波は工業や化学分野などさまざまな分野で応用され，医療分野では超音波エコー検査，超音波メス，遺伝子導入などで利用されている．また，われわれの生活においても超音波歯ブラシや洗浄機などで利用されている．

2. 超音波療法

　リハビリテーション分野で用いられる超音波は0.7〜3.3MHzの周波数で，物理療法で用いられる機器は1MHz（深達）と3MHz（浅達）が多い．骨癒合促進に用いられる低出力パルス超音波治療器では1.5MHzを用いるものが多い．

　超音波の生理作用は温熱作用と非温熱作用に分かれ，一般的に温熱作用の効果は，組織粘弾性の改善，筋スパスムの軽減，循環の改善，非温熱作用の効果は，創傷治癒促進，組織の賦活作用，浮腫の軽減などである．温熱作用を期待する場合には，照射時間率50〜100%，出力1.0〜1.5W/cm^{2}で実施し，非温熱効果を期待する場合には，運転サイクル5〜30%，出力0.5〜1.0W/cm^{2}で実施する（図1）[1]．

　超音波の温熱作用は，超音波の振動という機械的エネルギーが組織に吸収されることによって組織温度が上昇する．この吸収は蛋白質の含有量に比例することが知られており，腱，靱帯，関節包などの組織で加温されやすい．また，超音波の透過深度は周波数に依存し，周波数が低くなるほど透過深度は深く，温度上昇が低くなる．そのため，1MHzでは表層からおよそ5cm，3MHzではおよそ1〜2cmが加温される（図2）．温熱効果を持つ物理療法よりも超音波は深部を加温することができるため，深部温熱療法といわれている．超音波による加温の範囲は特異的で，ホットパックや極超短波は皮膚や脂肪組織に比較的大きな範囲を加温するのに対して，超音波は選択的に筋や軟部組織の深部を加温する．そのため，超音波で温熱効果を得る場合には，加温したい場所をしっかり決定して周波数を選択しなければならない．

　超音波の非温熱作用は，超音波の機械的な振動により血液や組織液に微小な気泡が発生するというキャビテーション現象が起こり，細胞膜を適度に刺激し活性化する．またキャビテーションが起こっている部位の周囲にはマイクロストーミングと呼ばれる物質の微小循環や渦巻き流が発生し，細胞膜の透過性やイオンの移動，細胞の代謝が促進される．これによって組織再生や浮腫の軽減，創傷治癒が促進される．

MINI LECTURE

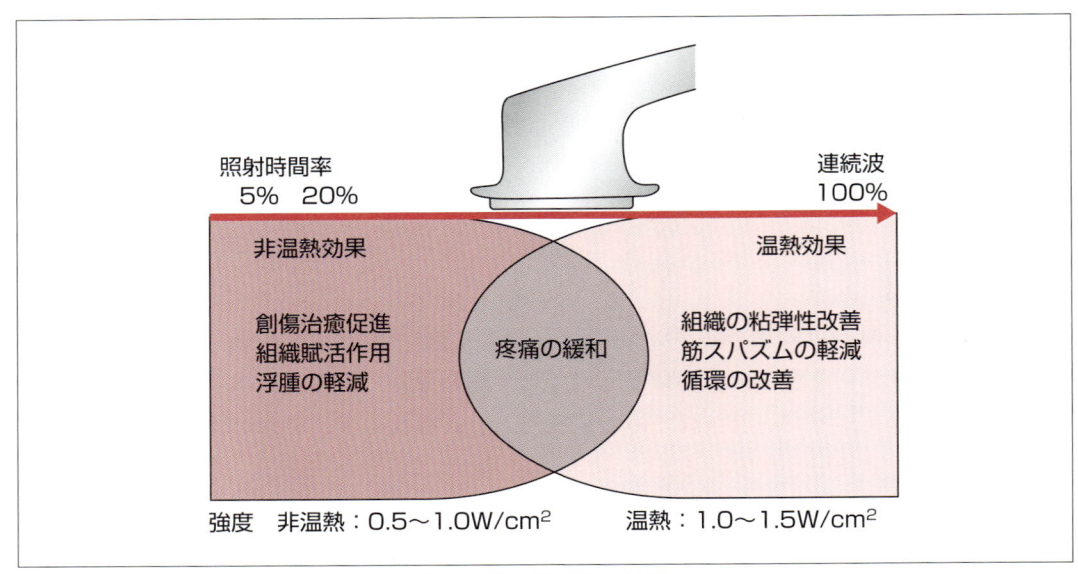

図1　超音波療法の効果

「杉元雅晴：物理刺激と生体反応．理学療法学，31（4）：249，2004」より一部改変して引用

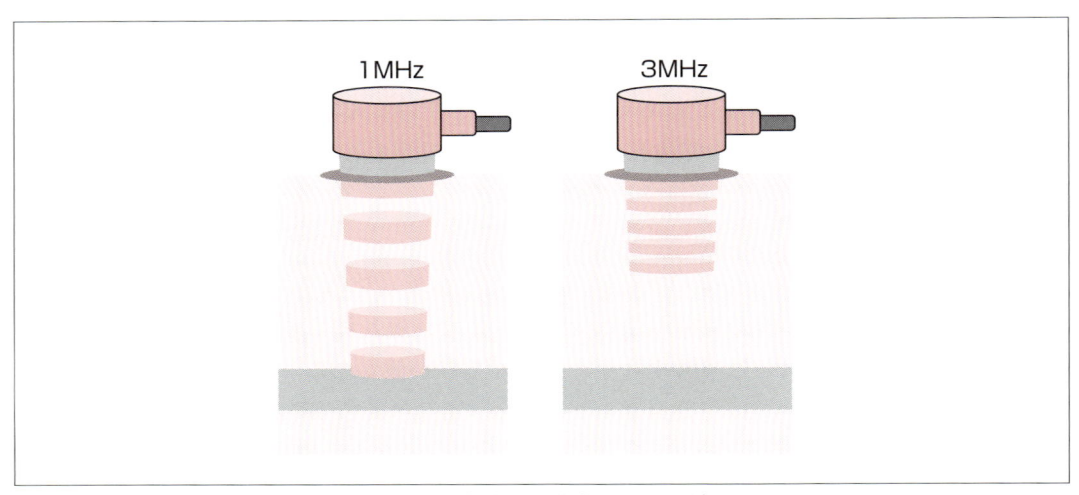

図2　超音波の深達度のイメージ

1MHzの超音波は3MHzの超音波に比べて，軟部組織でエネルギーの減衰が少なく深部まで到達する．

3. 筋緊張と超音波療法

　筋緊張は，筋の伸張によって誘発される伸張反射と筋自体の粘弾性との2つのメカニズムによる他動的に動かされたときに生じる抵抗である．他動運動時に筋の粘弾性が高まり，伸張反射の興奮性が増すことにより抵抗が増加する状態を筋緊張亢進と呼び，そのうちの1つに痙縮がある[2]．

　痙縮の要因にはγ運動ニューロン活動の亢進，α運動ニューロンの活動の亢進，脊髄反射回路の異常のほかに，運動麻痺などによる不動により筋粘弾性の変化，拘縮，筋短縮，

MINI LECTURE

関節の構造の変化などが影響し，それらが相乗的に病態を悪化させていると考えられている．

痙縮に対する超音波療法は，温熱作用の効果を期待して使用される．痙縮に対する温熱の効果は，γ運動ニューロンの活動の減少，ゴルジ腱器管のIb抑制，軟部組織の粘弾性の低下，筋紡錘興奮性の低下がいわれ，特に筋温が42℃まで上昇するとγ運動ニューロンの活動の減少，筋の粘性低下および筋の弾性が増加するといわれている．前述したように超音波療法は深部温熱療法で，軟部組織や筋を加温するのに適している．このため，痙縮に対する超音波療法は，深部温熱による筋の加温によりγ運動ニューロンの活動の減少，筋自体の粘弾性や短縮の改善によるものと考えられる．

痙縮筋に対する超音波療法の実際では，痙縮筋に超音波を直接照射するように設定する．超音波のパラメータでは，周波数は対象の筋の位置によって深達の1MHzか浅達の3MHzを選択し，刺激強度は1〜3W/cm^2，刺激時間は5〜15分で設定する[3]．

4. おわりに

筋緊張に対する超音波療法は古くから知られているが，その効果を検討した報告はほとんどない．近年では，Sahinら[4]やAnsariら[5]が脳卒中患者の痙縮に対する超音波療法の効果の検証を試みているが，それ以外には見あたらない．そのため，エビデンスの構築のためにも多くの臨床研究が必要である．

文献

1) 杉元雅晴：物理刺激と生体反応，理学療法学，31(4)：248-252，2004
2) 辻　哲也：痙縮の生理学と筋緊張異常の診断，MB Med Reha，43：1-7，2004
3) 平上二九三，軸屋和明：脳卒中による痙性に対する物理療法，理学療法，4(2)：121-126，1987
4) Sahin N, Ugrulu H, Karahan AY：Efficacy of therapeutic ultrasound in the treatment of spasticity：a randomized controlled study. NeuroRehabilitation. 29(1)：61-66, 2011
5) Ansari NN, Adelmanesh F, Naghdi S, et al：The effect of physiotherapeutic ultrasound on muscle spasticity in patients with hemiplegia：a pilot study. Electromyogr Clin Neurophysiol. 46(4)：247-252, 2006

牽引療法

徳田 裕

1. 牽引とは

　理学療法で行われる牽引とは，身体に引く力を加え，関節面を引き離す，または引き離そうと試み周囲の軟部組織を伸張する治療である．臨床家によって徒手的に行ったり，機器を用いて行ったりすることもできる．

　物理療法で用いる代表的な牽引に脊椎牽引がある．その目的として人体支持組織（軟部組織）に対しては，軟部組織の伸張，攣縮筋の伸張，マッサージ効果による循環改善があり，人体基本構成体（脊柱）に対しては，椎間関節離開と免荷，椎間板や椎間関節の矯正，椎間孔拡大，椎間板内圧陰圧化がある（図1）．

2. 筋緊張異常

　筋緊張とは，伸張に対する受動的な抵抗である．大きく分ければ伸張刺激に対して正常よりも抵抗がある状態を筋緊張亢進（hypertonicity），抵抗が低下している状態を筋緊張低下（hypotonicity）という．

　筋緊張亢進には速度依存性抵抗の痙縮，速度依存性ではない固縮がある．痙縮は脳血管障害，脳性麻痺，脊髄損傷などの上位運動ニューロン障害で，固縮はパーキンソン病やパーキンソン症候群を呈する錐体外路障害にて出現する．また，理学療法士は筋・筋膜痛

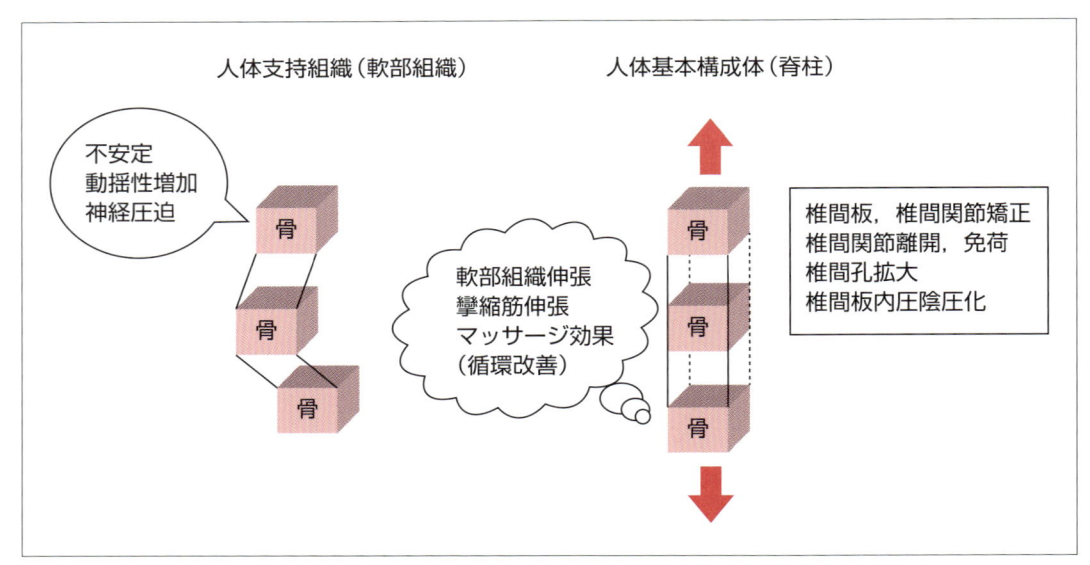

図1　牽引が身体組織へ及ぼす影響（概略）

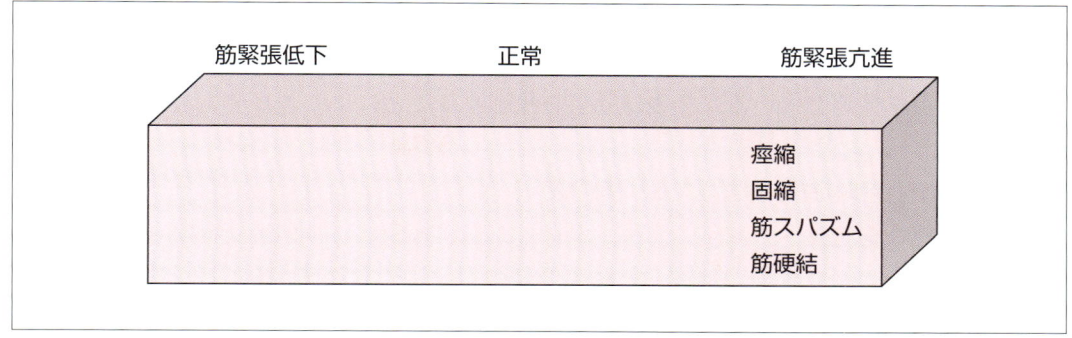

図2　筋緊張スペクトル

オリジナル「Allen DD, Widener GL：Tone Abnormalities, Physical Agents in Rehabilitation 2nd Ed.（Cameron MH ed.), 2003, W.B. Saunders, Philadelphia, PA」
「Allen DD, Widener GL（渡部一郎 訳）：第4章 トーヌス異常，普及版 EBM物理療法 原著第2版（Cameron MH 編著，渡部一郎 監訳），p78，2006，医歯薬出版」より一部改変して引用

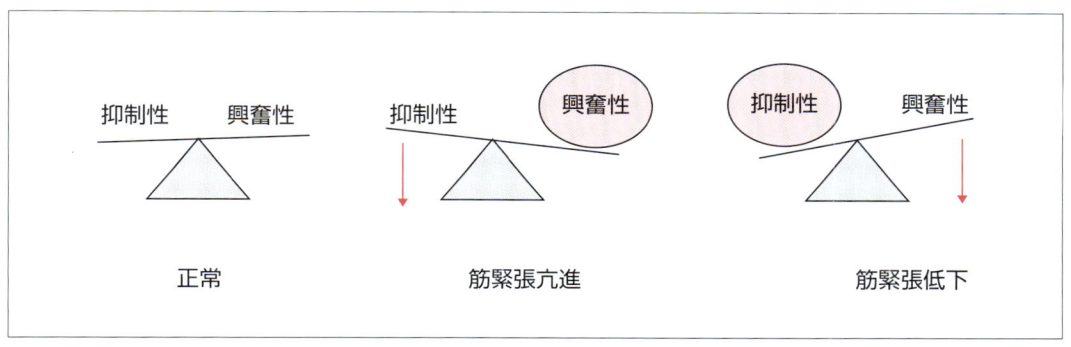

図3　筋緊張異常時のα運動ニューロンへの入力バランス

オリジナル「Allen DD, Widener GL：Tone Abnormalities, Physical Agents in Rehabilitation 2nd Ed.（Cameron MH ed.), 2003, W.B. Saunders, Philadelphia, PA」
「Allen DD, Widener GL（渡部一郎 訳）：第4章 トーヌス異常，普及版 EBM物理療法 原著第2版（Cameron MH 編著，渡部一郎 監訳），p99，2006，医歯薬出版」より一部改変して引用

などを訴える患者に遭遇した場合に筋緊張が亢進した筋スパズム，筋硬結を触診にて検出する．

　筋緊張低下には脳血管障害や脊髄損傷のショック期，伸張反射回路の遮断を引き起こすような末梢神経損傷や小脳障害において出現する（図2）．

3. 筋緊張異常に対する物理療法

　筋緊張異常はα運動ニューロンに伝わる入力源のアンバランスにより生じる．興奮性の入力が抑制性の入力より増加した場合には筋緊張亢進，また抑制性の入力が興奮性の入力より増加した場合には筋緊張低下が生じる．すなわち筋緊張亢進に対しては抑制性入力を高める刺激を与える．筋緊張低下に関しては興奮性入力を高める刺激を与える（図3）．

　抑制入力を高める物理療法は，EMGバイオフィードバック，水治療法，温熱療法，電気刺激療法などがある．また興奮性入力を高める物理療法としては電気刺激療法，寒冷刺激，触覚刺激，タッピング，振動刺激療法などがある．

MINI LECTURE

4. ターゲット臨床症状と牽引目的

　筋緊張異常に対する牽引療法のエビデンスは不十分ではあるが，臨床場面では下記の症状に対し牽引を使用している．今後は効果を検証することによりエビデンスの構築が望まれる．

● 筋緊張亢進（傍脊柱筋の筋スパズム，筋硬結）

　疼痛に敏感な構造体への減圧，間欠牽引がもたらす振動により機械受容器を刺激しゲートコントロールにより疼痛が軽減した結果筋が弛緩する[1]．また，疼痛-スパズム-疼痛サイクルを遮断することにより筋スパズムの減少を促進する．さらには，牽引刺激が筋の伸張刺激となりゴルジ腱器官を刺激し単シナプス反射にてα運動ニューロンを抑制する[2]．

● 筋緊張低下（運動麻痺筋への促通：neurotmesis による運動麻痺は除く）

　関節牽引には筋放電量増大[3]や筋電図反応時間の短縮[4]などから上位中枢に対する促通効果がある．関節牽引は関節構成体を伸張し，その結果伸張に対して感受性のある関節受容器を興奮させ[5]脊髄運動ニューロンの興奮性増大に影響を与える．

5. 治療条件・モジュレーション（適合調整）

● 筋緊張低下[6]に対する関節牽引

・関節牽引：牽引力約6kg，牽引時間40秒程度．

● 筋スパズム・硬結の軽減[7]に対する間欠牽引

・頸椎牽引：牽引力5～7kg，牽引期/休止期5/5秒，総牽引時間20～30分．
・腰椎牽引：牽引力体重の25％，牽引期/休止期5/5秒，総牽引時間20～30分．

● 文献

1) Wall PD：The mechanisms of pain associated with cervical vertebral disease. InHirsch C, Zollerman Y, eds：Cervical Pain：proceedins of the International symposium in Wenner-Gren Center, pp201-210, 1972, Pergamon, Oxford
2) Seliger V, Dolejs L, Karas V：A dynamometric comparison of maximum eccentric, concentric and isometric contractions using EMG and energy expenditure measurements. Eur J Apply Physiol Occup Physiol. 45(2-3)：235-244, 1980
3) Svendsen DA, Matyas TA：Facilitation of the isometric maximum voluntary contraction with traction. A test of PNF predictions. Am J Phys Med. 62(1)：27-37, 1983
4) 黒沢和生，丸山仁司：関節牽引が反応時間に与える影響，運動生理，5(2)：91-94，1990
5) Knott M, Voss D：Proprioceptive Neuromuscular Facilitation, 2nd Ed. p12, 1968, Harper and Row
6) 小山貴之，柳沢　健：上肢関節牽引がヒラメ筋H波に及ぼす影響，日本保健科学学会誌，10(3)：168-171，2007
7) Cameron MH：Traction, Physical Agents in Rhabiritation, 2nd Ed.(Cameron MH ed.), pp307-340, 2003, W.B. Saunders, Philadelphia, PA

MINI LECTURE

欧文索引

A

α-γ linkage　10
α-γ連関　10, 20, 87
α運動神経細胞　18
α運動ニューロン　10
AIS　114
alignment　37
ASIA impairment scale　114
ASIA motor sore　116

B

baclofen　125
botulinum toxin type A　124
BTX-A　124

C

central dysfunctional pain　205
CKC　45
complex regional pain syndrome　207
contraction knot　193
COPD　163
CRPS　207

D

decerebrate rigidity　107
DMD　155
Duchenne muscular dystrophy　155

E

electromyogram　199
EMG　199

end feel　21

F

F波　27
Flat palpation　194

G

γ運動ニューロン　10, 19, 29
GCS　143
Glasgow Coma Scale　143
GMFCS　127
GMFM　130
gross motor function classification system　127
Gross Motor Function Measure　130

H

H-reflex　24
H波　9, 24
H反射　24
HAT　73
HLLT　222
Hofferによる分類　135
hypotonia　110
hypoxic ischemic encephalopathy　138

I

IBT　124, 129
Integrated Volitional Control Electrical Stimulation　220
intrathecal baclofen therapy　124
IVES　220

J

Japan Coma Scale　143
JCS　143

L

LASER　222
Lindsethの分類　135
LLLT　223
low tone　110

M

mechanomyogram　199
medullary reticulospinal tract　108
MMG　199
modified Tardieu scale　127
MTS　127
muscle spasm　190
muscle tone　18
muscle tonus　18
MyD　155
myotonic dystrophy　155

N

negative symptom　127
NTPstage　80

O

OKC　45
orthopaedic selective spasticity-control surgery　124
OSSCS　124

P

pain-spasm-pain cycle　191
Patterned Electrical Stimulation
　219
PES　219
Pincer palpation　194
Pisa徴候　148
pontine reticulospinal tract　108
positioning　127
positive symptom　127

R

rigiospasticity　21

ROM運動　178

S

SDR　124
selective dorsal rhizotomy　124
SIAS　23, 220
Spine Dynamics療法　204
Stroke Impairment Assessment
　Set　23, 220

T

TES　219
The Glasgow Pittsburg
　Outcome Categories　140

Therapeutic Electrical
　Stimulation　219

V

vestibulospinal tract　108

W

WBI　197

和文索引

数字

6分間歩行　204
6分間歩行試験　165
10 m障害歩行　204

あ

悪循環　213
アシュワース尺度　23
アシュワース尺度変法　11, 23, 115, 127, 140, 220
頭落下試験　154
アポトーシス　139
安静時筋緊張　196
安静時の筋緊張亢進　200

い

意識　74
位相　2
痛み　74, 205
Ⅰa群線維　19
一次的な筋緊張亢進　135
陰性徴候　127

う

運動学習　217

え

鉛管様現象　20
嚥下機能　82
嚥下障害　151
延髄（外側）網様体脊髄路　108

お

起き上がり動作　42
折りたたみナイフ現象　21
温熱作用　225
温熱療法　215

か

臥位　39
カウンターアクティビティー　37
カウンターウエイト　37
カウンタームーブメント　37
顎・口腔　77
肩こり　209
滑走説　199
寡動　150
軽い運動　213
感覚　75
環境　73
環境調整　76
関節可動域　74
関節牽引　230
関節モーメント　34
完全損傷　113
間代　21
寒冷刺激　216
寒冷療法　215

き

キアリⅡ型奇形　133
既往症　91
既往歴　69
義歯　83
拮抗筋　3
機能的・治療的電気刺激　121
機能不全　192
胸郭可動域運動　168
強剛痙縮　21
協調運動　118
橋（内側）網様体脊髄路　108
筋萎縮　6, 13
筋音図　199
筋機能不全　191
筋強剛　7, 147
筋強直　155
筋強直性ジストロフィー　155
筋緊張　18, 48, 62
筋緊張異常　228
筋緊張亢進　20, 228
筋緊張性ジストロフィー　155
筋緊張促通系　87
筋緊張低下　21, 229
筋緊張の亢進　190
筋緊張抑制系　87
筋硬結　193, 230
筋硬度　34
筋硬度計　24
筋収縮　198
筋スパズム　190, 196, 230
筋短縮　6, 13, 153
筋電図　199
筋粘弾性筋緊張　51
筋の収縮連鎖　175
筋の粘弾性　35
筋力　74, 199

く

屈曲反射　174
口すぼめ呼吸　171
首下がり　148
クリッカー　217
クローヌス　21

け

痙縮　6, 20, 51
痙性　52
痙性歩行　118
頸椎牽引　230
頸部の評価　82
係留症候群　133
頸・体幹・骨盤帯運動機能検査
　80
血流障害　210
牽引療法　228
懸振性検査　22

こ

交感神経　196
高筋緊張　2
口腔周囲の評価　82
口唇，舌の簡易評価　78
声かけ　76
光線療法　217, 222
股関節・体幹機能改善練習　184
呼吸筋　163
呼吸筋ストレッチ体操　167
呼吸困難　168
呼吸困難感　167
呼吸困難を評価する質問票　165
腰曲がり　148
固縮　20, 153
固有感覚　87
固有受容覚　87
コールドパック　216

さ

座位　40
座位スランプ位　64
座位中間位　64
座面の硬さ　79
三次元加速度センサ　199

し

弛緩　6, 110
弛緩性歩行　118
支持面　89, 92
視診　76
ジスキネジア　148
ジストニア　148, 207
姿勢　48, 62
姿勢緊張　48
姿勢制御　48
姿勢の変化　197
姿勢反射　50
姿勢評価　39
姿勢・動作　32
膝蓋腱反射　8
膝関節回旋中心軸　183
指標点間距離　21
社会適応　5
終域抵抗感　21
習慣化　70
収縮結節　193
修正MRC　165
重力　72, 181
主働筋　62
主動作筋　3
上位運動ニューロン　30
上位運動ニューロン症候群　114
上肢装具　100
情動脳　91
小脳症状　134
触診　76
除脳硬直　107
自律神経　196
神経学的要素　215
神経細胞死　139
人工股関節全置換術　39
身体重心線　35, 62
身体動作の階層性　33
伸張性検査　21
伸張反射　10, 174, 215

伸張反射性筋緊張　51
振動刺激　121
深部温熱療法　225
深部感覚　87
振幅　26
深部腱反射　29

す

随意運動介助型電気刺激　220
錐体外路　30
錐体路　31
錐体路障害　20
水頭症　133
すくみ足　151
頭痛　209
スリング　179

せ

整形外科的選択的痙縮コント
　ロール手術　124
脊髄空洞症　134
脊髄係留症状　136
脊髄後角　206
脊髄興奮準位　27
脊髄ショック　114
脊髄髄膜瘤　133
脊髄前角　206
脊髄前角細胞　26
脊髄損傷　113
脊髄の成長　136
脊髄反射　174, 206
脊柱弯曲　197, 201
脊椎の成長　136
舌骨　75
舌骨下筋　75
舌骨上筋　75
セルフケア　120
線維化　13
前足部の横アーチの減弱　136
選択的脊髄後根切除術　124

選択的脊髄後根切断術　124
前庭脊髄路　108

そ

阻血　210
粗大運動能力尺度　130
粗大運動能力分類システム　127

た

体重支持指数　197
体重免荷式トレッドミル　120
大脳基底核　12, 31
大脳皮質-基底核ループ　11
大脳辺縁系　91
多関節運動　32
立ち上がり動作　42
脱着式のKAFO　104
ターンバックル付き装具　105

ち

遅発性細胞死　139
チームアプローチ　102, 104
チームマネジャー制　104
注意　74
中枢機能障害性疼痛　205
中枢性疲労　212
超音波　217, 225
超音波療法　225
長下肢装具　100
治療的電気刺激　219

つ

ツッパリ感　63
つまり感　63

て

低筋緊張　2

低緊張　110
低酸素脳症　138
手首固化徴候　154
デュシェンヌ型筋ジストロフィー　54, 155
電気刺激　121
電気刺激療法　219

と

動作時筋緊張　51
動作遂行時間　3
動作負荷　4
同時収縮　45
疼痛　190
徒手胸郭伸張法　167
トルク　68, 199

な

内側運動制御系　50
内反尖足　59, 105

に

二関節筋　46
II群線維　19
二次的な筋緊張異常　135
二次的問題点　63
日常動作姿勢　71

ね

ネクローシス　139
粘弾性　35, 121

の

脳幹網様体　87
脳血管障害　94
脳卒中機能障害評価　220

は

歯　83
パーキンソニズム　154
パーキンソン病　147, 153
歯車様現象　20
バクロフェン　125
バクロフェン持続髄腔内投与治療　124
パニックコントロール　167
ハンマートゥ　136

ひ

非温熱作用　225
膝倒し試験　154
皮質脊髄路　8
非神経学的要素　215
被動性検査　21
皮膚短縮　6
非麻痺側SLR法　57
表現型　90
表面筋電図　24

ふ

フィードバック　88
フィードフォワード　88
複合性局所疼痛症候群　207
不全損傷　113
物理療法　228
不良姿勢　70, 210
プレーティング療法　167

へ

平衡状態　2
変形性膝関節症　182
片麻痺　54

索引　235

ほ

防御収縮　24
膀胱直腸障害　134
ポジショニング　96, 127
ホットパック　217
ボツリヌス治療　124

ま

末梢性疲労　212
慢性疼痛　196
慢性閉塞性肺疾患　163
慢性腰痛　201

み

ミオトニア　155

も

網膜損傷　223
網様体脊髄路　8, 29
モジュール調整型車椅子　98
モーメント　72
問診　69

や

夜間痛　178

ゆ

誘発筋電図　24
床反力　181
湯の児式装具　136
ゆらぎ説　199

よ

陽性徴候　127
腰椎牽引　230
腰部脊柱起立筋　39
予測的姿勢制御　92
予測的姿勢調節　50, 89

り

リーチ動作　180
立位　40
リラクセーション　167
臨床技能　5

れ

レーザー　222

検印省略

臨床思考を踏まえる理学療法プラクティス
筋緊張に挑む
筋緊張を深く理解し，治療技術をアップする！

定価（本体 5,200 円＋税）

2015 年 6 月 6 日　第 1 版　第 1 刷発行
2015 年 7 月 10 日　　同　　第 2 刷発行

編集者　斉藤秀之・加藤　浩
　　　　（さいとうひでゆき）（かとうひろし）
発行者　浅井　麻紀
発行所　株式会社 文光堂
　　　　〒113-0033　東京都文京区本郷7-2-7
　　　　TEL（03）3813－5478（営業）
　　　　　　（03）3813－5411（編集）

© 斉藤秀之・加藤　浩，2015　　　　　印刷・製本：真興社

乱丁，落丁の際はお取り替えいたします．

ISBN978-4-8306-4397-2　　　　　　　　　　　　Printed in Japan

・本書の複製権，翻訳権・翻案権，上映権，譲渡権，公衆送信権（送信可能化権を含む），二次的著作物の利用に関する原著作者の権利は，株式会社文光堂が保有します．
・本書を無断で複製する行為（コピー，スキャン，デジタルデータ化など）は，私的使用のための複製など著作権法上の限られた例外を除き禁じられています．大学，病院，企業などにおいて，業務上使用する目的で上記の行為を行うことは，使用範囲が内部に限られるものであっても私的使用には該当せず，違法です．また私的使用に該当する場合であっても，代行業者等の第三者に依頼して上記の行為を行うことは違法となります．
・JCOPY〈出版者著作権管理機構 委託出版物〉
本書を複製される場合は，そのつど事前に出版者著作権管理機構（電話 03-3513-6969，FAX 03-3513-6979，e-mail：info@jcopy.or.jp）の許諾を得てください．